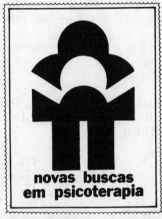

VOL. 13

EDITORA AFILIADA

CIP-Brasil . Catalogação-na-Fonte
Câmara Brasileira do Livro, SP.

B142L

Baker, Elsworth Fredrick, 1903—
O labirinto humano : as causas do bloqueio da energia sexual / Elsworth F. Baker ; [tradução de Maria Sílvia Mourão Netto; direção da coleção de Paulo Eliezer Ferri de Barros]. — São Paulo : Summus, 1980.

(Novas buscas em psicoterapia ; 13)

Bibliografia.

1. Caráter 2. Orgonomia 3. Psicoterapia bioenergética. 4. Reich, Wilhelm, 1897-1957. 5. Sexo (Psicologia) I. Título.

17. e 18.	CDD-615.856
17. e 18.	-155.2
17. e 18.	-155.3
17.	-616.891
18.	-616.8914

80-0626   NLM-WM 420

Índices para catálogo sistemático:

1. Caráter : Psicologia individual 155.2 (17. e 18.)
2. Orgonomia : Terapêutica : Medicina
   615.856 (17. e 18.)
3. Psicologia sexual 155.3 (17. e 18.)
4. Psicoterapia bioenergética 616.891 (17.)
   616.8914 (18.)
5. Sexo : Psicologia 155.3 (17. e 18.)

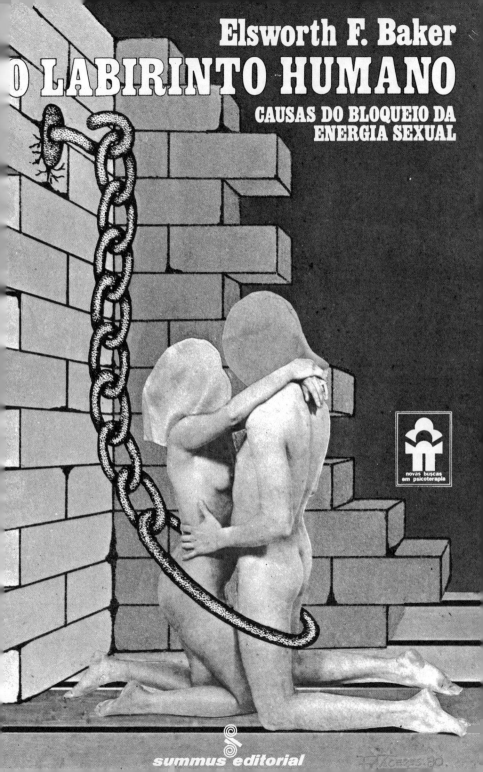

Do original em língua inglesa
Man in the Trap
The causes of blocked sexual energy
Copyright © 1967 by Elsworth F. Baker

Tradução de:
Maria Sílvia Mourão Netto

Direção da Coleção:
Paulo Eliezer Ferri de Barros

Capa de:
Francisco Cáceres

Proibida a reprodução total ou parcial
deste livro, por qualquer meio e sistema,
sem o prévio consentimento da Editora.

Direitos para a língua portuguesa
adquiridos por
SUMMUS EDITORIAL LTDA.
05013-001 - São Paulo, SP
Telefone (011) 872-3322
Caixa Postal 62.505 - CEP 01295-970
que se reserva a propriedade desta tradução

Impresso no Brasil

Novas Buscas em Psicoterapia

Esta coleção tem como intuito colocar ao alcance do público interessado as novas formas de psicoterapia que vêm se desenvolvendo mais recentemente em outros continentes.

Tais desenvolvimentos têm suas origens, por um lado, na grande fertilidade que caracteriza o trabalho no campo da psicoterapia nas últimas décadas, e, por outro, na ampliação das solicitações a que está sujeito o psicólogo, por parte dos clientes que o procuram.

É cada vez maior o número de pessoas interessadas em ampliar suas possibilidades de experiência, em desenvolver novos sentidos para suas vidas, em aumentar suas capacidades de contato consigo mesmas, com os outros e com os acontecimentos.

Estas novas solicitações, ao lado das frustrações impostas pelas limitações do trabalho científico tradicional, inspiram a busca de novas formas de atuar junto ao cliente.

Embora seja dedicada às novas gerações de psicólogos e psiquiatras em formação, e represente enriquecimento e atualização para os profissionais filiados a outras orientações em psicoterapia, esta coleção vem suprir o interesse crescente do público em geral pelas contribuições que este ramo da Psicologia tem a oferecer à vida do homem atual.

Apresentação da Edição Brasileira

O presente volume passa a integrar esta coleção por se tratar de um livro importante da primeira geração de autores neo-reichianos. Foi publicado originalmente em 1967, dez anos após a morte de Reich. Baker, seu autor, trabalhou vários anos em contato direto com Reich, e, ao lado de Lowen, Kelly e outros, é responsável pela continuidade e desenvolvimento, nos Estados Unidos, dos trabalhos neo-reichianos.

Na primeira e segunda partes do livro apresenta o arcabouço teórico da abordagem reichiana, complementado por formulações posteriores; descreve algumas das biopatias mais comuns e fornece orientações gerais para o que acredita devam ser pontos importantes na terapia de cada um dos tipos de caráter. No entanto, entre as contribuições teóricas, a que merece ser salientada, segundo o próprio autor, é o destaque dado para o segmento ocular. De fato, Baker chega a falar em caráter ocular e, mesmo, em fase ocular do desenvolvimento emocional.

A terceira parte do livro é dedicada à formulação de princípios terapêuticos, apresentação de casos clínicos e explicitação da terapia biopsiquiátrica orgonômica. Para os leitores interessados, existe edição em língua portuguesa de um livro escrito por um ex-paciente de Baker, onde se encontram relatadas as vivências e transformações de um processo terapêutico vivido e descrito da perspectiva do paciente*.

Finalmente, a quarta parte da obra trata da prevenção da formação da couraça muscular através de cuidados pré-natais e maneiras de tratar dos bebês e das crianças. Devido a suas preocupações eminentemente prolifáticas, tais idéias deveriam ter um alcance social muito mais amplo, caso fossem sistematicamente

---

*) O Milagre da Orgonoterapia.

estudadas e viessem a se traduzir em práticas institucionais generalizadas que não somente difundiriam percepções, hábitos e atitudes, mas, fundamentalmente, gerariam uma nova consciência da importância do amor genuíno, dado à criança, na formação do homem.

PAULO BARROS

Junho de 1980

NOTA SOBRE ESTA EDIÇÃO

Não consta desta edição o capítulo referente aos tipos de caráter sócio-políticos, por se tratar de uma tentativa do autor de criação de uma tipologia, a partir das correntes políticas na sociedade norte-americana, totalmente carente de significado para o contexto brasileiro.

Este livro é dedicado à memória de Wilhelm Reich e à de todos os que, por seu viver natural, deram vida a seus conceitos.

Milhares de anos após o início das pesquisas sobre o enigma da natureza do homem, a humanidade encontra-se exatamente no seu ponto de partida: confessando a mais completa ignorância. A Mãe ainda não sabe o que fazer com esse pesadelo que tanto perturba seu filho, como o médico que ainda não sabe como proceder quando se vê frente... a um nariz escorrendo... Para onde quer que nos voltemos, deparamo-nos com homens correndo em círculo como se presos num labirinto e em busca da saída; desesperados e desesperançados. *O labirinto é a estrutura emocional do homem, ou seja, sua estrutura de caráter.* De pouco adianta traçar sistemas de raciocínio sobre a natureza de tal labirinto quando a única coisa que importa para sair dele é conhecê-lo e encontrar a saída... Esta pode ser vista com toda a clareza por aqueles que estão presos, e, não obstante, ninguém parece enxergá-la. Todos sabem disso, não se faz um só movimento para alcançá-la. E mais: quem quer que se dirija para lá ou mesmo a indique é declarado lunático, criminoso, pecador... Ocorre então que o problema não está propriamente no labirinto nem tampouco em descobrir como sair dele mas, sim, *nos seres presos nesse labirinto*... A chave da saída está enterrada dentro dos muros de sua couraça muscular, enganchada nas tensões mecânicas e rígidas de seu corpo e de sua alma.

The Murder of Christ

Índice

Apresentação da Coleção (Novas Buscas em Psicoterapia) ... 5
Apresentação da Edição Brasileira 7
Prefácio 15

PRIMEIRA PARTE

FORMAÇÃO DO CARÁTER: OS FATORES DE ENCOURAÇAMENTO 29

1 — Introdução Geral 31
2 — Desenvolvimento Emocional: Zonas Erógenas e Estágios Libidinais 43
3 — Estrutura Psíquica 52
4 — Processo de Encouraçamento — Couraça 54
5 — Problemas de Contato 91
6 — Genitalidade 99
7 — O Problema da Adolescência 113

SEGUNDA PARTE

TIPOS DE CARÁTER: EFEITOS DO PROCESSO DE ENCOURAÇAMENTO 121

8 — Tipos Genitais de Caráter 123
9 — Tipos Fálicos de Caráter 135
10 — Tipos Anais de Caráter 147
11 — Tipos Orais de Caráter 161
12 — Tipos Oculares de Caráter 165
13 — Biopatias Somáticas Comuns 177

TERCEIRA PARTE

TRABALHO CARACTEROLÓGICO: A REMOÇÃO DA COURAÇA 187

14 — Exame Inicial 189
15 — Princípios Terapêuticos Gerais 197
16 — Terapia Orgonômica Biopsiquiátrica 209

QUARTA PARTE

COMO ENFRENTAR O CARÁTER: PREVENÇÃO DA COURAÇA 263

17 — Cuidados Natais e Pré-natais 265
18 — Bebês 279
19 — Cuidados Infantis 293
20 — Conclusões 303

Glossário 307
Bibliografia Selecionada 311
Índice Remissivo 315

Prefácio

Tentei, neste livro, apresentar de modo organizado os conceitos básicos da teoria reichiana do caráter, decorrente de suas descobertas a respeito do movimento e dos bloqueios da energia no corpo. Meu objetivo foi o de proporcionar uma compreensão mais profunda da estrutura de "caráter" em geral, no sentido reichiano do termo, bem como o de contribuir para o reconhecimento e diagnóstico do caráter segundo a perspectiva bioenergética. O material apresentado tem forma concisa mas espero que clara o bastante para ser entendido. As partes I e II tornar-se-ão mais compreensíveis se forem relidas depois da parte III, onde aparecem as estórias de casos, destinadas a oferecer ao leitor a aplicação da teoria.

O material aqui colocado deriva de meus vinte anos de prática médica como orgonomista, dos quais onze foram de um contato direto com Reich, de participação nos seminários por ele organizados e de discussões pessoais com ele. Por outro lado, baseia-se nas descobertas reichianas tal como estão registradas em suas publicações. A atenção do leitor deve voltar-se também para a bibliografia selecionada no final, para uma cobertura maior em termos de determinados tópicos abordados ao longo do livro, de acordo com os escritos de Reich.

Antes de dar início a uma discussão mais ampla destas colocações, gostaria de agradecer a todos os que me ajudaram tanto técnica quanto materialmente para a produção deste livro. Dentre os que me auxiliaram materialmente, devo agradecer aos meus alunos por suas cuidadosas anotações em seminários e por suas valiosas sugestões quanto ao nível de clareza do texto. Muito obrigado também ao Dr. Chester M. Raphael por sua permissão para o uso de seu artigo sobre o tratamento orgonômico no parto; à Dra. Barbara Goldenberg pela permissão de incluir sua técnica de uso da luz na terapia do segmento ocular. Acredito ser esta a contribuição mais importante ao tratamento, depois de Reich; agradeço-lhe também por sua ajuda na redação de vários dos tipos de caráter. Ao Dr. Charles Konia, por suas sugestões sobre o mecanismo da culpa.

Os conselhos técnicos de Paul Edwards foram imprescindíveis na confecção do manuscrito; sem eles o livro teria perdido muito. Porém, quero deixar claro que a ajuda do Dr. Edwards não quer dizer que ele concorde necessariamente com o que escrevi e nem que seja responsável por qualquer parte do conteúdo. Do mesmo modo, não significa que todos aqueles que me apresentaram conselhos de nível técnico apóiem as minhas colocações. Agradeço a Virginia Carew por suas contribuições tão firmes e por sua ajuda na preparação do manuscrito; a Marguerite M. Baker, a Patricia R. Greene e a James E. Payne por suas críticas e sugestões; a Martin Berkon pelos desenhos; e a minha esposa pelo incansável trabalho de redatilografar o manuscrito a cada vez em que ocorriam modificações no texto.

A respeito do material especificamente meu, devo mencionar em particular os olhos, zona erógena da maior relevância. Até onde sei, ninguém abordou este tema antes de modo específico, conquanto Reich haja acentuado a importância da couraça no segmento ocular. Quanto mais trabalho com os pacientes, mais críticos os olhos vão se tornando para a terapia, tanto como meio de manutenção da objetividade quanto de perda da mesma, por outro lado. Os olhos também são importantes como veículo de excitação e de prazer, como o atesta de modo neurótico o voyeurismo. Poucas dúvidas tenho, com base em minhas experiências, de que o processo de encouraçamento do segmento ocular não fixe a estrutura de caráter esquizofrênica, a epilética e, creio, a voyeurista; similarmente, a couraça da zona anal, por exemplo, dá margem ao compulsivo, ao passivo-feminino e ao masoquista. Consulte o capítulo 2, "Estágio Ocular", e o "Segmento Ocular" nos capítulos 4 e 12.

Na realidade, o conteúdo deste livro é um esboço de biopsiquiatria orgonômica que sofreu uma extensa condensação para os propósitos de apresentação num único volume. Entretanto, penso que estando inteligíveis seus itens centrais, pode-se enfrentar suas complexidades. O ponto teórico básico, de que o caráter é resultante do movimento e da interrupção do movimento da energia corporal, afasta definitivamente o espectro da dicotomia funcional mente-corpo. O conceito proposto é uma perspectiva energética dinâmica que descobri ter condições de fornecer instrumental desconhecido da psiquiatria clássica para o tratamento das desordens e distúrbios emocionais, incrementando em grande medida a capacidade do terapeuta para corrigi-los.

A orgonomia[1] não é uma panacéia, pois nem todos os casos podem ser solucionados e, na melhor das hipóteses, as curas são difíceis, demandando coragem e muito trabalho. O conceito energético, porém, atinge o distúrbio em sua raízes mesmas, mobilizando muitos pacientes que, de outra forma, não seriam tocados. Creio na solidez do conceito e a necessidade que ora se coloca é a de maior conhecimento sobre o modo de aplicá-lo. Teoricamente, deveria ser possível ajudar a todas as pessoas, mas ainda não sabemos o suficiente para tanto. As estruturas de caráter são normalmente misturas dos tipos clássicos, em geral bastante complexas; há as que, inclusive, não podem ser entendidas de jeito algum. Na melhor das hipóteses, a terapia não vai além de ter uma solução pessoal e nada mais; a solução final residiria na *prevenção* da neurose e não em sua cura. Aqui também Reich indicou o caminho.

Embora apresente aqui algumas indicações de cunho geral a respeito das técnicas psiquiátricas, o livro não se destina a ser um manual sobre técnicas terapêuticas. O seu uso exige uma reestruturação pessoal através da terapia, pelo menos três anos de treinamento em seminários, além de trabalhos clínicos e de laboratório. Apenas o médico deveria intentar seu uso, e somente depois de um treino considerável tanto nos métodos convencionais quanto no da orgonomia. O instrumental é muito poderoso, podendo causar danos gravíssimos se usado indevidamente[2].

A terapia é funcional, devendo ser acionada de modo a adequar-se a cada caso em particular; não se restringe a uma técnica rígida e nem ignora o método convencional quando pode ser útil. A medicina clássica é constantemente chamada a desempenhar seu papel nos momentos de precisão. O principal objetivo é verificar e satisfazer as necessidades do paciente que luta para recuperar sua saúde.

Até há pouco tempo, comparativamente falando, as causas e mecanismos da neurose eram desconhecidas; não se sabia por que ou como era possível ao homem comportar um tal distúrbio. Antes de Freud, a doença emocional era considerada evidência de degeneração.

O homem sempre ponderou sobre a natureza da vida tentando entendê-la. Por exemplo, como é que uma célula viva difere de uma morta, ou como diferem entre si um ser vivo e um ser morto?

---

1 "Orgonomia" é aplicado aqui em sentido amplo, incluindo, na realidade, as ciências física, biológica, sociológica e médica em geral.

2 As últimas descobertas de Reich para o tratamento dos problemas emocionais, através da mobilização energética diretamente sobre a couraça, não são descritas. Os seus estudos preliminares garantem expectativas promissoras, especialmente para os casos de esquizofrenia, epilepsia e biopatia cancerígena.

Desde a mais remota antigüidade o homem vem postulando um dualismo entre corpo e alma para explicar este mistério: quando o corpo morre, a alma escapa e sobrevive. Mais recentemente, o tema foi retomado e desenvolvido pelo culto ao espiritualismo, enquanto, no pólo oposto, os mecanicistas rejeitavam a idéia da alma e tentavam explicar a vida simplesmente em termos de processos químicos. Cada teoria enfatizava um dos aspectos, ignorando até certo ponto os fatos contraditórios da corrente oposta. O quadro completo permanecia difuso.

É lógico assumir que a vida deva ser um processo natural que, em certo momento, evolui a partir de processos não-vivos. O raciocínio mecanicista, porém, sustenta muitas lacunas irrespondidas. O que é emoção, por exemplo? E raiva? Ou amor? Ansiedade? O que acontece no e com o corpo quando se arrepia de prazer ou encolhe de dor? Exatamente o que é um impulso nervoso? E um impulso psicológico? Do que se trata a centelha que ocorre quando alguém toca numa maçaneta de metal após ter andado sobre um tapete de lã? Trata-se, sem dúvida, de fenômenos energéticos, mas seria esta uma energia estranha ao corpo? Que explicação se pode dar ao efeito registrado num aparelho de TV sensível pela presença de uma pessoa de pé a seu lado, sem tocá-lo?

Todos os exemplos citados parecem demonstrações grosseiramente óbvias de fatores energéticos, nos quais a energia livre do corpo afeta ou é afetada pela energia vinda do exterior. O discurso popular aceita essa conceituação, pois as pessoas, por exemplo, dizem: "Você tem muita energia", ou então: "Estou completamente sem energia hoje." Se, no entanto, começarmos uma investigação mais detalhada sobre o que querem dizer exatamente, não haverá resposta satisfatória e é provável que as perguntas suscitem inquietude e o desejo de desviar o assunto. Aristóteles denominava-a "hormônio"; Bergson, o filósofo francês, adiantou a idéia do *élan vital**. Em sentido mais restrito, Freud cunhou o termo "libido". Depois de mais de um quarto de século lidando com problemas emocionais e conduzindo pesquisas sobre suas causas, Reich identificou uma energia específica no corpo denominada, por ele, de bioenergia ou "orgone" (de organismo), donde o termo "orgonomia". Apresentou uma fonte riquíssima de comprovações experimentais relativas à sua origem natural primordial, às suas propriedades biogênicas, aos seus vínculos diretos com o funcionamento natural. Para os especialistas, tratava-se de muito mais do que puderam suportar de uma vez, tendo então Reich se tornado uma das figuras mais controvertidas de nossos tempos.

---

* Em francês, no original. (N. T.)

Qualquer pessoa que conheça um pouco da obra de Reich não consegue permanecer indiferente. As pessoas são ou violentamente contra, acusando-o de insanidade, de mania sexual, de fraude, ou violentamente a favor, erigindo um culto destinado a pôr em prática aquilo que acreditavam ser suas idéias. Infelizmente, nenhum dos dois grupos foi capaz de entender a pessoa e suas idéias, fazendo-lhes ambos uma imensa injustiça, compreensível, não obstante, pois sua obra era dirigida às mais profundas das emoções humanas: amor, ódio, medo e desejos ou aspirações. Para poderem defender-se de um autoconhecimento tão doloroso, as pessoas têm de fugir ou atacar furiosamente, quando não seguir cega e misticamente.

É uma grande pena, para o mundo todo, que cada novo cientista que pretenda derrubar as velhas teorias e transformar os conceitos ultrapassados seja recebido com o mesmo tipo de distorção, de falsidade, de perseguição, apenas para ser aplaudido algumas centenas de anos à frente. Reich não será avaliado devidamente por nossa geração e nem pela seguinte, ou ainda talvez nem pelas próximas. Cada um de nós é limitado nalgum ponto em seu poder de acompanhar com objetividade e largueza de idéias o processo de raciocínio; a psiquiatria clássica, por exemplo, pode aceitar Reich até *Character Analysis* (Análise do Caráter), mas, além deste trabalho, insiste em afirmar que seus ensinamentos carecem de fundamentos.

Na qualidade de alguém que trabalhou com Reich por mais de dez anos e que esforçou-se arduamente para não fazer parte de qualquer uma das duas facções, mas sim para que Reich pudesse demonstrar e confirmar seu trabalho, posso dizer categoricamente que, como terapeuta e professor, jamais puderam ultrapassá-lo. Sua profunda percepção e capacidade de atingir as raízes mesmas de um problema sempre se constituíam numa revelação para seus alunos. Sua atitude era sempre marcada pela cautela, pela honestidade e pela franqueza em admitir algo que não sabia.

Reich tornou-se aluno de Freud numa época em que a teoria psicanalítica apenas principiava a modelar-se de um modo peculiar. Freud já isolara o fato de que o neurótico não era um degenerado como se pressupunha antigamente, tratando-se mais de uma pessoa normal que sofria de uma doença provocada pela inibição sexual. Já havia trabalhado na estrutura psíquica do ego, superego, ego ideal e id — ou seja, no conjunto de influência inconscientes sobre o funcionamento psíquico — além de ter elaborado o conceito de energia psíquica ou sexual, por ele denominada de "libido". A técnica freudiana permitia o deslindamento do enredado e caótico funcionamento do indivíduo neurótico através da associação livre e da interpretação dos sonhos. Freud insistia em que não se deveria selecionar partes do material, interpretando tudo que viesse à tona do inconsciente; este processo de tratamento foi denominado de psicanálise. Era seu parecer que o bom êxito terapêutico estava na dependência da utilização da transferência positiva por parte do paciente, para dar-lhe condições de enfrentar suas ansiedades e problemas. Deste modo, essa transferência constituía-se num elemento vital para a terapia. A pessoa média era considerada saudável. Suas últimas colocações teóricas referiam-se ao instinto de morte, postulado no intuito de explicar o enigma do masoquista e de todos os que pareciam preferir até a morte ou mesmo o sofrimento a uma condição saudável.

Na qualidade de discípulo de Freud, Reich estabeleceu desde o início um rumo inovador de pesquisa. Empenhado na busca de um método que garantisse uma transferência positiva mais sólida, saiu de detrás do divã para sentar-se ao lado do paciente e olhá-lo, permitindo a este que o visse também. Entrava assim em contato com a pessoa num nível além do da neurose em tratamento. Repetidas vezes defrontava-se com as resistências do paciente, às quais, em si, não eram uma novidade, embora ainda não se soubesse muito bem como compreendê-las, em especial a resistência latente que passava despercebida em muitas ocasiões. Até então, a transferência vinha sendo empregada para vencer a resistência, com o que lhe era conferido um valor inestimável. Reich atacou diretamente a resistência ao indicar ao paciente contra o que resistia e mostrando-lhe de que modo a coisa se manifestava. Ou seja, descrevia as atitudes do paciente e manipulava cada nova resistência que fosse surgindo.

Os colegas de trabalho foram contrários a essas táticas, mas Reich manteve-se firme e descobriu que, à medida em que as resistências iam sendo dissolvidas, começava a brotar espontaneamente o material doloroso à base mesma das neuroses, de modo lógico e ordenado, até o ponto onde se encontravam os conflitos essenciais da pessoa. Quando eram solucionados estes últimos, a pessoa evidenciava uma profunda transformação tanto a nível de atitudes quanto de funcionamento, tornando-se capaz então de uma verdadeira transferência positiva.

Desta forma, ficou demonstrado que a antiga noção de "transferência positiva" era, na realidade, uma resistência encoberta, destinada a evitar a emergência de material doloroso. Por último, Reich concluiu que não havia realmente uma transferência positiva genuína no início da terapia.

Quando as resistências eram analisadas, a estrutura da personalidade, ou caráter, começava a modificar-se. Essa modificação indicava que, não só os sintomas eram uma prova da existência de neurose, como *o caráter em si era neurótico*. A neurose de caráter era um conceito novo e Reich denominou seu novo método de "análise do caráter". Por seu intermédio iam sendo solucionados os problemas do masoquismo, ao mesmo tempo em que se comprovava a falácia do conceito de instinto de morte. Não era que o masoquista não quisesse melhorar por causa de uma determinação biológica instintiva para a morte, nem que preferisse sofrer; tratava-se, antes, de que sua incapacidade de tolerar a expansão e o movimento impossibilitava qualquer resposta ao esforço terapêutico. Mesmo o indivíduo masoquista obedece ao princípio de prazer.

Estudos sobre pacientes curados e não curados, independente da duração da análise, revelaram de modo consistente que os primeiros haviam desenvolvido uma vida sexual satisfatória enquanto que os segundos não. Por esse caminho, veio à luz a necessidade de regular a energia orgânica, ou seja, que no intuito de curar uma pessoa deveria ser rompida a estase libidinal. Até esse momento, os problemas sexuais vinham sendo entendidos como sintomas e nada mais, e não como o ponto central das neuroses, enquanto que a potência de ereção do homem e qualquer tipo de resposta de prazer da mulher eram evidências suficientes de um funcionamento sexual adequado. Contudo, ficou claro a partir de então que, para se curar um paciente, a estase da libido deveria ser rompida, o que a atividade sexual em si não garantiria totalmente, embora a gratificação do ato sexual o garantisse. A capacidade para gratificação recebeu o nome de "potência orgástica", em Reich.

Alguns psiquiatras ainda insistem na existência de neuróticos que têm uma vida sexual normal. Na verdade, tenho tido muitos pacientes que descrevem-me suas vidas sexuais em termos de uma potência orgástica típica, e, não obstante, são pacientes passíveis de os rotularmos como esquizofrênicos, sem susto. Essa aparência de uma perfeita saúde sexual é facilmente desfeita e, em geral, fica totalmente desarticulada quando se comenta com o paciente que não passa de uma ilusão. A verdadeira potência orgástica, porém, não tem condições de ser eliminada deste modo; quando estes pacientes, com uma saúde sexual meramente aparente, evoluem no sentido de sentimentos e sensações sexuais genuínos, reconhecem que os anteriores eram de uma qualidade inteiramente diversa.

O estabelecimento da potência orgástica produz mudanças definitivas na pessoa, que não são devidamente reconhecidas ou sequer entendidas pela maioria dos psiquiatras mesmo contemporâneos. Foi crucial o reconhecimento da potência orgástica, a qual inclui a capacidade de descarregar o excesso de energia, mantendo assim um nível energético estável. O processo de metabolização da energia assume um ritmo de quatro tempos:

TENSÃO ⟶ CARGA ⟶ DESCARGA ⟶ RELAXAMENTO

A esta seqüência Reich denominou "fórmula do orgasmo".

O conceito da potência orgástica de Reich levou-o a enfrentar uma outra conclusão inelutável: a libido deve ser mais do que um conceito psíquico. *Deve ser também uma energia concreta.* Aquele que desenvolve um canal de saída para a tensão sexual verdadeiramente livre não consegue sustentar uma neurose. Estas só existem na presença de um excesso reprimido de energia, ou estase. Além disso, na medida em que o paciente atinge sua potência orgástica e emerge do fundo de seu caráter neurótico, começa a sofrer determinadas mudanças essenciais. Mudam suas atitudes com relação à sociedade. Muitos dos costumes sociais tornam-se incompreensíveis, como, por exemplo, morar com um parceiro que não se ama apenas porque diz a lei que é seu cônjuge, ou então insistir numa fidelidade desproporcionalmente intensa. Não se nega a existência de sua moralidade, a diferença são apenas novos valores: o sexo assume seu feitio de desejo apenas com o objeto do amor, a promiscuidade é algo sem atrativos, a pornografia é execrável. Essa pessoa não tem interesse pela perversão, embora a tolere; ao mesmo tempo, não tolera a atitude inflexível da sociedade a esse respeito. Transforma-se num indivíduo *auto-regulado.*

Ocorrem, além destas, outras transformações também. O rosto fica relaxado e expressivo. O corpo perde sua rigidez e parece mais vivo. Surge a capacidade de dar-se livremente e de reagir com espontaneidade às situações.

O que ocorreu para que acontecessem estas mudanças? O corpo apresenta-se relaxado onde antes evidenciava-se o enrijecimento provocado por contínuas contrações musculares em defesa contra sentir e dar. A neurose firmava-se nesta rigidez, na "couraça" que produzia e dava condições de continuidade ao caráter.

A descoberta de Reich do processo de encouraçamento da musculatura foi um grande passo à frente, pois, no momento em que a couraça é desmantelada na terapia, libera o reflexo do orgasmo, ou a capacidade do organismo de ceder ao seu funcionamento normal. Essa descoberta provocou, em nível de importância equivalente, uma reviravolta inesperada e revolucionária nos rumos de sua pesquisa. Que é que produz a contração muscular e a sustenta? Suas investigações levaram-no ao domínio do sistema nervoso vegetativo e à antítese básica desse funcionamento vegetativo. A excitação do sistema nervoso *simpático* causa a *contração*, vivenciada como ansiedade. A excitação *parassimpática* conduz à *expansão*, vivida como prazer. Portanto, é uma simpaticatonia* crônica que produz e mantém a couraça, que por sua vez sustenta a neurose.

De posse destes dados, Reich abandonou o terreno da psicanálise e entrou no da biofísica, tendo descoberto um novo conceito

---

* Ou *hipertonia do simpático,* modernamente fala-se de um *stress crônico.* (N. T.)

de saúde, baseado no metabolismo da energia em termos de carga e descarga, processo por ele rotulado de *economia sexual*. Sua técnica terapêutica foi aperfeiçoada quando descobriu que, trabalhando diretamente na couraça muscular *e* no caráter, ao mesmo tempo, tinha condições de liberar as emoções acumuladas de modo muito mais eficaz. A este processo deu o título de *vegetoterapia carátero-analítica*. Tratava-se de um método mais rápido e direto do que a psicanálise ou mesmo a análise de caráter, atingindo eficientemente um número maior de pacientes.

À medida em que "emoção" significava para ele cada vez mais a manifestação de uma bioenergia tangível, e o "caráter" passou a significar simplesmente os bloqueios específicos ao fluxo dessa energia, descobriu ser possível mudar diretamente o caráter, liberando a energia biológica, ao invés de usar indiretamente as técnicas psicológicas. Sua terapia veio, enfim, a ser denominada de *orgone-terapia médica*. O aspecto psicológico nem por isso caiu em esquecimento, mas sua relevância dependia de cada caso em particular. Em alguns deles, a análise do caráter constituía ainda a melhor abordagem do problema; para outros, era em grande medida desnecessária, e então as comunicações verbais eram compostas de instruções educativas, de compreensão de metas e de discussões dos problemas e resistências.

Assim, com estes três passos, cujo valor não pode ser devidamente apreciado, foram descobertas oportunidades insuspeitas de compreensão do funcionamento humano: sobre a realidade da libido (é um fluxo energético), sobre a função do orgasmo (regula o fluxo energético) e sobre a couraça muscular (impede a regulação da energia). Examinemo-los mais detalhadamente.

Em primeiro lugar, foi necessário estudar a distinção entre uma vida sexual satisfatória e uma insatisfatória, bem como seus efeitos distintivos no organismo, para isolar a função do orgasmo. A diferença entre satisfação e a mera manifestação sexual era que o organismo satisfeito conseguia permanecer saudável mesmo sob terapia analítica incompleta, enquanto que as pessoas com alta da terapia analítica permaneciam no mesmo ponto se não tivessem conseguido alcançar a satisfação sexual. De um modo ou de outro, a satisfação esvazia o conteúdo neurótico, de modo que as idéias perturbadoras ou complexos não são mais considerados os fatores importantes. Estava-se lidando literalmente com a fisiologia e não só com conceitos. Tampouco tratava-se de uma questão de exprimir a substância sexual, já que a ejaculação também acontecia em experiências sexuais insatisfatórias. O fator determinante da satisfação era a vivência do prazer durante o ato. O prazer é sentido a nível da pele, portanto o próximo passo lógico levava às reações epidérmicas.

Reich acreditava que, no prazer, haveria uma corrente elétrica na superfície da pele, a qual começou a investigar. Usou um galvanômetro e descobriu que realmente havia uma carga. Quanto maior o prazer, mais forte a carga registrada no aparelho. Além disso, essa corrente desaparecia em situações desagradáveis. Tratava-se então de uma evidência concreta de uma energia concreta. Reich rotulou-a de "energia bioelétrica". As pesquisas posteriores indicaram que não se tratava de uma energia de tipo elétrico, razão pela qual foi novamente batizada, desta feita como "orgone" (organismo), ou energia vital. Posteriormente, ficou demonstrado que essa energia irradiava para além dos limites da superfície da pele, na forma de um campo de energia.

Estudos clínicos precisos demonstraram que, em situações de satisfação sexual, essa energia concentrava-se razoavelmente na zona genital, sendo depois descarregada, para alívio da estase do organismo. Quando havia alguma ansiedade, não se registrava carga alguma a nível da pele, não ocorrendo, portanto, a descarga. Deste modo, poderíamos considerar os genitais como órgão especializado da pele capaz de descarregar energia.

A função do ato sexual parecia ser a de primariamente manter o nível de economia energética no organismo. Essa função não poderia ser cumprida adequadamente a menos que não houvesse ansiedade e que o organismo conseguisse render-se completamente às sensações de prazer. Havendo esta entrega do corpo, o ato termina com convulsões generalizadas do organismo e com uma perda momentânea da consciência, estado descrito como convulsão orgástica ou orgasmo. Recebia a teoria da libido de Freud uma confirmação surpreendente.

Detenhamo-nos um instante e nos perguntemos por que seria necessário um mecanismo de tal ordem, por que motivo o corpo não usaria simplesmente todo o seu estoque de energia. No curso normal de eventos, é produzida mais energia do que a que consegue ser usada e o excedente vai sendo armazenado no corpo, como dinheiro no banco, para situações de emergência. Em casos tais como brigas, preocupações, trabalho extenuante, é despendido esse excesso de energia, ocasiões em que o organismo torna-se assexual. Mas nas circunstâncias ordinárias, a energia continua sendo acumulada, de modo que o corpo teria de crescer continuamente ou então chegaria a explodir se não houvesse um mecanismo encarregado de descarregar o excesso de produção depois de atingido um determinado nível. Este ponto da energia é conhecido como o "ponto de iluminação", que, no indivíduo saudável, é vivenciado como excitação sexual. Quando está bloqueada a excitação, vivencia-se tensão ou inquietude ou alguma outra modalidade de desconforto. Esta é uma descarga necessária a intervalos aproximadamente regulares, dependendo de como estão outros mecanismos de manipulação da energia (trabalho, preocupações, crescimento, etc.). Lembramo-nos aqui da teoria da sublimação, segundo Freud, efetiva em nível limitado demais para a prevenção da estase.

Bem, e o que acontece com a criança a quem se ensina que sexo é proibido, ficando então bloqueado este canal de saída? A energia vai se acumulando até tornar-se excitação sexual, mas ela vê-se forçada a recuar, retraindo a pélvis, enrijecendo os músculos das coxas e nádegas, segurando a respiração ou cerrando as mandíbulas, e não se permitindo pensar ou sequer olhar para alguma coisa que venha a perturbar este autocontrole. Aos poucos, chega a perder a sensação do desejo sexual, mas descobre que seu corpo está todo tenso e com os músculos endurecidos. Em outras palavras, ficou encouraçada. Este processo vai continuando até que todos os músculos do corpo estejam comprometidos, enquanto o nível de energia continua a subir. Finalmente, transborda os limites assumindo a forma de sintomas neuróticos. O processo descrito tem início no nascimento, devido a uma atitude anti-sexual universal por parte da sociedade. Poucas são as pessoas que crescem segundo os ditames da natureza, e a pessoa normal não é saudável, muito' embora possa não ter atingido o ponto de manifestar abertamente os sintomas.

Reich fez aqui uma nova pergunta, a respeito da necessidade de tanta repressão. Por que seria tão difundida? Esta não seria uma indagação de fácil resposta, embora fosse uma pergunta procedente. Todo paciente em terapia reagia aterrorizado quando chegava à fase final em que toda sua couraça estava dissolvida e se apresentava o momento de enfrentar a necessidade de render-se às sensações corporais. O corpo já havia se acostumado a tal ponto a manter-se tenso que não tinha condições de tolerar nenhum movimento livre. A quietude, a imobilidade, a imutabilidade e a segurança. Sensações às quais aferrar-se, a certeza de estar se salvando da destruição.

No passado, foram aventadas algumas idéias funcionais, simplesmente para serem abafadas pela aplicação do absoluto e da imobilidade. As urgências normais eram mortas, tornando-se elas mesmas assassinas por força desse insuperável terror, a ansiedade orgástica. O homem neurótico não consegue suportar o movimento natural e luta contra ele usando todas as suas forças, seja onde for que o encontre; sua fonte de erro constante reside justamente nessa batalha contra a natureza que acaba por deixá-lo encouraçado e ansioso em relação ao orgasmo. Que terror insuportável é contactar com o cosmos e sentir a eternidade pulsando a seu redor! Sendo assim, jamais pode o homem aceitar o fluxo contínuo de uma energia iluminante e móvel na qual se incluem todos os átomos, planetas, sóis e galáxias, vibrando em uníssono e reagindo vigorosamente à carga uns dos outros[3]. O homem se apazigua e, egoisticamente, aquieta o universo.

A imutabilidade, porém, não é e nunca será gratificante, pois no íntimo de cada homem sempre há algum impulso demandando expressão. Anseia pela liberdade vivida nalgum tempo passado ("o céu está acima de nós, durante nossa infância") e se promete encontrá-la novamente ao morrer. Deus a restituirá quando seu espírito estiver livre do corpo encouraçado. Mesmo enquanto está na Terra, luta furiosamente pela liberdade, mas não sabe o que está buscando, infelizmente.

O cristianismo e o amor fraternal a trarão de volta, diz o homem, mas o que veio foi o preconceito. A ausência de tiranos a fará voltar, mas a tirania aumentou. A monarquia não a garante, mas a revolução cometeu ainda mais erros; o capitalismo é culpado, e os operários mais ainda. O homem não consegue ser livre porque não tem condições de tolerar a liberdade. Seu corpo é rígido e, quando sua natureza terna atingir o mundo exterior, dá de encontro com a couraça muscular. Quando o montante de energia é suficiente para varar o bloqueio da couraça, o emergente é violento e brutal. Os impulsos naturais, ao passarem pela couraça, mudam de suaves para bruscos. Os impulsos primários transformam-se em secundários e estes são destrutivos. O mundo está, assim, repleto de destrutividade e o homem parece destinado a destruir-se e a destruir seu meio ambiente natural, apesar de todo o seu conhecimento e dos esforços envidados para aprimorá-lo.

Tornou-se senhor da Terra mas destrói e esbanja suas reservas com um mínimo de raciocínio lógico a respeito das futuras conseqüências. Em todo ponto onde consegue, desequilibra a sutil equação traçada pela natureza no sentido de um funcionamento harmônico. Destrói florestas, as águas escoam para longe e a terra seca, ficando riscada pela erosão. Ara a terra que deveria ser resguardada para vegetação rasteira, o vento carrega a camada superficial do terreno para longe e surge o deserto. Mata os animais e as aves que mantêm os roedores e insetos sob controle. Dissemina suas doenças aos quatro ventos, constrói suas casas e enterra seus mortos nas melhores terras, deixando a má sem qualquer utilidade. Polui seus rios e lagos e mesmo o ar que respira, e agora, muito pior ainda, infesta-o de radioatividade, cujos efeitos ninguém conseguiu ainda antecipar. Não satisfeito com esta gama de atividade, passa para a destruição de sua própria raça e até de si mesmo. Os povos pacíficos são desapieda-

---

[3] Opik, astrônomo de renome mundial, sugeriu um conceito semelhante por ele denominado de "Universo oscilante" (*The Oscillating Universe*), segundo seu livro de mesmo título, publicado pela The New American Library. Não obstante, Opik não postulou uma energia cósmica primordial e presente a tudo, na linha das opiniões de Reich. Os astrônomos estão atualmente interessados em verificar por que nenhuma das teorias atuais quanto à origem do universo responde de modo satisfatório sobre a energia manifesta.

damente esmagados ou transformados em escravos. Prepara-se para a guerra e a deflagra, destruindo os recursos dos quais as pessoas necessitam e, em seguida, as pessoas. Reprime seus filhos quando crianças e adolescentes e faz com que seja errado o manifestar as emoções que a natureza lhes deu. Chega mesmo a envenenar a própria comida que ingere[4]. Eis como se apresenta esse milagre que é o homem.

Cada esforço organizado destinado à correção de sua destrutividade, ainda mais, torna-se em si mesmo destrutivo. O amor fraternal de Cristo deu margem à Inquisição; o esforço para escapar à perseguição religiosa tornou-se a caça às bruxas de Salem; os desmandos da tirania czarista deram lugar à tirania ainda mais satânica do comunismo.

A psiquiatria clássica aceita a destrutividade como natural e advoga a noção de que a criança precisa ser mais "civilizada" e "controlada", ao invés de perceber que a destrutividade é resultado de tal controle. Este problema da destrutividade não pode ser solucionado segundo reformas ou leis, não pode ser resolvido enquanto continuarmos a nos encouraçar. E continuaremos necessariamente a nos encouraçar enquanto nos reprimirmos sexualmente. Devemos, enfim, reprimir nossa sexualidade enquanto a cultura em que vivermos apresentar-se tal como a de hoje. Este é o círculo vicioso da destruição.

Reich não gostava dessa desorganização tanto quanto qualquer outro ser humano e, não obstante, caçaram-no até a morte por força de seu discernimento. É mais fácil aceitar a noção da couraça do que descobrir e viver a natureza. Se não gostamos da situação presente e desejamos seriamente nos salvar, resta-nos apenas uma alternativa: educar nossos filhos de modo natural e aceitar a sexualidade do adolescente. Esta modificação não pode ser concretizada de súbito, pois se não instaurar-se-ia o caos, a partir do abandono licencioso da sexualidade, ou a paralisia decorrente da ausência de uma orientação e controle para as pressões neuróticas acumuladas. Na falta da auto-regulação, deve haver a regulação, para que as mudanças construtivas possam surgir gradualmente dos corações de gente bastante para fazer com que funcionem. Antes de mais nada, temos de reconhecer os objetivos e depois lutar por eles.

Os dados reichianos sobre a couraça e sobre a ansiedade orgástica explicam muitos dos enigmas do funcionamento humano, tais

---

4 Os preservativos, os corantes artificiais, os sabores não naturais e os antissépticos são acrescentados à quase totalidade dos alimentos industrializados. Além destes, os hormônios e antibióticos ministrados aos animais de corte nem sempre são garantidamente inócuos ao ser humano e substâncias declaradamente venenosas são empregadas para matar insetos em plantas e frutas comestíveis. Segundo *Silent Spring* (Primavera Silenciosa), de Rachel Carson. (Edição brasileira: Melhoramentos, 1.ª ed., 1964; 2.ª ed., 1969.)

como o misticismo e o pensamento mecanicista. Um dos mais importantes dentre todos foi o que chamou de *praga emocional*. Esta é a estrutura social ou individual que bloqueia consistentemente todo passo endereçado a um funcionamento natural. Ninguém está totalmente isento deste traço, mas determinadas pessoas funcionam essencialmente como pestes emocionais. São indivíduos capazes, inteligentes e com um alto nível de energia, só que são anti-sexuais e propensos a ocupar posições de autoridade donde conseguem ditar regras de como viver. São os baluartes da sociedade e não conseguem suportar um funcionamento natural. Este suscita nestas pessoas um desejo intolerável, tornando então seu objetivo primário na vida o de impor restrições a qualquer manifestação natural que possa conturbá-los. Ao mesmo tempo, racionalizam seu comportamento de modo tão bem-sucedido que são aceitos como parte do esforço pelo bem comum.

Foi a praga emocional que provocou a perseguição de pessoas no intuito de manter a crença de que o mundo era plano, de que o sol girava em torno da Terra, de que a evolução ofendia as idéias de Deus e de que as crianças eram assexuais. Qualquer descoberta que amplie o conhecimento a respeito do funcionamento natural ou das relações do homem com o cosmos é proibida e só vem a ser aceita depois de acesos conflitos e muita perseguição, tal como se deu no caso de Sócrates, Jesus, Galileu, Copérnico, Roger Bacon, Semmelweis, Pasteur, Lister, Darwin, Freud e Reich, finalmente.

O conhecimento destrutivo é aceito de relance. O homem perdeu sua capacidade de render-se à sua própria natureza; esta entrega que envia energia pélvica acima, onde o amor é vivenciado realmente e onde se manifesta a integração com a natureza. Estes dados naturais não podem ser aceitos, uma vez que não conseguem ser tolerados ou mesmo sentidos dentro do organismo, devendo então serem combatidos, ignorados, e não explicados.

' Nossa maior arma contra tais restrições é o conhecimento. Nossa esperança deve ser a de chegar ao conhecimento do que é verdadeiramente natural e do motivo pelo qual o homem luta tão arduamente contra isto. Reich disse-nos muito do que é verdadeiro a respeito do homem, caso consigamos ouvir e manter nossa objetividade, mesmo que nosso desejo seja fugir para muito longe.

PRIMEIRA PARTE

FORMAÇÃO DO CARÁTER: OS FATORES DE ENCOURAÇAMENTO

1. Introdução Geral

Processo vital energético

O homem é o fato mais complexo e incrível de toda a natureza. Um de seus maiores problemas vem sendo o de compreender-se. Auto-estudar-se tem-lhe provocado uma ansiedade tão intensa que passou a estudar ou explorar o universo a seu redor antes de ter a ousadia de olhar para seu interior. Este livro volta-se para a compreensão do homem a respeito de suas emoções e, em particular, das que o tomam de assalto quando seu funcionamento natural vê-se impedido por contrações musculares (processo de encouraçamento). Para melhor compreendermos este trabalho, porém, vejamos primeiro as reações do mais simples dos animais, a ameba, uma criatura unicelular.

A ameba consiste num núcleo ou centro, no protoplasma, numa membrana e num campo energético. O núcleo é o centro de energia do organismo e contém o mais alto potencial de carga, a partir da extração da energia protoplasmática obtida pela ingestão de comida[1]. As ondas de excitação atravessam todo o organismo, a partir do núcleo, na qualidade de ondas intermitentes. O que ocorre é que, provavelmente, a energia se concentra até que o organismo atinja um ponto tal de excitação que se ilumina[2].

---

[1] Determinada pelo estudo microscópico da concentração e do movimento energético na ameba com ampliação de 2.000 vezes. Evidentemente a energia em si não pode ser vista, senão por suas manifestações.

[2] Iluminação significa literalmente que a energia se acende da mesma forma que uma centelha quando explode numa chama. À nível humano é idêntica aos frêmitos ou excitação genital. Dizemos que a pessoa brilha ou está luzindo, nessa circunstância.

Ocorre então uma descarga, após a qual o organismo reinicia rapidamente o processo de rearmazenamento da carga. Resulta disso um efeito pulsátil intermitente cuja aparência é de uma alternância entre expansão e contração. Em circunstâncias normais, a ameba nunca está inativa, pois as ondas de excitação fluem continuamente através do protoplasma. Uma observação cuidadosa pode determinar um campo de energia ao redor da membrana, pulsando junto com o organismo, assemelhando-se bastante ao que se passa na coroa solar.

A ingestão de comida produz mais energia do que a que é gasta, de modo que o nível energético vai gradualmente aumentando no seio do organismo. Quando atinge o ponto de iluminação, cresce a tensão a nível da membrana e a ameba começa a alongar-se, chegando até o ponto de estreitar-se em seu centro para que se encontrem seus dois lados opostos. Formam-se assim, por meio de uma divisão, duas novas amebas. Esta divisão cria uma área superficial maior, que reduz a tensão; este é o mecanismo que a ameba tem à disposição para dar conta do excesso de energia e evitar explodir. A propagação é um corolário e não a causa da divisão, segundo nosso parecer.

A expansão normal verificada nos movimentos pulsáteis é ampliada quando a ameba configura seus pseudópodos para englobar a comida e a energia excitada flui em direção da membrana, empurrando-a à frente. A ação inversa acontece quando a membrana sofre o ataque do meio. Se, por exemplo, for cutucada com um alfinete, contrai-se. Depois de uma alfinetada apenas, a ameba logo começa a expandir-se como antes. Se acontecerem vários ataques seguidos, torna-se "cautelosa", expandindo-se ansiosa e incompletamente. Depois de uma série de ataques, a ameba permanece em contração, permitindo-nos dizer, por motivos práticos, que está encouraçada e passando por uma sensação de ansiedade. Está se defendendo do meio ambiente através de uma redução do seu tamanho, às custas, porém, de menor motilidade e de um aumento no nível da pressão interna. Caso os ataques continuem, a ameba cessará de fabricar energia; o nível desta, na realidade, irá diminuindo lentamente, fazendo com que a ameba chegue a perder sua tonicidade, sua membrana se enrugue, o campo energético diminua e desapareça e com que aos poucos se encolha e morra (como um ser humano deprimido ou canceroso).

Estas simples demonstrações são comparáveis ao mecanismo básico das desordens emocionais, conquanto complexas possam ser e seja em que animal for.

O organismo humano, não obstante um nível infinitamente superior de complexidade, consiste fundamentalmente nas mesmas

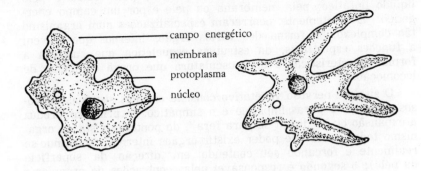

ameba em repouso   **ameba em contração**

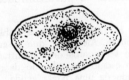   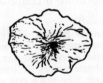

ameba em expansão   **ameba em processo de enrugamento**

estruturas que a ameba[3]: o centro, ou sistema nervoso vegetativo; o protoplasma composto pelo sangue, pelo tecido e pelo líqüido linfático; pela membrana ou pele e por um campo energético[4]. Evidentemente, ocorreram especializações num organismo tão complexo, na forma dos vários órgãos internos que servem a funções específicas, da estrutura esquelética que sustenta a forma característica, e da musculatura que provê os meios de locomoção.

O sistema nervoso vegetativo consiste em dois sistemas nervosos opostos: o parassimpático e o simpático. O primeiro produz a expansão ou o "dirigir-se para fora", do ponto de vista do organismo todo (apesar de poder existir órgãos internos contraindo-se realmente e forçando seu conteúdo em direção da superfície da pele); o segundo é responsável pelas contrações do organismo como um todo (embora alguns órgãos internos possam realmente se expandir e, ao fazê-lo, impedem seu conteúdo de atingir a superfície). É interessante observar que, a nível químico, o parassimpático é funcionalmente identificado com a alcalinidade, com os íons de sódio e de potássio[5], ao passo que o simpático tem afinidade com a acidez e com os íons de cálcio. É importante lembrarmo-nos deste ponto no que diz respeito à produção de algumas condições e doenças, tais como úlcera péptica, calcificação das artérias, dos ossos, dos ligamentos, etc.

Ambos os sistemas parassimpático e simpático são compostos por nervos e gânglios. Os gânglios do primeiro são localizados principalmente no cérebro e na pélvis, ou seja, nas duas extremidades do organismo onde se situam as zonas erógenas e onde é mais importante o contato com o meio ambiente. O parassimpático

---

[3] Mesmo as galáxias têm uma estrutura. Dr. Jan H. Dort relatou à assembléia geral da International Astronomical Union em Hamburgo, Alemanha, que as galáxias (inclusive a nossa) possuem núcleos que podem ser pontos de concentração de formas desconhecidas de energia, e mesmo de um estado desconhecido da matéria. Consiste num disco que gira suavemente, dotado de uma ponta aguda. Ao redor desta estrutura, o material tem uma rotação relativamente lenta. Embora o corpo central da galáxia pareça ser um catavento girando, está embutido num halo esférico preenchido por estrelas formadas antes que os processos estelares tivessem dado origem aos elementos pesados. Ao redor destas estruturas há uma coroa cuja extensão ainda nos é desconhecida. *New York Times*, Science Section (Seção Científica), 6 de setembro de 1964.

[4] O campo de energia pode ser demonstrado por um medidor de campo, pela observação do efeito do corpo de uma pessoa sobre um receptor de televisão quando esta fica de pé a seu lado, ou sentindo as palmas das mãos se atraírem uma à outra quando são afastadas e aproximadas uma da outra. O campo pode ser visto em certas condições de luminosidade. Cf. *The Currents of Life*, M.D. (periódico), junho de 1959.

[5] Este material é mais detalhado em bons livros de neurologia ou de fisiologia.

expande concretamente os órgãos que rodeiam estes gânglios *e* do ponto de vista da expansão total (isto é, dos genitais em face de excitação sexual). Os gânglios do simpático estão principalmente situados no abdômen e peito, ao longo das vísceras e expandem concretamente esses órgãos; mas, do ponto de vista do organismo como em todo, os gânglios simpáticos produzem contrações (do peito durante a inspiração, por exemplo, ou seja uma contração do ponto de vista da totalidade orgânica).

Os efeitos antitéticos da expansão parassimpática e da contração simpática já adquiriram sua reputação na linguagem popular: as mãos ficam "como pedras de gelo", as pessoas têm "calafrios de medo" ou ficam "congeladas de tanto desgosto". Todas estas frases referem-se à contração do simpático. Por outro lado, "estourando de entusiasmo", "inundado pelo orgulho" são expressões de uma expansão parassimpática.

Funcionamento normal do corpo humano

Teoria do orgasmo

À semelhança da ameba, o corpo humano está num estado de expansões e contrações contínuas, presente em todos os tecidos do organismo, apesar de mais facilmente observável no pulso e na respiração. A energia é transportada para a superfície e para os órgãos especializados através do sangue basicamente, embora flua sem dúvida de modo direto para os tecidos, até certo ponto. O sistema circulatório tem condições de levar a energia rapidamente para qualquer parte específica do corpo, no momento de uma necessidade; por exemplo, para os músculos, quando o organismo sofre um ataque. A excitação decorre do sistema nervoso vegetativo que estabelece a direção do fluxo energético quando abre determinados canais dentro do corpo e fecha outros. A intensidade da excitação, ao lado do montante de energia, determinam a força da carga ou impulso de qualquer fluxo em particular.

Este fluxo de energia é vivenciado como emoção. Por exemplo, a *raiva* decorre de um fluxo de energia para os músculos; o *prazer*, semelhante à expansão, resulta de um fluxo energético para a superfície da pele (os genitais são parte da pele ou ectoderma); e a *ansiedade* acontece se o fluxo se dirige para dentro, para os órgãos internos, causando necessariamente uma contração do organismo. Estas três são as emoções básicas.

As duas emoções subsidiárias são as aspirações ou desejos e a tristeza. No caso da primeira, o fluxo de energia volta-se fundamentalmente para o peito e braços, mas também para a pélvis e para a boca (desejo de superposição), determinando o voltar-se para fora em busca de algo não presente, mas desejado. No caso da tristeza, que é uma reação frente a perdas, o desejo ou anelo não tem perspectiva de ser satisfeito[6], e o organismo simplesmente se contrai.

O escoamento de energia para fora de uma certa região do corpo resulta numa fraqueza conhecida como *anorgonia*. Ou então, a energia pode permanecer naquela região e o organismo contrai-se ao nível do sistema muscular. *Couraça* é a resultante da energia contida por uma contração muscular, que não flui pelo corpo. É evidente que a couraça surge também como uma resposta temporária de autoproteção, endereçada ao meio ambiente, não se constituindo numa desvantagem ao organismo na medida em que for abandonada quando desaparecer a situação que a suscitou.

A energia é produzida, no corpo, pela ingestão de alimentos, de líqüidos, de ar, sendo também absorvida diretamente pela pele. É descarregada por intermédio de atividades, da excreção, da expressão emocional, do processo de pensamento, e pela conversão em calor corporal, que se irradia para o meio circundante. É igualmente usada para o crescimento. Em circunstâncias normais, fabrica-se mais energia do que a necessária para descarga; se isto não se interrompesse, o organismo teria de crescer sem parar, senão estouraria. No intuito de manter um nível de energia estável e econômico, o excesso tem de ser descarregado a intervalos mais ou menos regulares. Essa descarga econômica de energia é a função do orgasmo. No caso das mulheres, é provável que a menstruação possa servir a este propósito, e o parto certamente o faz. Antes da menstruação, o sangue escoa para a pélvis e determina a tensão que será descarregada com o fluxo menstrual.

Na expansão, ou expiração, o impulso parece sair da cabeça para baixo, em direção dos genitais, e pode-se notar uma onda de excitação movendo-se nessa direção[7]. Na contração, ou inspiração, a excitação difunde-se do plexo solar tanto para cima quanto para baixo. Portanto, na expansão, o impulso cobre duas vezes a distância necessária na contração. Este pode ser o motivo da pausa normal depois da expiração, enquanto o corpo experiencia prazer.

---

[6] A tristeza deve ser distinguida da emoção secundária da depressão, devida ao ódio voltado para o próprio organismo, sendo uma manifestação neurótica ou um resultado do processo de encouraçamento.

[7] Cf. Wilhelm Reich, *Character Analysis*, 3.ª edição (Nova York, Orgone Institute Press, 1949), pág. 388. Reich, em relação ao reflexo do orgasmo, afirma: "Estas convulsões acontecem com a *expiração* profunda e com a onda de excitação que parte da região diafragmática para a cabeça, de um lado, e para os genitais, de outro". Não acredito que isto contradiga a afirmação que fiz acima. A convulsão se dá no final de uma expiração completa, sendo uma contração muscular de descarga de energia depois de uma expansão total. O estímulo para essa contração pode originar-se no plexo solar, como uma "extrasístole".

À medida que a energia aumenta, o corpo vai regularmente criando tensão. Num ponto determinado, conhecido como ponto de iluminação, a tensão é vivida como excitação sexual pelo indivíduo saudável. A energia que ultrapassa esse ponto de iluminação poderá ser considerada como energia sexual ou libido, como Freud a descreveu. A expansão normal, descrita acima, aumenta então espantosamente. A pele torna-se aquecida e seca, o pulso é forte e lento, a respiração profunda, a visão aguda, e os genitais estão cheios de sangue, ficando extremamente sensíveis. O campo também expande-se, ficando altamente carregado. No caso da excitação sexual total, a energia deve não só atingir a superfície da pele, em especial os genitais, como deve ser excitada desde o centro do corpo. Para que a excitação aconteça do centro para fora, são necessárias a aceitação das sensações genitais e a antecipação do abraço genital.

A excitação é mais ainda aumentada pelo campo e pela membrana do objeto sexual até que se torne imperativo um contato mais íntimo e a união de ambos os aparelhos genitais. A fricção rítmica produz rapidamente um máximo de concentração de energia e de excitação genital. A descarga acontece por meio de convulsões totais do corpo — ou orgasmo — sendo restabelecido o nível de economia energética. A totalidade do processo passa por quatro tempos (tensão, carga, descarga e relaxamento) descobertos por Reich e por ele denominados de fórmula do orgasmo.

A contração normal sofre uma exageração nos estados ansiosos[8]. A pele fica fria e úmida, o sangue abandona a superfície do corpo, o pulso fica acelerado e fraco, a respiração é mais inspiratória (ou seja, inspiração completa e expiração incompleta), a visão fica nublada, as pupilas dilatadas, e os genitais se contraem, havendo uma ausência de sensações.

Para manter sua saúde, a pessoa precisa de uma descarga orgástica a intervalos aproximadamente regulares, dependendo das circunstâncias que governam os outros mecanismos de descarga bem como do montante de energia disponível. O orgasmo é o único mecanismo, além do parto, capaz de descarregar todo o excesso de energia e de mantê-la num nível econômico.

Desenvolvimento psico-sexual humano

Há três picos de atividade sexual durante os primeiros vinte anos de vida: no primeiro ano de vida, na primeira puberdade aos cinco anos, e na puberdade. No bebê, o contato com o meio ambiente é efetuado basicamente através da boca, que está altamente carregada, nessa época, funcionando como órgão quase

---

8 A ansiedade é, na realidade, uma contração contra a expansão. A contração em si não produz ansiedade, como acontece quando a pessoa se encolhe de frio.

autônomo. A boca realiza sua descarga de energia no ponto de máxima intensidade por meio de uma reação convulsiva que pode ser propriamente chamada de orgasmo oral. Muitos pediatras ignorantes desse fato diagnosticam epilepsia infantil quando observam um destes orgasmos.

O orgasmo oral ocorre apenas nos bebês sadios com um bom contato com a mãe, cujos bicos dos seios são sensíveis, cálidos e vibrantes. Este é um contato de importância vital para o bebê e também para sua mãe. A maioria dos obstetras não tem noção de que amamentar colabora para a involução normal do útero. É freqüente a mãe sentir poderosas sensações genitais. São sentimentos e sensações que podem dar margem a culpas[9], ou talvez ela não seja capaz de tolerá-los de modo algum. Poderão ser inclusive a causa de uma forte ansiedade, conhecida como ansiedade genital.

Se tiver oportunidade, o bebê logo descobre seus genitais e começa a brincar com eles. Nalgum momento entre os três e os cinco anos, estabelece-se a genitalidade (ou primazia genital) e daí em diante a descarga deve ser feita pelos genitais.

A partir da puberdade, quando há um espantoso aumento do funcionamento genital, a estrutura do organismo demanda a descarga orgástica, através do abraço sexual. Ninguém ainda sabe com exatidão qual deveria ser o comportamento sexual sadio do indivíduo no período entre a infância (primeiro ano de vida) e a puberdade; talvez devesse consistir em masturbação e em atividade lúdica sexual entre os indivíduos de ambos os sexos[10]. Entretanto, para uma descarga completa, são necessários dois organismos que se excitem mutuamente[11]. Lembremo-nos de que o bebê tem outro organismo com o qual interage, a saber, o da mãe. Mesmo as formas mais primitivas de vida reproduzem-se regularmente num estágio sexual, além de suas simples divisões. Todos já experimentaram o desaparecimento da exaustão em seguida a eventos excitantes. A energia excitada confere muito poder e revitaliza o corpo[12].

---

[9] A culpa decorre de estar excitada sexualmente pela criança e de crer que deve estar abrigando desejos incestuosos.

[10] Nas ilhas Trobriand, o sexo é expresso unicamente por meio de jogos sexuais heterossexuais e/ou por meio de relação sexual a partir dos 4 ou 5 anos de idade. Cf. Malinowski, *The Sexual Life of Savages* (Londres, McLeod, 1929), capítulo 3, págs. 46-48.

[11] Superposição é um funcionamento básico observado por Reich em toda a natureza. Trata-se de uma excitação, atração e fusão mútuas num único sistema de energia. Este processo cria matéria no cosmos e novas vidas a nível dos seres vivos.

[12] Também em terapia o paciente necessita ser mobilizado pelo terapeuta através do emprego de procedimentos ou descargas emocionais, para que ocorra a liberação da energia.

Durante a meninice, o rápido crescimento físico e as atividades musculares dão provavelmente conta de boa parte dessa energia acumulada no organismo, de modo que a descarga sexual pode não ser tão imperiosa quanto o será na puberdade, quando a maturação do sistema endócrino produz uma intensa excitação da energia organísmica e uma maior necessidade de descargas regulares. No entanto, não se deve certamente pensar que esta fase seja assexual, tal como o entendia Freud, quando a denominou de "período de latência". A latência é produto da repressão de nossa cultura. Os indivíduos que não tiveram esse período são os que melhor prognósticos têm em terapia. Consideramos patológica a criança que não tem uma saída sexual; as interferências mesmo moderadas com o funcionamento sexual tendem a ser críticas. As circunstâncias ambientais e emocionais, por exemplo, da primeira experiência de masturbação são muitas vezes importantes na determinação do padrão subseqüente, se masoquista, erótico uretral ou erótico clitórico.

Infelizmente, nossa sociedade não se compraz apenas em negar o sexo: nega a vida igualmente, de modo que são poucos os seus membros que alcançam a maturidade dotados de uma potência orgástica completa. Pais e professores não têm condições de tolerar os movimentos naturais e o funcionamento normal da meninice e da adolescência. Os modos naturais de comportamento provocam neles uma grande ansiedade, redespertando sua própria culpa sexual. Instituem deste modo vários métodos de deter esse funcionamento natural.

Desenvolvimento neurótico

O plano básico para a inibição do funcionamento natural pode começar a ser realizado antes mesmo de o bebê nascer, por meio de um útero espástico que iniba sua movimentação. O próprio processo de parto poderá ser longo e difícil, com anestesia, drogas[13] e fórceps; o próprio nascimento poderá ser mecanicamente retardado para se aguardar a chegada do doutor. No momento do nascimento, o meio ambiente que recebe o recém-nascido é principalmente hostil. Para início de conversa, é frio quando comparado ao calor uterino. A seguir, o bebê é estapeado para que comece a respirar por si, pendurado pelos pés e aguilhoado nos olhos com uma medicação tida por conveniente.

Isto é apenas o começo, porém. O recém-nascido é separado da mãe após nove meses de um contato íntimo e cálido, sendo

---

13 Cf. Gerald Stechler, "Newborn Attention as Affected by Medication during Labor", vol. 144, págs. 315-317, *Science*, 17 de abril de 1964. Stechler descobriu que a atenção visual dos recém-nascidos diminui proporcionalmente à ingestão de drogas por parte da mãe durante o trabalho de parto.

colocado sozinho num berço com cobertas ásperas, freqüentemente sob luzes bastante intensas brilhando acima de sua cabeça impiedosamente 24 horas por dia. A seguir, o regime de horário certo para alimentação* vindo de um bico de seio frio e insensível da mãe neurótica ou da mamadeira inanimada. O meio ambiente é barulhento e caótico; as enfermeiras muitas vezes rudes e descuidadas. Colocam-se luvas nas mãos dos bebês de modo que não consigam se arranhar, nem chupar seus polegares, o que talvez fosse preciso para se satisfazerem. É penoso vê-los tentando. São também embrulhados muitas vezes de um modo tão apertado que quase parecem um pacote, tendo então limitados os seus movimentos. O bebê é bloqueado em todos os sentidos com os quais poderia entrar em contato com seu meio ambiente.

A medicina clássica nos ensina que os bebês não focalizam os olhos durante seis semanas e que sua respiração é irregular e entrecortada pelo fato de sua *medula ainda não estar desenvolvida.* Os bebês saudáveis, porém, focam os olhos assim que nascem[14] e conseguem acompanhar com os olhos uma pessoa que se desloque pelo quarto; seu ritmo respiratório vai para baixo num movimento inequívoco que atinge a pélvis, produzindo o reflexo do orgasmo. Os bebês nascidos em hospital, nas atuais condições, jamais serão capazes de se virar em poucas horas; os bebês sadios, nascidos de parto natural, conseguem-no. Rapidamente adquirem sua auto-suficiência quanto a movimentos e entretenimento. Frente, porém, ao ambiente comumente adverso a este tipo de desenvolvimento, este não ocorre. Ao contrário disto, o bebê se contrai, o peito pára de mover-se livremente, o diafragma se bloqueia, os olhos não entram em foco, a pele torna-se fria e azul. Reage inicialmente com raiva (choro raivoso), depois com choramingos e lamúrias para exibir toda a sua miséria. Nesse

---

* Bruno Bettelheim, da Orthogenic School of the University of Chicago afirma: "As refeições determinadas pelo relógio são potencialmente tão destrutivas pelo fato de roubarem aos bebês a convicção de que foi seu próprio choro que permitiu a satisfação de sua fome". Todas as suas tentativas futuras de atos motivados a partir de dentro sofrerão a influência do bom ou mau resultado dessa atividade, bem como da resposta que obtém.

14 Cf. Robert L. Frantz, "Pattern Vision in Newborn Infants", *Science*, 19 de abril de 1963, págs. 296-297. O autor, testando bebês com 10 horas de vida a cinco dias, descobriu que seus sujeitos demonstravam uma capacidade inata para perceber a forma. Peter Wolff e Burton L. White, em seu artigo "Visual Pursuit and Attention in Young Infants", *Journal of the American Academy of Child Psychiatry*, vol. 4, n.º 3, julho de 1965, afirmam uma opinião semelhante: "este estudo se dedica à relação entre o estado organísmico e o acompanhamento visual no recém-nascido. Baseia-se na observação dos bebês que desde seu nascimento acompanham um objeto que se move... mas, para poderem acompanhá-lo, devem estar num estado de atenção calmo, semelhante ao estado adulto de atenção... Um objeto que se move pode ser seguido apenas pelos olhos... ou por uma rotação coordenada olhos-cabeça".

instante, a circuncisão praticada nos meninos faz com que seu pênis também se contraia e permaneça azul e frio. Vi alguns ficarem nesse estado por dois anos.

Depois desse início bastante eficaz, a vida é posteriormente mais bloqueada ainda pelo treino de banheiro iniciado precocemente, que, em última instância, torna a criança mais submissa à idéia de abandonar seus impulsos masturbatórios e seus desejos sexuais. O controle esfincteriano não é possível antes dos 18 meses de vida; portanto, o treino precoce de banheiro (algumas mães o iniciam aos quatro meses) demanda contrações da musculatura, principalmente dos músculos das coxas, nádegas, soalho pélvico, além de retração da pélvis e de uma inibição respiratória suplementar. Este é um exemplo bastante conhecido do processo de encouraçamento, na medida em que diminui efetivamente a expressão emocional natural, além das sensações de prazer a nível da pélvis.

A couraça é produzida pelo medo da punição e pelo senso de culpa (não toque nessa imundície) instilado na criança. Este tipo de educação é rotineiro e amplamente aceito, não incluindo as diversas modalidades de sadismo praticadas pelas babás e mesmo por algumas mães. Um paciente que tive havia sido obrigado a comer o conteúdo de sua fralda por tê-la sujado; houve um outro cujo nariz foi esfregado na fralda suja. Por cima disso, há as medonhas ameaças quanto aos resultados da masturbação. Sendo assim, a descarga é impedida, de modo que a energia se acumula e a tensão aumenta. Os impulsos sexuais e outros impulsos agressivos, ternos e suaves a princípio, tornam-se rudes e violentos[15]. Esta é a origem do sadismo sexual que a sociedade tenta acertadamente abolir, mas através do método errado, ou seja, intensificando a repressão.

Devemos recordar que originalmente a criança não é estúpida, mas aprende a sê-lo. A raiva desenvolve-se em conseqüência das frustrações, devendo ser reprimida a seguir. Havendo então apenas uma pequena descarga da energia biológica, é imperioso ao indivíduo continuar a encouraçar-se cada vez mais eficientemente, chegando, enfim, a comprometer toda a sua musculatura. Sente uma tensão interna e uma ansiedade inexoráveis. Essa couraça é eficaz até um certo momento, pois de súbito irrompem os desejos sexuais reprimidos couraça afora, sendo desviados de imediato através da formação reativa. Perde-se, enfim, a espontaneidade, a criança torna-se limitada, mecânica e confinada às rotinas diárias de seu cotidiano. Em resumo, a causa primeira da neurose é a inibição moral e sua força propulsora, a energia sexual insatisfeita.

---

15 Reich distinguia entre os impulsos naturais primários e os impulsos bestiais secundários, que devem atravessar a barreira formada pela couraça.

Objetivo terapêutico

A situação pode ser aliviada através de uma inversão do processo de encouraçamento obtida pela dissolução da couraça, pela liberação e esvaziamento das emoções reprimidas uma camada depois da outra, desde o último até o primeiro dos bloqueios, até ser restabelecida uma função integrada a nível orgânico para se atingir a sexualidade natural. Quando este ponto é atingido, a pessoa percebe um formigamento espontâneo em direção à pélvis, no final de uma expiração completa. Este é o reflexo do orgasmo[16]. Reich afirmava que a severidade de qualquer um dos distúrbios psíquicos está diretamente relacionada à severidade do distúrbio genital; o prognóstico, por seu turno, depende diretamente da possibilidade de se estabelecer a capacidade para uma satisfação genital completa.

---

[16] Pode ocorrer em alguns casos, particularmente com esquizofrênicos, um reflexo pélvico logo nas primeiras sessões. Este envolve na realidade apenas uma parte do organismo, chegando à superfície através de uma "falha" da couraça. Não deve fazer-nos concluir que os problemas foram resolvidos. O reflexo do orgasmo implica numa resposta em que o corpo todo participa na totalidade.

2. Desenvolvimento Emocional: Zonas Erógenas e Estágios Libidinais

Há quatro zonas erógenas principais, e cada uma delas prepondera num certo estágio do desenvolvimento emocional: olhos, boca, ânus e genitais. Estas zonas principais estão pareadas em ambas as extremidades do organismo, onde é mais importante que tudo o contato com o meio ambiente e onde estão localizados os gânglios parassimpáticos. O segundo elemento de cada par (ou seja, boca ou genitais) entra em contato direto e em fusão (superposição) com um outro organismo, sendo capaz de dar início à convulsão orgástica — a boca no primeiro ano de vida e, mais tarde, os genitais. Seu desenvolvimento obedece a um ritmo descendente através das quatro zonas. Portanto, o desenvolvimento dá-se por último na zona genital, o que caracteriza os períodos evolutivos anteriores, que passam pelas demais zonas, como estágios pregenitais.

Durante os primeiros quatro anos de vida, aproximadamente, o desenvolvimento infantil atravessa quatro estágios[1] pregenitais antes da genitalidade ou primazia genital. O quarto, estágio fálico, é, na verdade, uma fase primitiva da genitalidade. Se esta puder firmar-se sem bloqueios nem "anzóis" trazidos dos estágios anteriores, resulta uma estrutura de caráter genital ou sadia. Se a genitalidade não for obtida, a pessoa permanecerá num estágio cuja única designação possível é a de infantil. A formação de uma estrutura de caráter neurótica exige que a pessoa tenha neces-

---

[1] O estágio oral é o único estágio libidinal pregenital natural, pois todos os outros são artefatos desta nossa cultura. Lembremo-nos de que os genitais desenvolveram-se filogeneticamente do ponto distal do trato alimentar, ou seja, da cloaca. Uma zona erógena é principal quando consegue em parte ou no todo substituir os genitais quanto à excitação erótica. A zona oral normalmente realiza este processo no primeiro ano de vida, enquanto as outras só o fazem em presença dos bloqueios.

sariamente chegado até o estágio fálico, mesmo que com graves bloqueios das fases pregenitais, embora este último estágio possa ser posteriormente deixado de lado em maior ou menor grau. As neuroses desenvolvem-se a partir do complexo de Édipo que faz seu aparecimento quando se alcança o estágio genital. A situação edípica é fruto da repressão sexual adulta de nossa cultura, não sendo um conflito natural e necessário para o amadurecimento do ser humano.

Os estágios do desenvolvimento denominam-se ocular, oral, anal, fálico e genital. (Há ainda outras áreas eróticas, tais como a testa, os seios, e a superfície da pele em geral, não incluídas em qualquer um dos estágios de modo peculiar.) Dentro de um desenvolvimento normal, cada estágio executa a contento suas funções temporárias, não sofre traumas e, futuramente, serve a um papel específico dentro da capacidade de conferir prazer. Os bloqueios (couraça) em qualquer um dos níveis aprisionam aí a energia, impedindo-a de chegar até a zona genital onde pode ser devidamente descarregada. Quando a genitalidade sofre alguma interferência, a concentração de energia nas zonas pregenitais provoca sintomas nessas zonas erógenas.

O trauma emocional pode dar margem a um ou outro dos seguintes resultados, em qualquer dos estágios: repressão ou insatisfação permanente. No caso da repressão, a pessoa jamais desenvolverá um funcionamento com base no prazer, nesse estágio, devido principalmente à privação; no caso da insatisfação permanente, ficará tentando obter uma satisfação vivida alguma outra vez. Tanto no caso da repressão quanto no dos casos insatisfatórios, ocorre o processo de encouraçamento e dizemos que o indivíduo está fisgado ou tem um bloqueio, sendo as circunstâncias do desenvolvimento de cada estágio que determinam a formação do caráter. Cada um dos estágios sobrepõe-se ao subseqüente, deixando de haver, em muitos casos, um limite claramente definido entre ambos. Por exemplo, a zona anal poderá ser enfatizada no estágio oral dando origem a traços anais. Evidentemente, todas as zonas estão presentes, sendo potencialmente eróticas desde o início.

Estágio Ocular

Além dos sentimentos e sensações generalizados do corpo, a zona ocular é o primeiro contato específico do bebê com o meio ambiente. Na realidade, continuará sendo o meio de atingir o ponto mais distante. Os olhos também são a primeira área a ser traumatizada, tanto pela aplicação de um colírio no momento do nascimento quanto pelo encontro com expressões frias, ameaçadoras ou de ódio. Estas últimas poderão ser ainda mais prejudiciais do que o próprio colírio. As expressões hostis implicam a

44

negação de qualquer oportunidade para um contato cálido e compreensivo. Um contato completo é vital ao desenvolvimento em geral, na medida em que promove a sensação de aceitação e de bem-estar, encorajando a expansão e a busca no meio ambiente. É um sentimento especialmente importante ao desenvolvimento dos órgãos sensoriais, pois todos são oriundos da pele ou ectoderma. A ausência temporária de contato com o meio ambiente, como se dá com a enfermeira hostil, pode determinar contrações do corpo e o esquivamento do olhar por parte do bebê, que poderão ser superadas se a situação for apenas temporária. Realmente prejudicial é a contínua falta de contato com uma mãe hostil, fria e incapaz de se dar. Mesmo a mãe não hostil mas excessivamente ansiosa, indiferente ou emocionalmente estéril pode causar danos irreparáveis. O desenvolvimento dos olhos e a visão binocular ficam impedidos ou inibidos na falta de um contato amoroso[2]. O extremo da falta de contato com a mãe produz a criança autista, que é um dos mais graves problemas da psiquiatria. O bebê entra no estágio oral quase imediatamente, embora o estágio ocular continue a desenvolver-se. Nos casos em que há um bom contato, normalmente, os olhos continuam abertos, honestos e inquiridores, dotados de uma qualidade confiante conquanto séria. Olhos saudáveis desenvolvem a visão binocular necessária à manutenção de um bom contato com o ambiente e à formação de uma integração adequada por parte do indivíduo. Em outras palavras, este consegue localizar-se com propriedade em seu meio, sentir prazer nele, e responder à aceitação aí percebida. A excitação que vem dos olhos é diretamente notada nos genitais na forma de um arrepio de prazer. A visão binocular confere uma perspectiva tridimensional, que localiza todas as coisas com exatidão e permite uma atitude emocional objetiva. O meio torna-se realmente, por intermédio dos olhos, uma extensão do indivíduo de modo que perceber-se é a mesma coisa que percebê-lo; não obstante, o indivíduo percebe ao mesmo tempo uma clara distin-

---

2 Visão de profundidade ou tridimensional. É improvável que alguém consiga tolerar a visão binocular completa ininterruptamente, do mesmo modo que não é possível agüentar a excitação sexual ininterrupta. O contato seria então por demais intenso. É preciso entrar em contato com a mãe para o desenvolvimento de um funcionamento ocular adequado, tal como ficou demonstrado em experimentos com animais. Cf. *Science*, vol. 145, 17 de julho de 1964, pág. 292. *Maternal Deprivation: Its Influence on Visual Exploration in Infant Monkeys*, da autoria de Philip C. Green e Michael Gordon de Chicago. Estes autores provaram que os macacos privados do contato com as mães não têm manifestamente a mesma curiosidade de olhar que os macacos criados com as mães. Outra evidência neste sentido vem de *Science*, vol. 145, de 21 de agosto de 1964, pág. 835, da autoria de William B. Lennon e George H. Patterson, da cidade de Oklahoma. Mostraram estes que os carneiros que haviam tido mães evitavam cair numa ladeira antes que os criados sem mãe, ficando demonstrado que haviam desenvolvido mais cedo a visão binocular.

ção entre ambos, aprendendo a identificar as áreas de prazer e de dor com uma lucidez infalível. A audição e a percepção dos odores também fazem parte do desenvolvimento ocular, mas o valor destes dois sentidos foi quase inteiramente perdido em nossa civilização[3].

Se, porém, os olhos forem traumatizados por colírios ou doenças, ou se se retraírem por causa de medo, a visão é prejudicada e eles se tornam duros e sem vida. A visão binocular não consegue desenvolver-se completamente, quando chega a se firmar. Esse trauma tão comum é o principal responsável pela aceitação geral da crença de que os bebês não conseguem focalizar seus olhos antes das seis semanas de vida extra-uterina. Já vi bebês focalizarem seus olhos imediatamente após o parto e seguirem-me, sem sombra de dúvida, com os olhos enquanto andava à sua frente[4]. Sem a perspectiva binocular, a pessoa tem de se ajustar ao mundo sem perspectiva. É provável que poucas pessoas tenham uma visão binocular completa, a maioria delas vê com um olho essencialmente o que enxerga com ambos. Isto significa que não vêem de modo realmente tridimensional, uma vez que não é possível ter visão binocular com um só dos olhos. De fato as pessoas podem ser classificadas nas que enxergam verticalmente e nas que o fazem horizontalmente[5]. A maioria de nós acomoda-se a esta deficiência, julgando distâncias com o uso de outros objetos cuja distância seja conhecida. Face à ausência de visão binocular há uma disparidade entre percepção e sensação, responsável, por sua vez, por uma grande dose de erros interpretativos e de ilusões típicos nos esquizofrênicos.

Acredito que esta falta de visão seja igualmente responsável

---

3 Não pretendo implicar que estes órgãos não sirvam a suas funções eróticas. A voz provocativa e erótica da *torch singer**, certas músicas, e o interesse nos perfumes atestam que ainda são importantes. Os odores são de relevância primordial para os mamíferos inferiores.

* *Torch singer* — Cantora de estilo sexualmente ousado, no intuito de "acender" os homens (*torch* = archote, fogo), muito comum durante a II Grande Guerra. (N.T.)

4 Cf. Dayton et al., "Development Study of Coordinated Eye Movements in the Human Infant". (1) "Visual Acuity in the Newborn Human — A Study Based on Induced Optokinetic Nystagmus Recorded by Electro-Oculography". Os autores demonstraram instrumentalmente uma fixação visual bem desenvolvida no recém-nascido e quantificaram a acuidade visual em 20/150. (2) "An Electro-oculographic Study of the Fixation Reflex in the Newborn", estudo este que afirma o seguinte: "Os traçados documentam um reflexo de fixação que está melhor desenvolvido a nível inato do que se havia relatado anteriormente, sendo dotados de um objetivo e de boa coordenação os dois olhos, ao invés de vagarem sem propósito e cada um para seu lado simplesmente". *Archives of Ophtalmology*, vol. 71, n.º 6, junho de 1964.

5 Esta distinção é enfatizada na psiquiatria industrial para avaliar os acidentes de operadores de máquinas. Os artistas também fazem a distinção citada.

pela dificuldade geral das pessoas para compreender, resultando daí as confusões e escapes do mundo. Essa deficiência poderá explicar também porque duas pessoas não conseguem dar a mesma versão de uma cena por elas presenciada conjuntamente. Temos então de concluir que a maioria das pessoas não vê realmente o que tem à frente de seus olhos. Tente olhar para um aposento, sair dele e descrevê-lo.

O estágio ocular *insatisfeito* é produto de uma liberdade inicial para olhar que é posteriormente interrompida, por meio da vergonha em especial. Em seguida, poderá dar margem ao voyeurismo. O estágio ocular *reprimido* promove uma percepção ocular inadequada que irá resultar na confusão acima mencionada.

Estágio oral

Os estágios oral e genital parecem estar dotados de uma importância particular porque somente a boca e os genitais são capazes de dar início às convulsões orgásticas, provavelmente devido ao fato de estas duas principais zonas erógenas darem margem ao contato e à fusão concretas (ou superposição) com outro organismo. O contato é vital para o desenvolvimento e até mesmo para a vida em si. É provável que uma pessoa impedida de entrar em contato com algum outro ser vivo não consiga mais sobreviver.

O contato com a mãe é de importância fundamental para o bebê. Durante nove meses fez parte intrínseca de seu corpo e, mesmo depois do nascimento, continua sendo dependente em alta escala. Os dois organismos excitam-se mutuamente, dando um ao outro a faísca e a intensidade vital indispensáveis ao desenvolvimento e ao crescimento. Essa excitação atinge seu ponto mais alto no ato da amamentação, se o bico do seio da mãe for cálido, estiver ereto e vibrante, produzindo freqüentemente as convulsões orgásticas no bebê. O alimento recebido da mamadeira pode ser igualmente nutritivo, do ponto de vista técnico, mas não confere o contato e a excitação. Os obstetras estão aos poucos aprendendo, enquanto as mães vão exigindo que o bebê permaneça em contato direto com elas enquanto estão no hospital, mas são poucas as instituições que atendem a esta óbvia necessidade.

O recém-nascido é capaz de regular seu próprio organismo segundo suas necessidades e só deve ser ensinado a não pôr sua vida em risco, a distinguir e a respeitar os direitos dos outros além dos seus. Mas frente a todas as restrições a que se vê submetido, perde rapidamente esta capacidade e sua vida passa então a depender do treino vindo do exterior. Até mesmo a mãe perde sua capacidade natural de cuidar do recém-nascido, passando a seguir instruções, apesar de não válidas. Toda nossa estrutura social parece montada sobre conceitos destinados a interferir na vida natural ao invés de dar-lhe ímpeto.

A zona oral garante os meios de ingestão de comida, líqüidos, ar, da comunicação vocal, da expressão emocional e do contato erótico. Quando este funcionamento é inibido pela repressão, a satisfação se esvai de todas estas funções importantes, enquanto a alegria de viver vai sendo deslocada e em seu lugar se impõe a miséria de tentar sobreviver, tendo à frente o fantasma de uma possível depressão.

A *repressão* no nível oral é basicamente produzida pela privação, pela ansiedade expressa pela mãe, um bico frio de seio, leite insuficiente e ausência de contato durante a amamentação. Nunca há permissão para o desenvolvimento da completa satisfação funcional. A *insatisfação* é em geral provocada por uma satisfação inicial até um certo ponto do desenvolvimento, seguido de uma súbita privação, como ocorre quando a mãe decide subitamente descontinuar a amamentação sem levar em conta as necessidades da criança. A criança tentará, para o resto de sua vida, satisfazer essa necessidade comendo em excesso, bebendo em demasia, falando demais e tendo uma postura vacilante do ponto de vista emocional.

Estágio anal

Ocorre entre os dois e três anos de idade, depois que o esfíncter anal tiver passado a ser um órgão funcional. O treino de banheiro realiza-se de modo natural no decorrer deste período se os pais, e a mãe em especial, considerarem o funcionamento vesical de modo natural, não interferindo nos progressos da criança nem por meio de uma educação precoce ou severa, nem por meio de preocupação ou cuidado excessivos. O treino precoce ou severo de banheiro, principalmente se iniciado antes de ter chegado o momento do controle esfincteriano, impede o desenvolvimento da satisfação de eliminar os detritos e de atingir um controle natural desse processo. O desenvolvimento deste tipo de satisfação é muito mais importante para o caráter básico da criança do que em geral se admite. Nesta idade, a criança está aprendendo muitas habilidades e cada uma delas recompensa-a de um modo típico. A sensação de satisfação e de orgulho que a criança vivencia quando produz um movimento intestinal é extremamente importante para ela. Nesse instante, estará aprendendo a separar-se de sua mãe e a formar uma identidade independente.

Se esta função natural e sua emoção correspondente (orgulho, senso de realização) sofrerem interferências, estará sendo distorcida uma parte crucial da personalidade da criança. Se tiver que chegar ao controle esfincteriano antes de estar pronta para isso, a criança deverá retesar sua musculatura, principalmente as coxas, nádegas, e o soalho pélvico. A pélvis deverá ser retraída para trás, e a respiração mantida em suspenso. Estas contrações diminuem acentuadamente as sensações pélvicas, interferindo no desenvolvimento genital futuro. Essas tensões diminuem a espontaneidade e tornam a criança mais submissa e, inclusive, dependente das instruções vindas dos outros. Cria, ao mesmo tempo, uma profunda teimosia (retenção), além da incapacidade de dar-se livremente. É como se a criança, tendo sido ensinada a segurar uma função natural antes que estivesse pronta para fazê-lo, e tendo sido ensinada a rejeitar a idéia de sentir prazer na realização de algo a que tem direito, descobrisse a si mesma nesse momento incapaz de deixá-la acontecer agora, quando pessou a ser algo desejável. Decorrem deste processo os traços de avareza e de fragilidade emocional.

As pessoas criadas deste modo não conseguem dar, mas só receber. Tendem a colecionar coisas, em geral de muitos espécimens. De certo modo, têm de trazer o mundo a si, uma vez que não conseguem sair em sua direção. Desenvolvem uma necessidade compulsiva de ordem. Esta tendência pode ser verificada já em crianças pequenas que sentem a necessidade de colocar os sapatos em fila de modo impecável antes de ir para a cama, ou que têm que ter todos os seus objetos exatamente no lugar o tempo todo.

A constipação intestinal é evidentemente o concomitante físico. Consideramos neste país* de um modo tão tranqüilo a constipação, em crianças inclusive, que parecemos ter esquecido o fato de que se trata decididamente de um estado não natural do organismo. A medicina clássica culpa a dieta alimentar, a saber, a ausência de frutas, de celulose ou de água suficiente, ou a falta de exercícios; ignoram o fato de que as crianças mais velhas têm essa alimentação, sofrem a mesma falta de exercícios e não são constipadas. Frente a estas restrições para a saída de seus pròdutos, a energia se acumula, fica violenta, brutal e impetuosa, configurando o estágio anal sádico. Mesmo este sadismo anal, porém, não tem permissão para se manifestar, sendo, portanto, trabalho da couraça, para continuar a mantê-lo encoberto, o de intensificar-se a um nível espantoso, dando então origem a uma máquina humanóide. Este é o estágio *anal inibido* ou *reprimido*.

O estágio *anal insatisfeito* é produzido por um excessivo interesse por parte da mãe no funcionamento intestinal, fixando, portanto, a atenção da criança e não lhe permitindo o desenvolvimento de sua independência. A mãe se angustia por causa da eliminação e talvez elogie a criança por seus movimentos, especialmente se forem ao encontro de seus desejos de conveniência. Em pouco

---

* Estados Unidos. (N. T.)

tempo, a criança é ou não aceita conforme se comporte a esse respeito, passando então a tentar agradar abertamente para garantir sua segurança. Torna-se submissa e passiva quanto à aparência, desenvolvendo mais abaixo da superfície uma teimosa tenacidade e um ressentimento profundo contra a necessidade de controlar seus impulsos. Está perdida a espontaneidade.

Estágio fálico

Em geral acontece aos quatro anos de idade, mas poderá dar-se antes ou então mais tarde, dependendo do desenvolvimento da criança. Apesar de ser um estágio do desenvolvimento genital, ainda se mostra indiferenciado. Em geral é um orgulho transitório pela descoberta do genital, que progride até se transformar numa apreciação completa das funções masculina ou feminina deste órgão[6].

A fixação no estágio fálico ocorre quando o pai que frustra, no caso do sexo oposto ao da criança, não consegue suportar o exibicionismo genital orgulhoso e sujeita o filho com braço forte. O estágio anal sádico acabou de ser ultrapassado e a posição libidinal do objeto genital ainda não está firmemente estabelecida. No caso do menino, ocorre uma orgulhosa concentração de auto-confiança nos seus genitais, enquanto na menina surge a fantasia do pênis. Se o desenvolvimento se detiver neste estágio, as funções todas servirão genitalmente à agressão e não ao amor, dado que não lhe foi permitido prosseguir até o fim da genitalidade, uma vez que a atitude de não aceitação do pai o deteve preco-cemente. Aquilo que poderia vir a ser um amor heterossexual tornou-se vingança. Se se desejar discutir as minúcias do proces-so, pode-se identificar o estágio *repressivo* com a pessoa ascética, geralmente religiosa e moralista e o estágio *insatisfeito* com o tipo de pessoa chamado de "Don Juan".

Estágio genital

Se ocorre uma realização positiva até este estágio, dele resultará um caráter sadio no qual os genitais são usados na sua

---

6 Na realidade, embora todos os estágios anteriores sejam indiferenciados para os dois sexos, o menino e a menina seriam diferentes desde o início se isso lhes fosse permitido desenvolver com naturalidade. Desde o nascimento a menina tem qualidades femininas, parecendo flertar desde cedo e rapidamente salientando seus caprichos femininos, enquanto o menininho parece ser mais atirado e agres-sivo. A tradição popular nos diz que já são diferentes desde o útero. Estamos perdendo muito em não termos tido a oportunidade de estudar o desenvolvimento da saúde em senso estrito. Não sabemos que o bebê é naturalmente macio, res-ponsivo e delicado. As qualidades rudes e cruéis são nele instiladas, não sendo nem naturais nem inatas. O bebê não é uma pequena besta selvagem que deve ser domada, como o querem alguns especialistas.

função natural de amor adulto. Trata-se de um estágio diferenciado no qual se dá a identificação com o mesmo sexo. Os homens e mulheres servirão a funções sexuais estritamente masculinas e femininas de modo natural, gentil e positivamente agressivo. A mulher estará preocupada em ser apenas feminina sem competições com o homem. Este será apenas masculino, sem características predominantemente femininas.

Este estágio também poderá ser reprimido, como ocorre com o caso do histérico, por meio de uma atitude moralista do pai de mesmo sexo da criança, que oferece desenganos de experiências frustrantes com o outro sexo. Esta postura impede a resolução do complexo de Édipo, e o sexo continuará como desejo de um incesto proibido.

As formações reativas[7] só se apresentam com fixações pregenitais, de modo que os indivíduos que se desenvolvem totalmente até o estágio da genitalidade (fálica e genital) sem bloqueios pregenitais devem solucionar suas estases ou tensões por meio da agressão (fálico), ou por meio de fugas e ausência de contato (histérico). Não conseguem resolvê-los pela formação de sintomas neuróticos usuais, baseada numa reação primária (mudança de direção do impulso). Nesta medida, estão presos ao estágio genital, não podendo recuar para os níveis pregenitais na busca de solução para seus problemas. Provavelmente, isto se deve, como o postula Reich, à quantidade de energia concentrada no nível genital e que demanda expressão neste último nível do desenvolvimento. No caso de *repressão*, o histérico foge da sexualidade. No caso do estágio *insatisfeito*, corre para ela (ninfomania).

---

7 A mudança de direção do impulso contra si mesmo por meio da repressão, e contracatéxias contra o objetivo do impulso. Resulta daí uma conduta defensiva em relação ao impulso, ou seja, o desejo de matar transformado numa simpatia exagerada, ou desejos sexuais modificados em traços de ascetismo.

3. Estrutura Psíquica

A estrutura psíquica da pessoa foi elaborada conceitualmente por Freud, e consiste no ego, ego ideal, superego e id. Tem um desenvolvimento concomitante ao das emoções.

Ego

Ego é o processo psíquico encarregado da realidade e cuja função é satisfazer as necessidades do organismo de qualquer forma que pareça melhor naquele meio ambiente específico. Funciona também para perceber e avaliar o *self* (si mesmo). Sofre pressões tanto do meio quanto dos métodos de condicionamento educativos. Estas restrições poderão ser vantajosas e necessárias do ponto de vista da sobrevivência ou então mutiladoras, se relacionadas a medos neuróticos. Aceita-se o fato de diferentes indivíduos serem dotados de diferentes potenciais; a pessoa poderá ter um ego forte e eficiente, a despeito de uma educação severa e punitiva, além de um meio ambiente adverso, ao passo que outra poderá ter um ego deficientemente integrado conquanto tenham sido favoráveis as circunstâncias de sua criação e as do ambiente. O funcionamento do ego depende em grande extensão, contudo, da capacidade do organismo de funcionar como um todo, ou seja, depende do grau e do tipo de couraça.

O ego é elemento de consideração fundamental na terapia. Poderá dar-se o caso de que alguém deseje formá-lo em pessoas sofrendo de uma ansiedade aguda ou de depressão, ou então que seja preciso desorganizá-lo em indivíduos perigosamente agressivos.

Ego ideal

Trata-se do objetivo estabelecido pelo próprio ego por meio de identificação, da educação, ou de impulsos naturais. É em grande parte responsável pelo impulso implacável ao qual se submetem algumas pessoas de atingirem determinados fins em suas vidas, sem levarem em conta sua dotação energética básica.

Superego

Compõe-se das proibições estruturadas emanadas do meio ambiente. Estas proibições são incorporadas no indivíduo, funcionando automática e inconscientemente, impedindo determinadas necessidades fortes e sentimentos ou sensações de chegarem à consciência, e impedindo, portanto, sua satisfação. *O superego é funcionalmente idêntico à couraça.* Se as urgências forem por demais intensas para serem reprimidas, sua direção é modificada em termos de objetivos menos gratificantes mas mais aceitáveis. A consciência moral preenche função similar em termos da tomada de consciência.

Id

É a força propulsora das necessidades do organismo, sendo composto pelos impulsos instintivos originais bem como pelos impulsos secundários, além dos impulsos que tiveram seu rumo modificado pelo superego. O impulso secundário resulta do bloqueio das expressões primárias, sendo, portanto, impetuoso em função do aumento da pressão a que foram submetidos. Estupros, sadismo sexual e demais perversões são alguns exemplos de expressões secundárias.

Reich mostrou que, em seu todo, a estrutura psíquica é a resultante do conflito entre as exigências instintivas e as demandas do mundo externo. O caráter específico, na realidade, desenvolveu-se *por causa* e através do conflito. A neurose acontece nos casos em que as exigências egóicas de prazer são punidas pelo mundo exterior toda vez que se manifestam. O superego, ou seja, a internalização das demandas exteriores, sustenta o conflito com o ego (mesmo que não estejam havendo punições diretas sobre o ego) pois que aprendeu a funcionar como se todo prazer sexual fosse sempre passível de punições. A formação infantil do superego é evidentemente reforçada pelas experiências na sociedade de fato.

4. Processo de Encouraçamento — Couraça

A couraça pode ser dividida em duas partes: as contrações musculares temporárias ou naturais, e as contrações musculares permanentes ou crônicas. As primeiras manifestam-se em qualquer animal vivo quando ameaçado, mas são deixadas de lado quando a ameaça desaparece. As outras são oriundas da mesma fonte, mas frente à continuidade de ameaças ficam sempre ativas, tornando-se crônicas e chegando a reagir a perigos permanentes internos e não mais externos. Nesta discussão, a couraça (ou processo de encouraçamento) refere-se a este último tipo.

Segundo nossos atuais conhecimentos, perde-se na antigüidade a origem da couraça crônica. Objetos legendários decorrentes da conduta humana indicam que o homem já estava se encouraçando antes mesmo de ter tido início a história documentada e ninguém tem condições de dizer quando foi que se tornou necessária a couraça. Certamente algo de uma importância extraordinária deu início ao processo, já que é praticamente universal e que vem persistindo ao longo dos séculos. Há dúvidas inclusive quanto à possibilidade de o homem ter sobrevivido não fosse por ela.

Enquanto que, a nível individual isto é possível, a nível das massas não há como desistir da couraça senão por meio de alterações drásticas em nossa cultura e em nosso modo de raciocinar. É provável que as pessoas em geral não possam desfazer-se da couraça enquanto durar a ênfase na posse de bens materiais.

É importante saber-se quando teve início o processo de encouraçamento porque nos permitirá concluir se a civilização tem alguma possibilidade de existir sem a couraça.

Reich postulou que o homem desenvolveu seu encouraçamento quando tornou-se introspectivo, ou seja, quando certificou-se que percebia e que percebia seu perceber. Esta tomada de consciência da autopercepção enquanto objeto da atenção produziu uma cisão.

O homem então começou a sentir medo e a se defender contra esse terror interno e contra essa estupefação interior, no intuito de controlar suas próprias sensações. Esta parece ser uma seqüência altamente provável porque, clinicamente, temos notícia de pessoas que se dedicam a abafar em especial a sensação de entrega implicada no orgasmo.

Reich deduziu a origem da couraça a partir de seu conhecimento da esquizofrenia e de suas observações do que era por ele denominado de "terror universal de viver"[1]. Encarar o desconhecido é sempre assustador; enfrentá-lo e examiná-lo, aterrorizante. Pascal, em suas *Pensées**, coloca muito bem essa noção. A compreensão do incompreensível tornou-se então compulsiva e talvez deste modo tenha nascido a necessidade de conhecimento. No entanto, essa necessidade foi pelo homem desviada em quantos subprodutos conseguiu, para não enfrentar seu corpo bioenergeticamente. Por milênios evitou esse encontro e mesmo agora ainda não consegue contemplar suas emoções naturais nem lhes permitir uma expressão.

Dentro da seqüência de eventos que leva à couraça, o ponto crucial a ser retido, aprisionado, parece ser o terror de se render à convulsão orgástica, na qual o homem se funde por completo com a natureza. O primeiro orgasmo sempre assusta porque é acompanhado de uma perda de controle. Quando o homem começou a prestar atenção às suas sensações, esse abandono era muito mais do que ele conseguia suportar, razão pela qual começou a tentar controlá-lo. Para uma melhor idéia do processo, o leitor pode simplesmente dar atenção às suas sensações a qualquer momento, examiná-las e então descobrir que está segurando a respiração, que é o melhor meio de controlar os sentimentos.

Pode-se especular então que seria esse o ponto inicial da urgência humana de conhecimento, a imperiosa necessidade de saber, que desde esse instante passou a ser-lhe tão importante a ponto de sobrepujar seu funcionamento natural. Este foi pelo homem submetido (sempre distorcido) às leis do conhecimento formalizado, do controle, da repressão, e banido por completo em determinadas ocasiões. Resultaram daí leis artificiais de comportamento e costumes antinaturais. O homem não ousa mais entregar-se ao seu funcionamento organísmico natural, retraindo-se como se sua própria vida dependesse disso.

Foram criadas várias lendas que parecem dar sustentação às hipóteses de Reich. Até certo pontò conseguem resumir a evolução do conhecimento às custas do amor natural através do pro-

---

[1] Wilhelm Reich, *Cosmic Superimposition* (Nova York, Orgone Institute Press, 1951), pág. 117.

* Em francês no original (*Pensamentos*). (N.T.)

cesso de encouraçamento, explicando igualmente a origem do patriarcado.

Há, por exemplo, a violenta batalha entre Afrodite e Psique, na qual a primeira tenta destruir a segunda que capturou numa armadilha o seu filho Eros. Psique realiza a contento todas as tarefas impostas por Afrodite, conquistando assim a imortalidade e arrebatando Eros dos deuses. Afrodite tem de reconhecer sua derrota, o amor natural capitula ante o intelecto.

Outra apoteose do conhecimento é a que está simbolizada na lenda de Palas Atenas, deusa da antiga Grécia. Ela surge em toda sua plenitude a partir da cabeça (cérebro) de Zeus. Deste modo vem diretamente do homem e não de uma mãe. Durante o julgamento de Orestes, é seu o voto decisivo e ela o dá em favor sempre do homem. Este assume o papel importante e favorecido, sendo este um vínculo bastante íntimo entre o conhecimento e o patriarcado.

O exemplo mais claro nos vem da Bíblia, quando da expulsão de Adão e Eva do paraíso, do Jardim do Éden[2]. Esta narrativa parece mais um relato da origem da civilização do que da origem do homem, principalmente no que respeita ao desenvolvimento concomitante do conhecimento e da couraça, bem como da origem do patriarcado.

Gênesis 2:16[3]. E o Senhor Deus ordenou ao homem, dizendo que podia comer livremente de qualquer árvore daquele jardim:

17. Mas da árvore do conhecimento do bem e do mal não deveis comer: pois deste dia em que comeres em diante certamente morrerás.

21. E o Senhor Deus fez com que Adão caísse em sono profundo, e eis que ele dormiu: e Ele tomou uma de suas costelas, tendo reunido depois as carnes;

22. E da costela, que Deus havia extraído do homem, fez a mulher, e a trouxe para junto do homem.

25. E ambos estavam nus, o homem e sua mulher, e não tinham vergonha.

Gênesis 3:1. Mas a serpente era mais sutil do que qualquer outra fera do campo feito pelo Senhor Deus.

4. E a serpente disse para a mulher: você certamente não irá morrer.

5. Pois Deus sabe verdadeiramente que, a partir do dia em que comeres, teus olhos ficarão abertos, e tu serás como os deuses, sabendo do bem e do mal.

7. E abriram-se os olhos de ambos e então ficaram sabendo que estavam nus; tomaram então de folhas de parreira e assim se vestiram.

14. E o Senhor Deus disse à serpente...

15. E eu farei a inimizade entre tu e a mulher e entre tua semente e a semente dela...

---

[2] Cf. Wilhelm Reich, *The Murder of Christ* (Nova York, Orgone Institute Press, 1953), pág. 11.

[3] Bíblia Sagrada, versão do rei James.

16. À mulher disse, multiplicarei ao infinito a tua dor e a tua concepção; sofrendo é que parirás, e teu desejo será o de teu marido, e *ele deverá te governar.*
23. Depois o Senhor Deus mandou-o embora do Jardim do Éden, para que *lavrasse a terra* da qual até então havia se alimentado (grifos do autor).

A "serpente sutil", ou o pênis perceptivo poderíamos dizer, onde as sensações são mais nítidas, tentou o homem a comer da árvore do conhecimento do bem e do mal. Gerhard von Rad acredita que a expressão "por bem ou por mal" (*"of good and evil"*) é uma adição posterior, referindo-se simplesmente ao conhecimento de tudo ou de todas as coisas[4]. Mas mesmo que fosse considerada superficialmente, enquanto conhecimento do bem e do mal, implicaria o desenvolvimento de uma consciência ou superego, que quer dizer repressão, civilização e origem da religião.

Portanto, ter comido o fruto do conhecimento provocou o encouraçamento — folhas de parreira, roupas sobre a pele ou vergonha sexual, e o homem partiu de seu paraíso natural. Perdeu seu contato com a natureza e com os sentimentos e sensações naturais, tendo dado cabo de sua vida emocional ("...você certamente morrerá"). Esta situação deu margem a todos os problemas acarretados pela couraça (espinhos e cardos) incluindo parto difícil e um medo profundo dos genitais (inimizade entre mulher e serpente).

Do mesmo modo que Atenas, Eva descende diretamente do homem. Depois da Queda, diz-lhe Deus "...teu desejo será o de teu marido e ele te governará", assinalando deste modo o advento do patriarcado. Pode-se postular, portanto, que antes desta época não havia o estado patriarcal e que o homem vivia naturalmente ou dentro de um matriarcado. Von Rad cita a seguinte passagem, que ele mesmo considera um testemunho de uma cultura matriarcal primordial: "Portanto, o homem deverá deixar seu pai e sua mãe e deverá unir-se à sua mulher e eles deverão ser uma só carne". Como o assinala, esta situação certamente não caracteriza o patriarcado.

Ainda uma outra passagem da Bíblia assinala o papel ascendente conferido ao conhecimento: "No princípio era o Verbo, e o Verbo estava em Deus e o Verbo era Deus" (São João, 1:1). Este trecho é conhecido como o Conceito Divino de Logos (Palavra, Idéia), ou seja, a idéia, a palavra ou o conhecimento são supremos.

Outra possibilidade é a de que o processo de encouraçamento se deu quando o homem começou a se aventurar na agricultura e/ou na criação de animais. Esta hipótese é compatível com a

---

4 Gerhard von Rad, *Genesis, A Commentary*, traduzido por John H. Marks, (Philadelphia, The Westminster Press, 1961), págs. 77, 79, 87.

primeira e talvez tenha se derivado desta ou seguido paralela, na medida em que o homem foi adquirindo conhecimento e enfrentando a necessidade de conseguir mais comida tanto para sua mera sobrevivência quanto para uma população cada vez mais numerosa. O homem era inseguro e o conhecimento, seu poder. Firmou-se num lugar, amanhou o solo e trouxe para si a companheira — "E deverás comer a plantação de teus campos." Também é do Gênesis a seguinte passagem 4:16-17: "E Caim saiu da presença do Senhor, tendo habitado nas terras de Nod, a leste do Éden / E Caim conheceu sua mulher, tendo dado à luz a Enoque; e construiu uma cidade..."

Os primórdios da agricultura[5] podem ser identificados nos altiplanos bem irrigados que circundam os desertos da Arábia, da Síria e do Irã, nalguma época entre os anos 8000 e 7000 a.c., quando o homem saiu das cavernas e começou a se reunir em bandos mais ou menos estáveis. No decorrer dos três ou quatro mil anos seguintes, suas condições de vida modificaram-se mais radicalmente do que nos vinte e cinco milhões de anos precedentes. O período entre os anos 4000 e 3000 a.c. provou ser mais frutífero em invenções e descobertas do que qualquer outro período da história da humanidade até o século XVI, tendo surgido a tecelagem, a aragem da terra, a roda para transporte e confecção de cerâmica, a modelagem de tijolos, a criação de animais domésticos, a invenção de velas, o uso de marcos distintivos para identificar e proteger as propriedades privadas, a organização econômica, os controles políticos, as atitudes sociais, formulações mais elaboradas da crença religiosa e cidades.

Assim estabeleceu-se o homem com a companheira, lavrou seu solo, começou a família enquanto unidade social e instituiu o patriarcado[6]. O homem era responsável pela alimentação e pela moradia, não aceitando os encargos de outras crianças que não os de seus filhos. Começou a fazer restrições à sexualidade de sua mulher e filhas, tendo inclusive inventado deuses domésticos para vigiá-las[7]. Muito provavelmente, este foi o começo da duplicidade de padrões.

---

[5] Marshall B. Davidson ed., *Lost Worlds* (Nova York, American Publ. Co., Inc., 1962), pág. 8.

[6] Seja o patriarcado o resultado ou a causa do processo de encouraçamento, descobrimos que onde ele prevalece há neuroses e crimes. Isto se aplica mesmo nas tribos em que apenas a família do chefe segue os princípios patriarcais e restringe o sexo. Ela é a única família a apresentar neuroses, enquanto o resto da tribo está isento destes distúrbios.

[7] As sugestões são na linha de que isso pode ter ocorrido porque as esposas e filhas eram bens valiosos nos negócios de troca. Provavelmente, porém, pode ser devido à garantia que ofereciam de que apenas os filhos herdariam seus bens. Deste modo, estaria assegurada sua imortalidade, até certo ponto. "Tu certamente morrerás" era um medo muito profundo e persistente.

Sabemos que o processo de encouraçamento é mais abrangente nas sociedades patriarcais, onde a atitude geral é negativa no que tange ao sexo, ao passo que nas sociedades matriarcais é mais afirmativa da sexualidade. Por outro lado, em todos os grupos patrilineares (não verdadeiramente patriarcais) mais primitivos, o conhecimento é altamente enfatizado. Em princípio, a couraça reduz as sensações genitais, afetando de modo característico a entrega orgástica na qual a pessoa parece submergir no cosmos[8]. A vida sem couraças parece impossível numa sociedade patriarcal, mas talvez não o fosse se prevalecesse o matriarcado.

Há uma confusão considerável quanto ao que seja uma sociedade matriarcal[9]. Já ouvi quem dissesse que a América do Norte está rapidamente se transformando numa sociedade matriarcal frente à influência cada vez maior das mulheres; esta, no entanto, é uma consideração superficial. Nas sociedades em que as mulheres assumem a mesma posição mantida pelos homens dentro do patriarcado, surge uma sociedade de amazonas, pouco diferente do patriarcado quanto a seus efeitos. O verdadeiro matriarcado é um sistema tribal em que é a tribo e não a família a unidade básica. Quando a mulher se casa, continua na tribo independente da origem de seu marido[10]. Este, portanto, torna-se um membro não oficial da tribo da mulher, assumindo um papel irrelevante na criação de sua família.

As crianças ficam com seus pais, mas seu treinamento vem dos parentes da mãe, do seu irmão normalmente. Este sistema ventila uma atitude mais objetiva e livre frente às necessidades naturais, impedindo as restrições sexuais marcantes dentro do patriarcado. A competição entre pais pelo amor filial é reduzida ao mínimo, bem como as pressões competitivas que decorrem de tanto o homem quanto seu filho tentarem conquistar as atenções da mulher. Nessas sociedades matriarcais, são desconhecidas as neuroses e os crimes, não havendo inclusive termos para esses fatos, em muitas delas. Fato estranho é o de que, muito embora os adolescentes de ambos os sexos tenham amplas oportunidades para estarem juntos a sós e para se manifestarem sexualmente

---

8 "Submergir no cosmos" implica uma entrega completa das próprias sensações corporais, como se a natureza simplesmente fluísse pelo corpo sem qualquer impedimento.

9 Os antropólogos preferem o uso dos termos "patrilinear" e "matrilinear", dado que há tantas variações de ambos. Alguns dos grupos que recebem a primeira denominação são bastante positivos quanto a sexo, divergindo, portanto, do sistema patriarcal típico, parecendo ser sociedades patrilineares muito primitivas.

10 Nas Ilhas Trobriand, a mulher vai para a tribo do marido, mas todos os demais fatores continuam iguais; os filhos dirigem-se para a tribo materna na puberdade. O pai assume o cuidado dos filhos somente enquanto são muito pequenos. É reconhecido meramente como o marido da mulher, não como pai.

com toda liberdade, é muito raro as moças engravidarem antes de seu casamento. Este fato é tão surpreendente que, em algumas tribos[11], a relação entre sexo e concepção não foi compreendida[12].

Seja qual tenha sido sua origem, a couraça impede a entrega total orgástica, de modo que o organismo nunca vivencia uma satisfação total, ficando então constantemente em sua busca. Frente à ausência da entrega orgástica, fica perdida *a integração com o cosmos*; não sentimos mais o contato com a natureza, formando-se então o *anelo cósmico*. Creio que este anelo está na base mesma de muitas das manifestações de sede de conhecimento e de progressos. Segundo nossos conceitos usuais, todos os sistemas matriarcais são muito primitivos. Seu modo natural de viver confere uma satisfação adequada e, portanto, seus membros não sentem a necessidade dos avanços científicos[13]. Onde a couraça se faz presente, a energia bloqueada em sua descarga pélvica é impelida para o cérebro[14] (a outra extremidade do corpo), buscando saída, e esperando que cada nova descoberta venha garantir as respostas que permitirão a reconstituição do contato cósmico. Olhamos principalmente para o céu, estudando-o e contemplando-o, na preparação de uma viagem por ele. Em algum ponto deste céu está o nosso Deus[15], fonte de satisfações mas só depois da morte, quando nossos espíritos estiverem livres de seus corpos encouraçados.

Sempre há desprezo ao lado da couraça. O desprezo resulta da ascensão da energia desde a pélvis até a face, de modo que nos sentimos superiores. O desprezo é, em essência, a rejeição da genitalidade, sendo expresso em relação a um objeto considerado mais sexual do que o próprio sujeito, ou em relação a um outro objeto que difira de nós sexualmente. Esta regra é válida qualquer que seja a razão aparente para a demonstração de desprezo.

O processo de encouraçamento é automantenedor porque os

---

[11] Os bosquímanos australianos e os habitantes da Ilha Trobriand são dois exemplos. (O "Oxford" localiza esta tribo no Sul da África.)

[12] Pode-se indagar sobre a origem da repressão sexual, e, portanto, da couraça, pesquisando sua possível relação com o fato de o homem ter tomado consciência de sua responsabilidade frente aos filhos.

[13] Pode-se novamente argumentar em favor da opinião inversa, ou seja, os primitivos ainda não haviam se tornado introspectivos e, portanto, não teriam desenvolvido sua sede de conhecimento. A curiosidade epistemológica a respeito de como assimilamos aquilo que percebemos poderá ter sido a base tanto do processo de encouraçamento quanto da sede de conhecimento.

[14] Reich sugeriu que o cérebro humano talvez tenha se tornado tão grande e complexo que chegue a funcionar de modo mais ou menos autônomo, agindo como um parasita que suga a energia do corpo.

[15] Pode-se observar que o Diabo, denotativo dos desejos carnais, fica nas profundezas, abaixo da pélvis.

pais encouraçados criam filhos com couraça. A causa presente da couraça é a necessidade da criança de aceitar atitudes e condições de educação totalmente antinaturais, determinadas por pais e outros adultos. A couraça surge em grande parte pela contração, dos músculos especialmente, mas também pela contração dos tecidos do corpo, até certo ponto. Deste modo, a criança consegue reter seus desejos e conformar-se. Em cada caso, o tipo de couraça específico determinado pela situação configura o caráter específico do indivíduo no futuro, podendo-se então falar da *armadura de caráter*. Este é o resultado do conflito sexual infantil e seu objetivo é o de resolvê-lo. Tenta então solucioná-lo, modificando a atitude habitual do ego, especialmente tornando-se negativa quanto a sexo. Seu produto final é a redução da motilidade orgânica (muito semelhantemente à perda da motilidade na ameba continuamente espetada), que protege o ego dos perigos internos e externos.

A couraça responde variadamente aos estímulos de prazer e dor, embora de modo limitado. Ou seja, em situações de prazer, o organismo está relativamente relaxado e, nas de dor, a couraça se fortalece. Quanto mais rígida a couraça, menos flexível o comportamento frente a situações novas. Mesmo o organismo saudável se encouraça em situações de perigo, mas dispensa suas defesas por completo assim que surgem condições de satisfação. Quando a couraça é intensa e crônica, o organismo só tem tolerância quanto às contrações, vivenciando terror se ocorrem grandes movimentos expansivos. A sensação é de que vai estourar e perder o controle. A isto Reich chamou de terror de viver[16].

Se o processo de encouraçamento impede a criança de chegar até o nível genital, ela permanecerá num estágio de caráter infantil. Nas sociedades ocidentais patriarcais, a formação de caráter adulto tem início com uma resolução particular do complexo de Édipo[17], identificada com facilidade. Trata-se de uma solução em três estágios:

1. Há a identificação com a realidade frustrante, ou seja com o pai/mãe frustrador[18].

2. A agressão mobilizada contra este pai provoca ansiedade e é voltada então contra a própria criança, criando, deste modo, o aspecto inibidor do caráter.

---

16 O terror de viver é vivido particularmente quando toda a couraça foi desarticulada e o organismo se defronta com uma entrega completa no reflexo do orgasmo.

17 Malinowski descobriu que os habitantes da Ilha Trobriand não desenvolviam o complexo de Édipo.

18 A identificação ocorre quando o pai frustrador também é amado. Assim, a criança assume alguns de seus traços característicos, especificamente os que se voltam contra o impulso em questão.

3. O ego consolida atitudes reativas em relação aos impulsos sexuais e utiliza as energias reativas para desviar os impulsos sexuais tanto por meio da repressão quanto por meio de uma alteração de direção[19].

O processo de encouraçamento se desenvolve enquanto tradução somática da repressão, envolvendo sempre grupos musculares que formam uma unidade funcional. Portanto, a criança que desloca sua raiva por uma educação estúpida de banheiro para um esforço ansioso de agradar o pai exigente estará contraindo os músculos das nádegas e do soalho pélvico. A couraça, resultado do medo das punições, é assumida às custas do id (impulsos instintivos), contendo as regras e exigências mesmas[20] que a originaram. O ego parece ficar fortalecido, pois uma parte da energia instintiva que pressionava é abafada pela couraça. Mas, na realidade, a couraça impede que os estímulos do mundo exterior atinjam o organismo com sua multiplicidade natural, dificultando conseqüentemente a continuidade do treinamento em outras áreas. A longo prazo, a repressão (couraça) não é uma boa solução, mas apenas um "jeitinho" que mais tarde servirá como base para os conflitos neuróticos e para a formação de sintomas. Ou seja, não dá margem a uma regulação da energia segundo o princípio da economia sexual e a tensão continua a aumentar.

Segundo Reich[21], a formação do caráter depende:

1. Do momento em que o impulso é frustrado, ou seja, se no começo ou no fim de seu desenvolvimento. Quanto mais precoce a frustração, mais completa a repressão. As frustrações precoces (da agressividade e do prazer nas atividades motoras) provocam um prejuízo considerável na atividade total, conduzindo futuramente à redução da capacidade de trabalho;

2. Da extensão e da intensidade da frustração, se repressora, se causadora de insatisfação, bem como da severidade de cada uma delas.

3. Quais são os impulsos contra os quais a frustração principal está sendo dirigida, ou seja, qual o estágio do desenvolvimento da libido em que se encontra o organismo no momento em que é aplicada a inibição (couraça).

4. Proporção entre frustração e permissão.

5. O sexo da pessoa que exerce o principal papel de frustrador.

6. As contradições da própria frustração (por exemplo, no masoquismo, o exibicionismo é estimulado a nível anal e punido a nível fálico).

Todos estes pré-requisitos da doença estão apresentados pela própria sociedade em que a pessoa se situa tanto quanto pela própria pessoa. Evidentemente, é o tipo de ambiente que dita o

---

[19] Por exemplo, o medo do sexo transformado em medo de doenças.

[20] Engolimos as proibições como os primitivos comiam os animais temidos: comer para não ser comido.

[21] *Character Analysis*, ob. cit., pág. 150.

nível de educação, o tipo de moralidade e o grau de satisfação que alguém pode ter dentro dos limites naturais de sua potencialidade.

A fim de impedir o futuro aparecimento de neuroses, dever-se-ia permitir aos indivíduos que desenvolvessem estruturas de caráter com flexibilidade suficiente para que houvesse a mobilidade sexual e social necessária à manutenção de um nível de energia econômico dentro do organismo.

O impulso que pode desenvolver-se por completo jamais poderá ser inteiramente reprimido. Sendo assim, se a criança tem condições de atingir a primazia genital, sobreviverá relativamente bem sejam quais forem as futuras restrições impostas pelo ambiente. O desenvolvimento que vai até antes exatamente da primazia genital dá, por resultado, o caráter impulsivo, no qual os impulsos do indivíduo são defrontados com uma frustração súbita e inesperada.

O processo de encouraçamento evoluiu de modo organizado, dependendo da necessidade de conformar-se, tendo uma configuração segmental. Contém a estória e o significado de suas origens, sendo devido a eventos traumáticos e guardando a lembrança destes eventos.

Durante sua terapia, por exemplo[22], uma mulher de quarenta anos via repetidamente a imagem mental de uma mulher e um homem. Ela odiava a mulher mas não sabia por que motivo. Via-se ao lado deles com três anos de idade. Ela ia para a cama com este homem, mas estava convencida de que eles não eram seus pais. Certas vezes, os via num umbral, em alguma festa, e achava que eles poderiam ser vizinhos com os quais fora deixada. Aos poucos, a imagem da mulher foi ficando cada vez mais clara e a paciente sentiu um ódio muito intenso, chegando a querer matá-la. Neste momento ficou muito excitada, caiu de costas esperneando, socando, e gritando como num acesso típico de birra infantil.

Era-lhe imperioso saber mais, resolver a situação. O acesso de birra foi repetido duas ou três vezes e ela sentiu um pouco de alívio. A seguir, foi para casa, sentindo uma ansiedade e um medo de morrer contínuos, que gradualmente transformaram-se no medo de ser sufocada até morrer. Ela não queria ficar sozinha e sentia-se ansiosa durante toda aquela noite. Na manhã seguinte, enquanto arrumava a cama, visualizou duas mandíbulas de águia apoderando-se de seu pescoço e sentiu muito medo quando estas se tornaram mãos que apertavam seu pescoço. Quando tentou levantar-se, depois de se ter deitado para ver se se acalmava,

---

[22] Compare este caso com o de Wilhelm Reich "A Cast History", in *The Function of the Orgasm* (Nova York, Orgone Institute Press, 1942), págs. 276-292. *A Função do Orgasmo*, em edição brasileira.

não conseguiu andar porque suas pernas estavam demasiado fracas. Telefonou pedindo-me uma consulta e a vi logo depois. Quando chegou, parecia muito mal. Estava cinzenta e sua expressão só pode ser descrita como a de alguém que me provocou uma sensação desagradável de morte. Logo em seguida, ela se deitou no divã e tomei consciência do odor da morte. Descreveu-me o que lhe havia sucedido em casa e percebi que seu peito estava se movimentando muito pouco. Mobilizei-o relativamente e, em seguida, peguei seu pescoço. A imagem das mãos veio-lhe à mente e ela entrou em pânico, tendo começado a sufocar (toquei apenas momentaneamente sua garganta). Ela não conseguia respirar direito e estava ficando cianótica, de modo que escancarei sua boca e massageei suavemente seu pescoço. Ela logo começou a respirar, embora estivesse exausta e tremendamente amedrontada.

Disse-me que este acontecimento tinha ocorrido muito cedo em sua vida. Estava ainda no berço e uma mulher estava sufocando-a até que sua língua pendurou para fora. Sua mãe vinha-lhe insistentemente à mente, embora não conseguisse visualizá-la nessa cena. De súbito, deu um berro: "As mãos de novo!" e outra vez começou a sufocar. Depois disto ter passado, sufocou novamente com a língua para fora. Ficou cianótica e foi com dificuldade que consegui fazê-la respirar; seus olhos estavam completamente afundados e ela parecia estar morrendo.

A seqüência inteira repetiu-se ainda outra vez e ela entrou em pânico muito sério. Não conseguia falar e tentou escrever uma mensagem no ar. Quando lhe dei papel e lápis, escreveu que não conseguia falar. Disse-lhe então que não esperava dela poder fazê-lo, já que ela era muito pequena. Isto pareceu aliviar-lhe o medo intenso que sentia e novamente conseguiu sair dele. Os episódios de sufocação se repetiram aproximadamente umas doze vezes. Depois começou a chamar pelo marido e disse que gostaria que alguém a segurasse e amasse. Chamei-o e, no ínterim, fiquei sentado a seu lado segurando-a e confortando-a. Finalmente, a paciente achou já ter sido o suficiente, pois a coisa parecia manter-se indefinidamente. Fiz com que se vestisse e sentasse e ela teve outro ataque. Depois, seu marido chegou, segurou-a e confortou-a. Teve ainda um outro ataque; ele sugeria que a levasse para jantar fora, para distraí-la, com o que concordei.

Embora estivesse ansiosa e inquieta, não teve outros ataques e, à medida em que o dia ia passando, passou a se sentir muito melhor, soluçando de alívio. Tinha medo de ir para casa, e insistiu com seu marido para que se deitasse a seu lado quando finalmente chegou lá. Na manhã seguinte, telefonou-me para dizer que haviam acontecido umas coisas. Tinha certeza de que havia sido jogada no chão e desmaiado quando a sufocaram. Durante a noite, percebera que estivera perdendo a consciência.

Vi-a novamente no dia seguinte. Disse-me que havia tido a impressão de uma criança ser jogada ao chão, de encontro a uma parede, e acrescentou que sempre tivera uma parte mole em sua cabeça, na região parietal. Em um certo ano, no inverno, isto a incomodara tanto que chegou a consultar um médico, dizendo-lhe que aquilo estava deixando-a louca.

Desta vez teve ataques moderados de sufocação, os quais foram facilmente detidos quando conseguia abrir a boca e assim prevenir a cianose. Surgiu a imagem de um homem sobre seu braço. Era um homem escuro que a sufocava e não a mulher, embora esta estivesse presente. Parecia que a coisa se passara durante o dia. Disse que odiava o homem e que poderia até matá-lo. Depois desta ocasião, vinha à mente repetidamente a imagem de sua mãe batendo nela com a frigideira, enquanto persistiam os ataques de sufocação em nível moderado.

Convencida da realidade destes incidentes, perguntou à sua mãe os detalhes desse caso. Sua mãe lhe contou que era filha ilegítima e que, durante a gravidez, havia tentado abortar sem, evidentemente, tê-lo conseguido. Depois do parto, havia induzido seu amante a livrar-se do bebê, tendo sufocado a criança e deixando-a de lado para que morresse. Numa outra ocasião, sua mãe havia batido nela com uma frigideira, tendo-a deixado inconsciente.

É deste modo que os eventos traumáticos singulares ficam retidos na memória da couraça do organismo, reaparecendo quando do este é mobilizado. Mas não há recordações se a couraça é o resultado *de atitudes* dos pais. As proibições mais malignas de serem anuladas são as implícitas, não verbais, que vão sendo gradualmente impostas a cada estágio do desenvolvimento.

O objetivo específico da couraça muscular crônica é a retenção, ajudando a pessoa a se submeter e a reduzir, portanto, sua ansiedade; essa é uma retenção dos movimentos unitários (emoções), impedindo em seu sentido mais profundo o reflexo do orgasmo, que permite a entrega ou rendição total do corpo às emoções biológicas. A couraça diz "não" a esta entrega. A emoção deve ser literalmente assumida como "mutante" e uma emoção natural inclui a modificação/movimentação do organismo todo por inteiro. Ou seja, o organismo toma parte por completo, em geral, em todas as atividades emocionais, seja as de prazer, de raiva ou de ansiedade. Os dois movimentos básicos são em *direção centrífuga* para a pele e meio ambiente (agressão), ou seja, expansão e prazer, e em *direção centrípeta* para o centro (recuo), a saber: contração, dor e ansiedade[23]. O movimento pela musculatura permite ao organismo lutar com raiva ou fugir de medo.

A couraça aparece primeiro no diafragma numa contração

---

[23] Aqui está incompleto. Na realidade, a ansiedade é produzida somente quando há contração contra a expansão.

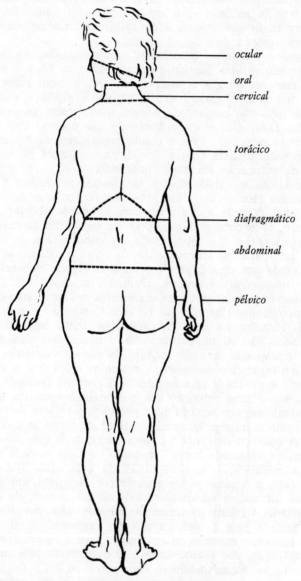

Sete segmentos corporais

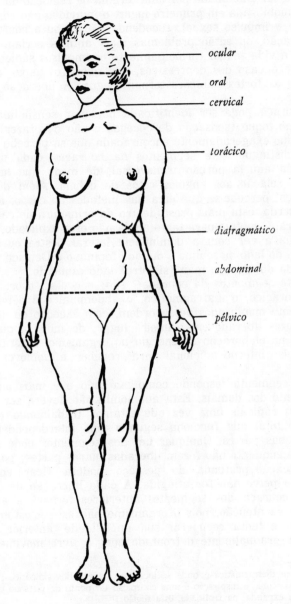

Sete segmentos corporais

67

inspiratória[24], local onde é mais eficaz, mas o conflito básico envolve a pelve (conflito edípico). Portanto, a pelve é sempre a última a ser trabalhada por uma terapia de remoção da couraça. Se fosse mobilizada em primeiro lugar, o indivíduo não conseguiria enfrentar o impulso sexual, sucedendo, então, ou a confusão e a desintegração, ou então problemas mais antigos seriam deslocados para a vida sexual (principalmente os impulsos sádicos). Uma exceção é o caso dos depressivos, nos quais o baixo nível de energia e as fortes inibições tornam segura a liberação precoce da pelve.

A couraça pode ser identificada por uma sensibilidade exacerbada ao toque (sensação de cócegas e não de prazer), exceto no indivíduo exageradamente encouraçado que só percebe o toque. Pode-se distinguir sete segmentos na couraça; cada um deles inclui toda aquela porção transversal, de modo que há vários anéis em relação aos ângulos retos da coluna. Além dos anéis da couraça, percebe-se que uma das metades do corpo, a direita ou a esquerda, está mais presa dentro da armadura de caráter do que a outra. O motivo para tanto ainda não está explicado, embora nada tenha a ver com a dominância lateral destra ou sinistra. Adler fala do lado masculino e do lado feminino e Deutsch assinala o bom lado direito e o mau (sinistro) lado esquerdo.

Os sete segmentos da couraça[25] são: o ocular, o oral, o cervical, o torácico, o diafragmático, o abdominal e o pélvico. São normalmente mobilizados nessa ordem, com exceção do peito que é mais vezes liberado em primeiro lugar, de modo a que possa ser usado na elaboração de energia no organismo, constituindo-se num impulso interno adicional para revelar e remover outros bloqueios.

Cada segmento responde como um todo e é mais ou menos independente dos demais. Esta autonomia não deverá ser tomada em termos radicais uma vez que estamos trabalhando com um organismo total que funciona segundo uma interdependência de todas as suas partes. Qualquer um dos segmentos pode não ser responsivo enquanto não forem liberadas outras partes; por exemplo, a retenção profunda do pescoço poderá ficar encoberta enquanto a pelve não for atingida. A cada liberação de um segmento, a couraça dos segmentos anteriores tornará a aparecer e exigir nova atenção, pois o organismo não está acostumado ao movimento e tenta recuperar sua imobilidade anterior. Deve, assim, ser gradualmente defrontado com a livre movimentação.

---

[24] A área diafragmática é onde se localizam os gânglios simpáticos; como já está explicado acima, a inspiração é uma contração do ponto de vista do organismo total, embora expanda, na realidade, essa região.

[25] Reich discute-os minuciosamente em *Character Analysis* e em *The Function of Orgasm*. Existe tradução em edição brasileira.

Pode-se verificar na esquizofrenia e na epilepsia pouca couraça muscular, localizada principalmente no segmento ocular. Quando este é liberado, o organismo contrai mais abaixo e erige uma couraça muscular, incapaz que é de suportar a maior liberdade da energia. Por sua vez, esta porção da armadura deve ser desfeita. Em alguns casos, geralmente nos que estão às voltas com emoções de mais intensidade, o organismo, aparentemente incapaz de equilibrar-se convenientemente dentro da couraça, suga energia da parte em questão ou mesmo de toda a musculatura. Essa perda da energia é conhecida com o nome de *anorgonia*.

É importante determinar o principal traço ou atitude do caráter da pessoa (o fio central[26]) porque ela reagirá a todos os avanços por meio desse traço, tornando-se este seu principal meio de defesa caracterológico. O traço poderá ser socialmente aceitável (modéstia, timidez, reservas, agressividade) ou inaceitável (desonestidade, o enganar). Por exemplo, uma pessoa modesta reagirá modestamente a todo progresso e nunca de modo entusiástico, enquanto o trapaceiro tentará de todos os modos possíveis ludibriá-la em suas tentativas.

O princípio da terapia é muito simples: apenas remover as contrações crônicas que interferem no fluxo livre da energia pelo corpo, restabelecendo deste modo seu funcionamento natural. Na prática, porém, será talvez extremamente complexo e difícil de executar. Há basicamente três rumos a seguir, cada um dos quais varia em sua importância para cada caso, apesar de todos os três serem necessários como instrumental para todas as terapias: 1) aumentar o impulso básico do organismo através da mobilização de suas energias por meio da respiração; 2) atacar diretamente os músculos espásticos para liberar as contrações; 3) manter a cooperação do paciente, trazendo-o à luz e superando suas resistências à terapia e ao terapeuta. Este último tipo de abordagem é extremamente importante porque o paciente tentará de todos os modos possíveis sustentar sua imobilidade e ocultar-se a qualquer preço. Poderá parecer incrível que o paciente que queira sarar possa lutar tão violentamente contra a terapia, mas o que se esconde por trás é um medo intenso da expansão e do movimento. Suas táticas poderão ser tão habilidosas que talvez demore muito para desmascará-las, sendo preciso muita perspicácia. Na superfície poderá estar cooperando maravilhosamente e até mesmo produzindo emoções que agradem a todos, mas toda sua encenação poderá não ter o menor sentido, do ponto de vista terapêutico. Jamais se deveria trabalhar mecanicamente; as necessidades do paciente devem ser consideradas observando-se sua expressão corporal e provendo situações suficientes de contato para que se sinta o que é que ele está tentando exprimir e até

---

[26] Vide "Disposição das camadas da couraça", pág. 84.

mesmo esconder. Quando o paciente começa a notar suas próprias limitações e adquire suficiente contato com seu organismo para poder saber o que é que está retendo, pode ser muito auxiliado em sua terapia, ao mesmo tempo em que pode auxiliá-la muito. A falta de contato é um dos problemas mais difíceis de serem superados. Será tratado na seção destinada a discutir os problemas de contato.

A própria respiração poderá resolver bloqueios menores e, assim, ajudar a revelar e superar bloqueios mais graves. Pede-se ao paciente que respire profundamente sem forçar, deixando que aconteça um ritmo que rapidamente fica mais fácil e solto. Na maioria dos pacientes, esta técnica logo produz um formigamento nos dedos e lábios. Se a respiração continuar, a sensação intensifica-se e fica poderosa, chegando a lembrar as dolorosas correntes elétricas. Os dedos se enrijecem, começam a fletir e a tornar-se imóveis. Isto poderá continuar até que todo o braço esteja comprometido, ou mesmo o peito e a face. Neste ponto, o paciente poderá parar de respirar só com dificuldade e a situação poderá pôr em risco a sua vida. Esta contração deverá ser desfeita, o que se alcança interrompendo-se a respiração e mobilizando manualmente dedos e braços.

A medicina clássica denomina "tétano" a este enrijecimento dos dedos e braços, explicando-o como uma super-oxidação, ao lado de um rebaixamento do dióxido de carbono alveolar, que resulta numa alcalose e na diminuição do cálcio ionizado. Consideramo-la como contração oposta ao movimento de energia que ultrapassa a tolerância do indivíduo. Isto parece razoável porque fundamenta-se no fato de que, mais tarde, em sua terapia, o paciente pode respirar tanto quanto queira, sem quaisquer contrações. Estas talvez reapareçam após cada nova investida num nível diferente da couraça.

Após a liberação do segmento diafragmático, quinto na série, serão percebidas sensações suaves e semelhantes a uma brisa movendo-se pelo corpo. São agradáveis e conferem ao corpo uma percepção de sua tridimensionalidade. São denominadas vibrações de prazer*.

As contrações crônicas dos músculos esqueletais podem ser diretamente trabalhadas, enquanto as dos órgãos e tecidos só admitem uma abordagem indireta. Para se mobilizar um músculo cronicamente contraído, deve-se, antes de mais nada, acentuar a contração até um ponto em que não consiga ser mais mantida. O músculos assim excessivamente enrijecidos têm de relaxar. Isto é obtido através de uma pressão direta sobre o músculo, com o polegar, irritando-o ou estimulando-o, com beliscão ou cócega. A pressão direta é o meio usual e mais efetivo. Sen-

---

* *Streamings*, no original. (N. T.)

te-se próximo à inserção do músculo um ponto muito sensível onde a contração é a mais intensa possível e é aí que o músculo melhor responde ao estímulo. A pressão exercida sobre este ponto relaxará o músculo inteiro. Na medicina clássica têm sido chamados de ponto "nevrálgico"*, no qual tem-se injetado às vezes novocaína para induzir o relaxamento. Evidentemente, o músculo irá novamente contrair-se, a menos que sejam liberadas as emoções e as idéias que estão sendo mantidas em suspenso. É por este motivo que são trabalhados em conjunto os grupos musculares que configuram uma unidade funcional no sentido de reterem emoções. Às vezes, um dos músculos deste grupo pode funcionar como gatilho, fazendo com que todo o grupo responda. A ansiedade é a base da repressão e subjaz a todas as contrações. Se não fosse pela ansiedade, a emoção não seria bloqueada, para início de conversa. O organismo está sempre tentando controlar a ansiedade e a cura é efetuada forçando-se o paciente a tolerar sua ansiedade e a expressar seus sentimentos e sensações proibidos. A emoção mais importante de ser eliciada é a raiva (ódio), pois, enquanto ela não se soltar, não há condições de emergência para sentimentos mais suaves como o amor e os anelos. Este trabalho é executado em todos os sete segmentos.

Nos pontos onde não é possível atingir com as mãos a musculatura, devem ser utilizados outros métodos, como seja o de amordaçar a pessoa, o que acentua a tensão dos músculos envolvidos até que o reflexo de vomitar aconteça e permita o relaxamento. Para soltar as contrações do cérebro, devem ser mobilizados os olhos e todo o segmento ocular. O paciente sentirá então os movimentos cerebrais, para sua grande surpresa.

As emoções podem ser eventualmente liberadas e a retenção aliviada, descrevendo-se para o paciente aquilo que está expressando, ou deseja fazer, fazendo-o olhar-se ao espelho, ou com palavras compreensivas em vez de um trabalho direto na musculatura. Já pensei muitas vezes que, se soubéssemos o bastante e fôssemos perceptivos o suficiente, a terapia poderia ser inteiramente conduzida deste modo.

Segmento ocular

Descrição geral

Este é o primeiro segmento, voltado para todos os contatos efetuados à distância (exceto pelas reações de campo[27]). Inclui

---

* *Trigger point*, no original. (N. T.)

[27] Exemplo de reação de campo é o que sentimos quando temos a impressão da presença de alguém sem ver a pessoa, ou então quando estamos perto de uma parede ou outro obstáculo no escuro. Os cegos tornam-se excessivamente sensíveis às reações de campo.

a visão, a audição e a olfação. A couraça consiste na contração e imobilização da maior parte ou de todos os músculos ao redor dos olhos, pálpebras, testa e glândulas lacrimais, bem como dos músculos profundos na base do occipital, envolvendo portanto até o próprio cérebro. Acredito que o cérebro demonstre contrações de maior ou menor intensidade em todas as neuroses; se for adequadamente mobilizado, o resto do organismo conseguirá tolerar a expansão e o movimento. A contração parece dar-se basicamente nos centros vegetativos. A contração muscular é causada e mantida por esta outra, vegetativa, a qual resulta da inibição original, ou seja, de proibições* específicas, que dão margem a contrações específicas, que controlam vários grupos musculares responsáveis por impedir que as inibições se manifestem. Isto é particularmente verdadeiro na esquizofrenia. A couraça do segmento ocular expressa-se numa testa imóvel (parece achatada) e por pálpebras imobilizadas. A pele dos lados do nariz mostra-se lisa e cerosa. O paciente não consegue arregalar os olhos. Na verdade, dá a impressão de estar espionando pelo buraco dos olhos de uma máscara. Na esquizofrenia, a expressão é vazia ou então dá a impressão de que a pessoa está olhando vagamente pelo espaço. Quanto mais emoção chegar ao olhar, menos capaz é o indivíduo de ver com clareza. O esquizofrênico poderá ver com lucidez mas o consegue por detrás das seguras paredes de sua concha. O neurótico parece que vê sem enxergar, o esquizofrênico enxerga mas não vê e o voyeurista vê sem ser visto.

Há pacientes que desde a mais tenra idade não conseguem chorar. É comum detectar-se miopia e outros distúrbios visuais de origem não orgânica. As pupilas talvez estejam dilatadas, principalmente no esquizofrênico, indicando uma profunda ansiedade. A ansiedade e a desconfiança poderão fazer-se abertamente manifestas (a desconfiança é detectada com toda facilidade pedindo-se ao paciente que olhe pelos cantos de seus olhos). Os olhos talvez exibam ódio ou aquele apelo mudo presente nos olhos do animal acuado ou amedrontado. A maioria destes pacientes é inibida com respeito ao flerte sadio, como se verifica pela existência de um bloqueio transversal às sobrancelhas. Muitas vezes este flerte saudável é substituído por um de natureza neurótica inconsciente, especialmente no caso dos histéricos. Os olhos geralmente retêm a ansiedade e, quando se abrem, são o espelho do estado emocional do organismo.

Sinais e sintomas

As dores de cabeça frontais são o sintoma mais comum, provocadas que são pelo soerguer crônico das sobrancelhas na expres-

---

* Em alemão, no original, *verboten*. (N. T.)

são de ansiedade ou de surpresa. O paciente talvez se queixe de uma faixa apertando a cabeça. As dores de cabeça occipitais são decorrentes de um espasmo dos músculos occipitais produzido pela atitude crônica "de mergulho", indicativa do medo de receber um golpe por trás. O medo de levar um golpe na cabeça resulta numa atitude inexpressiva ou vazia. A arrogância poderá ser uma defesa contra uma atitude amedrontada ou atenta; a imagem de alguém às voltas numa profunda reflexão é muitas vezes uma defesa contra a ansiedade pela masturbação. Os sintomas de tontura são provocados por uma couraça insuficiente, que permite o movimento de mais energia do que pode ser tolerado.

Princípios terapêuticos[28]

A dissolução da couraça é alcançada fazendo-se o paciente arregalar os olhos na inspiração, como se estivesse com medo; e também mobilizando a testa e as pálpebras, forçando uma expressão emocional. Os exercícios mecânicos são de pouco valor. O terapeuta deverá fazer com que o paciente olhe desconfiado de um lado para o outro, que revire os olhos ao mesmo tempo em que olha fixamente e manifesta raiva, tristeza, etc. Fazer caretas sorridentes e o trabalho direto nos músculos occipitais são úteis. Às vezes é necessário movimentar manualmente a testa ou abrir as pálpebras para dar início ao processo, ou ainda, fazer com que os olhos acompanhem um dedo em movimento. O terapeuta deve estimular o paciente a arregalar os olhos enquanto expira e a avançar pelo ambiente de modo visual flertando, sorrindo, sentindo vontade de alguma coisa, e manifestando outras expressões de vivacidade. Pode-se eventualmente suscitar emoções nos olhos fazendo o paciente olhar repetidamente para o terapeuta e depois afastar os olhos. Este movimento impede a retenção e permite à expressão se manifestar.

A Dra. Barbara Goldenberg desenvolveu recentemente uma outra técnica para mobilização ocular através do uso de uma luz em movimento que os olhos devem focalizar. Esta parece ser uma contribuição importante para a tecnologia terapêutica. A seguir, transcrevo os comentários da autora a respeito do uso da luz:

Acredito que a luz forneça uma oportunidade singular para se atingir o nível profundo da couraça no parênquima cerebral, até este momento intocado, a não ser pelo mobilizar dos olhos, que o atinge indiretamente. Pode-se postular dois fatores funcionais neste processo: (1) a estimulação direta da luz sobre a substância cerebral propriamente dita; (2) forçar o paciente a ultrapassar o limiar do estímulo visual, de modo que ele seja obrigado a abandonar sua contenção ocular.

---

28 Neste, como em qualquer outro caso, nunca se deve deixar de lado a possibilidade de haver uma doença orgânica.

Durante uma viagem de pesquisa de campo sobre crianças, tive meios de observar o limiar demonstrado para um estímulo visual[29] e decidi pesquisá-lo para outros grupos etários também. Observei que, se se faz uma criança ou adulto em tratamento seguir visualmente um alvo (pode ser um lápis) que se desloca ao acaso a uma distância de 25 cm à frente dos olhos, depois de cerca de quinze minutos acontece uma forte reação emocional em muitos dos casos. O fator tempo parece ser crítico, na medida em que um intervalo de tempo menor não elicia coisa alguma. Este fato parece ser explicado por mais causas do que simplesmente a fadiga. Pode-se freqüentemente eliciar fortes reações afetivas nos pacientes por meio desta manobra, reações estas que levavam meses de um trabalho extenuante para serem manifestas. Se o alvo for substituído por um lápis aceso por duas pilhas, usado numa sala às escuras, este novo fator de estimulação óptica direta sobre o cérebro intensifica acentuadamente a reação do paciente.

Depois de quinze minutos desta estimulação óptica, obtive algumas vezes ab-reações espontâneas. Há, quase sempre, a liberação de material inconsciente ao lado de um acentuado aumento nas respostas afetivas. Tem-se a impressão que o organismo sente-se mais integrado e, portanto, "mais seguro" para deixar a contenção de lado. O material emergente é aquele que, em geral, situa-se mais nas proximidades do ego e da superfície, não sendo explosões caóticas das camadas mais profundas.

Nos pacientes pouco ou nada encouraçados, o uso da luz poderá eliciar um reflexo de orgasmo parcial ou total. Os efeitos sobre o segmento ocular e sobre o contato são às vezes surpreendentes. Aconteceu, por exemplo, uma diferença marcante no desempenho acadêmico de dois estudantes (um deles era graduando em Física e o outro estava no colegial) que, em três meses, passaram da situação de prováveis repetentes para a de melhores alunos. Outro paciente, um esquizofrênico internado, disse que "pela primeira vez fez-se um claro na minha cabeça", tendo evoluído uma nova capacidade de compreender e assimilar o que era ensinado em sala de aula. Duas crianças em tratamento, com idade de 1½ e 6 anos, demonstrando um severo bloqueio ocular, já que choravam sem lágrimas, demonstraram um copioso fluxo lacrimal depois de apenas uma sessão com a luz. Um esquizofrênico *borderline** relatou que a névoa crônica e a luminosidade amarela diante de seus olhos desapareceram. Dois pacientes que sofriam de enxaquecas ficaram livres deste mal após poucas sessões.

Há algumas provas de que a luz pode ser útil na mobilização de pacientes até neste momento intratáveis, como os que sofrem de severos bloqueios (anzóis) ou os que passaram por um tratamento incorreto com relaxamento prematuro do segmento pélvico enquanto os olhos ainda estavam severamente encouraçados. Dois dos meus pacientes mostraram sintomas moderados relativos ao segmento pélvico depois do uso da luz (prurido anal e hemorróidas sanguinolentas), ao mesmo tempo em que o segmento ocular estava se abrindo. Um paciente de 63 anos, classifi-

---

[29] Segundo o Dr. Gerald Stechler, da Boston University Medical School, que postula sua existência.

* O termo é inglês (limítrofe), mas seu uso generalizado na medicina justifica mantê-lo no original. (N. T.)

cado como passivo-feminino, sentiu vibrações de prazer e teve ereções violentas após doze anos de impotência, mas ainda é muito cedo para se julgar se já se instaurou um funcionamento adequado.

Tanto o funcionamento ocular quanto a motilidade dos olhos têm sido objeto de atenção dos círculos psiquiátricos. Goldfarb de Ittleson, por exemplo, descobriu que as crianças esquizofrênicas evidenciavam um desprezo preferencial pelos receptores de distância (olhos e ouvidos) que poderia ser parcialmente revertido pelo tratamento[30]. Observou também a incapacidade destas crianças em dissociar os movimentos olho-cabeça (ou seja, se perseguissem um alvo com os olhos a cabeça movimentava-se também, involuntariamente). Dentro de minha experiência, alguns adultos esquizofrênicos também apresentam a mesma reação. Goldfarb anotou também que o NOC (Nistagmo Opto Cinético) não se manifesta nas crianças esquizofrênicas. Getman, de Luverne, Minnesota, assinalou a ausência da motilidade ocular em pessoas que não lêem ou que lêem devagar e aconselha exercícios que mobilizem os olhos[31]. Doman e Delacato, da Pennsylvania, acentuaram a importância do engatinhar na primeira infância e o movimento concomitante da cabeça de um lado para o outro para o desenvolvimento de uma boa motilidade ocular e, portanto, de uma capacidade de leitura satisfatória[32].

Os experimentos de expansão da consciência e a arte "op" poderão também estar relacionados aos fenômenos da couraça do segmento ocular. É possível que o LSD dissolva a couraça profunda do cérebro de modo precipitado e prejudicando quimicamente o tecido. Essa dissipação da couraça pode ser seguida de um processo de encouraçamento ainda mais intenso quando tiver passado o efeito da droga. Um paciente meu, que tomou uma dose de *peyote** contra minha indicação, sofreu esse processo. Oster induziu efeitos semelhantes aos do LSD fazendo com que a pessoa olhasse através de uma superfície de vidro quadrada riscada de círculos concêntricos[33]. Alguns experimentadores empregam luzes que piscam, sendo também bem conhecido o sincronizador de ondas alfa do cérebro.

Agora uma palavra de advertência a respeito do uso da luz. Não há coisa alguma que possa substituir o contato empático com o paciente. Se a luz for usada de modo mecânico, como "truque", ao invés de sê-lo de um modo tal que facilite o contato, não atingirá ponto algum, além de poder ser prejudicial. O uso excessivo é perigoso, embora a maioria dos pacientes chegue a formar um limiar de tolerância e necessite um tempo maior de exposição (20-25 minutos). Alguns pa-

---

[30] William Goldfarb, *Childhood Schizophrenia* (Boston, Harvard University Press, 1961).

[31] G. N. Getman, *How to Develop your Child's Intelligence* (Luverne, Minnesota, 1962).

[32] Robert J. Doman et al., Doman-Delacato Institute for the Achievement of Human Potential, Philadelphia.

* Alucinógeno comum no México, de efeitos semelhantes aos do LSD. (N. T.)

[33] Gerald Oster, *Moiré Patterns and Visual Hallucinations*, extraído de palestra proferida no Research Center for Mental Health, New York University (Washington Square College), 18 de dezembro de 1964.

cientes aprendem a se defender com muita eficiência da luz, podendo até chegar a abandonar a terapia. A maioria deles, porém, responde positivamente, comentando a respeito da diferença que sentem, freqüentemente reportando uma sensação de integração e de bem-estar. Alguns, porém, não conseguem tolerar a luz a nível organísmico e isto tem de ser respeitado e não descartado como resistência, necessariamente. É comum combinar-se a luz com outras táticas, tais como fazer o paciente berrar, dar socos ou gritar algumas palavras. Deve-se manter contato com o paciente o tempo todo, não permitindo que vague hipnoticamente ao acaso. Se a luz for usada, tendo em mente o propósito do contato, será um catalisador extremamente útil, além de um meio altamente eficaz de chegar até à couraça cerebral mais profunda. Se não for assim, virará um truque. Poderá encurtar e catalisar todo o tratamento, sem, no entanto, eliminar a necessidade do cuidado habitual no uso da análise de caráter e da remoção segmentada da couraça, da cabeça para baixo[34].

O som também é importante, embora ainda não se tenha desenvolvido método algum de aplicá-lo sistematicamente[35]. Usamo-lo freqüentemente, é óbvio, no tom de nossa voz que, em muitas ocasiões, é muito eficiente na produção de respostas por parte do paciente.

Ao longo de todo o processo terapêutico, não se deve deixar de prestar atenção aos olhos a qualquer momento, examinando-os constantemente. Sua expressão poderá diferir da do segmento oral. Quando o rosto é visto em sua totalidade, por exemplo, a expressão facial talvez seja de raiva mas, se se consideram especificamente os olhos, estes poderão mostrar-se tristes, enquanto a raiva está centrada apenas na boca.

Não há condições de se exagerar no que tange à importância da mobilização dos olhos e não se deveria avançar enquanto estes não conseguissem suportar uma descarga forte de energia. Na realidade, são uma extensão do cérebro e nosso único meio de mobilizá-lo. Já vi um número excessivo de casos em consulta em que os olhos não estavam sendo trabalhados, enquanto a couraça ia sendo removida das demais partes do corpo. O paciente dá a impressão de estar em pânico, expresso nos olhos, sendo seu rosto uma máscara de desespero agudo. Esta situação não é fácil de ser superada.

Segmento oral

Descrição geral

O segundo segmento compõe-se dos músculos que controlam queixo e o pescoço, o músculo anular da boca e os músculos

---

[34] Comunicação pessoal para o autor.

[35] Recentemente, o Dr. Goldenberg desenvolveu uma técnica para usar o som na terapia. Para certos casos parece ser uma tática importante.

do occipital. Em conjunto, formam uma unidade funcional de tal modo que a dissolução de um setor da couraça afeta todo o resto. A dissolução, por exemplo, da couraça dos masseteres dará origem a clonismos dos lábios e queixo e à liberação das emoções naturais a esta área, ou seja, choro e desejo de sucção. Em alguns casos, todo o segmento oral poderá ser mobilizado eliciando-se o reflexo de vomitar. Este é ativado fazendo-se com que o paciente enfie o dedo pela garganta sem parar de respirar. A expressão total do segmento oral depende da livre movimentação do segmento ocular e, às vezes, do relaxamento de segmentos inferiores. O choro poderá ficar incompleto, por exemplo, enquanto não estiverem livres os dois segmentos subseqüentes. O queixo poderá estar tenso, com os dentes cerrados, ou então artificialmente relaxado, ao passo que os lábios talvez sejam finos e decididos ou grossos e sensuais.

Sinais e sintomas

Pode-se observar um risinho idiota, um sorriso sarcástico ou um depreciativo contorcer dos lábios. Talvez seja visível um sorriso timidamente amistoso, ou então a boca se mostrará triste, severa ou mesmo cruel. O queixo talvez se apresente frouxo, ou achatado, pálido e sem vida. Poderá estar proeminente, dando uma imagem aguerrida e provocando o enrijecimento da parte inferior da boca, que retém o choro. O queixo tenso provoca uma voz monótona e contida. A garganta contraída faz com que saiam gemidos, uma voz fina e uma respiração rascante. A boca estará seca (de ansiedade) ou então salivando excessivamente (com as necessidades orais insatisfeitas).

O paciente fala muito pouco ou então desmedidamente, em situações de pressão, podendo inclusive gaguejar. As expressões faciais como um todo devem ser objeto de uma cuidadosa observação: o rosto deprimido, ou o artificialmente brilhante, aquele onde as maçãs do rosto são tensas e derreadas, cheias de lágrimas ou então aquela face com a rigidez das máscaras, às custas de tanto reprimir o choro. A expressão empedernida poderá ser o resultado de uma tentativa precoce de evitar "fazer caretas". Ensina-se às crianças que não devem fazer caretas senão "ficarão com aquela cara para o resto da vida". O "rosto na vidraça", visto ou imaginado no início da meninice, poderá ser identificado claramente na expressão de alguns pacientes. As crianças aprendem muito cedo que as expressões faciais devem ser rigidamente controladas.

O segmento oral retém em geral o morder com raiva, o choro de ódio, os gritos, a sucção, e os esgares com a boca. Em alguns pacientes é possível notar um progressivo fechamento da garganta durante a expiração. Este é o mesmo mecanismo presente nos primeiros estágios do engolir. Têm de fazer descer goela abaixo cada um de seus impulsos. Uma retenção severa do queixo poderá causar dores de cabeça temporais.

Princípios terapêuticos

O terapeuta deve interromper o discurso do paciente se excessivo e impedi-lo de executar movimentos agressivos ou desgastantes. Fazer com que se acentuem as expressões que for evidenciando. Se não acontecer nada com estas técnicas, interrompa-as. A excitação do paciente causa um aumento de energia e elimina as defesas *voluntárias*, permitindo que surjam as manifestações *involuntárias*. Encoraje estas últimas. Pode ser indicado um trabalho direto nos masseteres e no queixo; também poderá ser útil fazer com que o paciente emita sons que movimentem os lábios e a garganta. Se houver a contenção do choro, o paciente tentará inutilmente falar alto e com voz altissonante. A supressão do choro está muitas vezes associada à náusea decorrente da tensão nos músculos do soalho da boca. O trabalho nos músculos submentais ou na eliciação do vômito talvez dê ensejo ao choro. Às vezes, a imitação do choro pelo paciente provoca sua liberação. A necessidade de morder está quase sempre presente e o paciente deverá ter condições para fazê-lo num objeto apropriado, como uma toalha. Na depressão, às vezes, a expressão permanece deprimida mesmo depois de desarticulada a couraça. Isto é por causa do hábito e poderá ser transformado fazendo-se o paciente sorrir.

No caso dos pacientes com gagueira, talvez haja a necessidade de trabalhar separadamente o queixo, os lábios, a língua e o palato mole, fazendo o som *puh* para os lábios, *uáh* para lábios e queixo, *láh* para a língua e *kâh* para o palato mole.

Segmento cervical

Descrição geral

O terceiro segmento compreende os músculos profundos do pescoço, e o esternocleido mastóideo. Inclui igualmente a língua, a qual se insere principalmente no sistema ósseo cervical. A função emocional da couraça do pescoço é a contenção da raiva ou do choro. O resultado deste processo é o pescoço duro, a teimosia: "Eu *não vou* chorar." A raiva ou o choro são literalmente engolidos sem que o paciente tenha sequer consciência de o estar azendo. O medo de ser sufocado provoca um bolo na garganta, encobrindo o desejo de sufocar alguém. É muito encontradiço em histéricos, em associação à fantasia de ter o pênis do pai na garganta e de ser sufocado desta forma. Este desejo de sufocar provoca culpa e o medo de ser sufocado, enquanto deslocamento da energia dos segmentos inferiores para as regiões acima (das mãos e braços para a garganta). Alguns pacientes têm uma laringe extremamente sensível por força de seu medo de serem degolados.

Sinais e sintomas

Engolir freqüentemente, mudar de voz, respirar com dificuldade, tossir, ter a sensação de um bolo na garganta, além de sensações de sufocação (fantasias de felação) — são os principais sintomas de couraça no segmento.

Princípios terapêuticos

Eliciar o reflexo de vomitar e reduzir os espasmos do esternocleido mastóideo e dos músculos profundos do pescoço. Eliciar também os gritos e os berros. *Lembre-se de que o pescoço é muito vulnerável* devendo-se, portanto, proceder com grande cautela, pois há enorme quantidade de nervos importantes, de vasos sangüíneos e a laringe, podendo estas estruturas serem facilmente lesadas. Tive um paciente que sofria de uma bradicardia severa causada pela pressão no vago provocada pela couraça.

Segmento torácico

Apesar de poder ser dividido em porção superior e porção inferior, o peito é melhor considerado quando visto como um todo. Consiste nos músculos intercostais, nos músculos peitorais, nos deltóides, nos músculos da escápula, nos espinais, na caixa torácica e seu conteúdo, nas mãos e braços. É o segmento mais importante porque contém as estruturas vitais mais importantes, ou seja, o coração e os pulmões. É o primeiro segmento a sofrer os bloqueios quando aprende a reter a inspiração e a reduzir a ansiedade. Deste modo, a expiração nunca é completa. O bloqueio pressiona o plexo solar e reduz a excitação do simpático. Na esquizofrenia, foram lesados olhos e peito, nos primeiros dez dias de vida.

Uma atitude crônica de inspirar é o meio mais eficiente de suprimir qualquer emoção. Na maioria dos casos, esta é a couraça que deveria ser primeiramente eliminada para poder aumentar a energia da respiração e para dar mais pressão interna aos bloqueios. Se o peito se mexe livremente, a pessoa aumenta seu funcionamento mesmo que não se consiga ir adiante. Nos casos depressivos, o peito deve ser rapidamente mobilizado para acrescer a energia e reverter o processo de morte. Nos indivíduos que têm uma alta carga energética[36], a mobilização do peito pode ser perigosa se não houver um canal de saída adequado para a energia (tal com os membros inferiores).

A asma é uma condição altamente freqüente nos casos de couraça do peito, pois há uma super-excitação do parassimpático para superar a contração simpática. O paciente assume uma fachada calma e corajosa para encobrir sua profunda ansiedade. Em outras palavras, recusa-se a sentir-se ansioso. Uma raiva profunda subjaz a esta fachada, raiva determinada pela incapacidade de demonstrar a ansiosidade; atrás da raiva esconde-se uma camada ainda mais profunda de ansiedade. Deste modo, temos uma calma exterior, uma ansiedade superficial, a raiva e a ansiedade profunda. Para esperar essa situação, deve-se fazer o paciente sentir ansiedade ou fazê-lo com que a imite; em certo sentido, deve-se provocar um recuo em relação ao bloqueio. Se o ataque for suave, pode ser aliviado fazendo o paciente verbalizar ahhhhhhhhhhhh (segundo Reich, todo asmático tem um pênis fantasiado na garganta).

Em pacientes que sofrem das coronárias ou outras condições cardíacas, deve-se ir com muito cuidado porque senão *pode acontecer uma parada cardíaca.* Nos casos de coronárias, o peito está muito rígido e é preciso uma enorme cautela na sua mobilização. Se o paciente sentir dor ou ficar pálido, deve-se parar, fazendo-se uso de estimulantes cardíacos que devem estar sempre à mão. Assim que o peito estiver livre, no entanto, é aliviado um grande peso do coração.

No paciente normal, o peito encontra-se geralmente rígido e não se movimenta com a respiração. É mantido em suspenso na posição de inspiração e pode chegar a apresentar enfisemas. Se realmente movimentar-se, poderá estar alto ou baixo, rígido ou solto, mas sempre com pequena amplitude de movimentação. Nos esquizofrênicos, o peito é macio mas seu movimento é quase imperceptível.

Os ombros estão ou para frente ou para trás, mas não respondem à respiração. A cabeça, ao invés de curvar-se suavemente para trás na expiração, vem normalmente à frente ou então é impelida com força para trás. Os músculos espinais poderão estar severamente contraídos. Estas são regiões importantes de retenção, podendo impedir o peito de se mexer. Estão repletas de desprezo, de raiva congelada. Os músculos intercostais são sensíveis e doloridos e o paciente poderá queixar-se de muita cócega.

---

[36] Pode-se avaliar a carga energética da pessoa em geral por sua aparência, pela cor de sua pele, por sua capacidade de agüentar esforços. Uma estimativa precisa, porém, é a que se obtém pela contagem das células vermelhas do sangue. Quanto maior for a carga energética, mais cheias estarão as células, mais vermelhas, e maiores seus campos de energia.

80

As emoções contidas no peito são mágoa, amargos soluços, raiva (mais forte do que a encontrada no segmento oral), busca e desejos. Trata-se de emoções profundas que, ao serem expressadas, garantem muito alívio ("tirei um peso do meu peito"). As mãos estarão frias, pegajosas e fracas, pela pequena presença de energia. A couraça não interfere demais na destreza manual, apesar de pouca energia interferir. Esta última é uma indicação de um material mais carregado de emoções e de emoções mais explosivas.

O riso parece originar-se do peito e é a menos compreensível das expressões emocionais. Os animais não riem[37]. Em princípio, o riso é uma manifestação de alegria, mas parece ser resposta a qualquer excitação acima do nível de tolerância. O riso e o choro podem acontecer ao invés de qualquer outra emoção, bem como um no lugar do outro, além de cumprirem com suas funções elementares. O choro natural é o resultado de uma necessidade; na qualidade de reação secundária, é um veículo socialmente mais aceitável do que emoções como a raiva.

Sinais e sintomas

Um peito encouraçado demonstra basicamente a contenção e o autocontrole, dando a sensação de não ser móvel ou de não ser afetado pelo que se passa. Nos casos em que não há couraça, os movimentos expressivos do peito e dos braços dão uma sensação fluente de liberdade. A couraça típica é a inspiração (expansão) crônica, como se a pessoa tivesse inspirado bastante ar e não o tivesse deixado sair; pode ser acompanhada de pressão alta, de palpitações e de ansiedade. Se continuar por muito tempo, pode desenvolver-se uma disposição para a tuberculose ou para a pneumonia, ou então o coração poderá crescer.

O paciente com um peito encouraçado tem uma raiva fria, um choro degradante e desejos muito débeis. A busca ou o abraço não são vivenciados vegetativamente. As mãos estão sem sua carga orgonótica, apresentando-se frias, pegajosas e doloridas (propensas à doença de Raynald). Subjacente à condição pegajosa das mãos poderá haver um impulso de sufocar, encouraçado nas espáduas e nas mãos.

As mulheres com couraça neste segmento têm seios insensíveis e lhes desagrada amamentar. Poderão sentir um nó no peito decorrente de um espasmo do esôfago, atrás do qual oculta-se a retenção de gritos de raiva. A ansiedade associada ao quadro pode ser eliciada por pressões no peito e por indução de

---

[37] Os macacos superiores, enquanto animais experimentais, aparentemente não riem nem fazem brincadeiras. Porém, não estão vivendo em seu estado natural e estão submetidos ao condicionamento humano.

gritos na paciente. A contenção do peito é basicamente do tipo "eu não vou", enquanto a capacidade de dar-se e de entregar-se está na dependência da mobilidade deste segmento. As recordações mais precoces de desapontamento e de maus tratos poderão surgir com a liberação das emoções do peito, em geral bloqueado já cedo. As recordações parecem presas à imobilidade plasmática, sendo reativadas quando ocorre a excitação.

Princípios terapêuticos

Aumente a respiração, instruindo o paciente para seguir seu movimento expiratório; exerça pressão no peito ao longo da expiração, ou então faça uma suave pressão no epigástrio, trabalhando diretamente nos músculos intercostais, deltóides e espinais. Elicie socos, sufocação, movimentos de rasgar, de arranhar, gritos, raiva e soluços e, finalmente, o estender-se à frente desejando algo. Abrir e fechar delicadamente as mãos poderá suscitar uma ansiedade que passaria despercebida de outro modo. Vi um caso de dor de cabeça muito forte e crônica produzida por retenção dos impulsos a nível das mãos e braços. Quando houver dúvida quanto a duas emoções, use a expressão mais agressiva. Se um paciente quiser chorar, por exemplo, ele o fará por sentir raiva, mas se quiser ficar com raiva, o choro inibirá esta manifestação. O paciente poderá dar continuidade a uma emoção a fim de evitar outra. Quando der a impressão de estar tendo prazer está na hora de parar.

Segmento diafragmático

Descrição geral

O diafragma pode ser comparado a uma elevação de terra, dividindo o corpo humano em parte superior e inferior. Acima deste, a expressão tem rumo ascendente, para os olhos, boca, braços. Abaixo, a expressão se dá através da pelve. Os conteúdos estomacais podem ser expelidos em ambas as direções.

O quinto segmento inclui o diafragma e os órgãos abaixo dele, não dependendo da motilidade do peito para seu funcionamento. O diafragma pode permanecer imóvel mesmo que o peito se movimente e vice-versa. Compreende um anel contrátil sobre o epigástrio, porção terminal inferior do esterno e se estende pelas costelas inferiores até à décima, décima-primeira e décima-segunda vértebras torácicas. Contém o diafragma, o estômago, o plexo solar, o pâncreas, o fígado, a vesícula biliar, o duodeno, os rins, e dois feixes musculares que correm ao lado das vértebras torácicas inferiores. A couraça se manifesta por lordose da coluna (reentrância nas costas do paciente, embaixo). A expiração é difícil e o estômago incha. Os primeiros quatro segmentos devem estar desimpedidos antes que este possa ser dissolvido. Neste sentido, é eficaz a contínua eliciação do reflexo de vomitar, sem que se interrompa a expiração. Quando esta flui livre, acontecem movimentos sinuosos na parte superior do corpo, acompanhados de uma sensação de doação, ou seja, o torso tende a dobrar-se a cada expiração. Este segmento retém uma raiva assassina violenta.

Sinais e sintomas

Dentre os sintomas, podemos contar com distúrbios nervosos do estômago, náuseas mais ou menos constantes com incapacidade de vomitar, úlcera péptica, distúrbios da vesícula biliar, problemas hepáticos e diabetes. Os órgãos abdominais mais importantes localizam-se na altura do diafragma e o bloqueio desta área provoca muitos distúrbios psicossomáticos.

Princípios terapêuticos

Aliviar o bloqueio com o reflexo de vomitar e com respiração. Quando o segmento está abrindo, acontecem vômitos.

Segmento abdominal

Este é o sexto anel da couraça. Inclui os grandes músculos abdominais, o reto, os abdominais transversos, os músculos das costas (*latissimus dorsi* e *sacro spinal**). Os músculos dos flancos são especialmente importantes porque é aí que se encontra primeiro, numa pessoa sem couraça, a tensão decorrente da estase[38]. Flancos com couraça produzem tendência a sentir cócegas e a reter manifestações de desdém. A estase pode ser aliviada pela liberação da tensão destes músculos. O medo de ser atacado se revela na tensão dos músculos lombares, de forma semelhante à tensão do pescoço, que é indicativa de um desejo de mergulhar. A terapia é simples se os segmentos superiores já estiverem trabalhados e abertos. Podem aparecer e desaparecer os "bolos" no estômago, no transcurso do tratamento.

Segmento pélvico

Descrição geral

Este é o sétimo e último segmento, responsável por todos os músculos da pelve e dos membros inferiores. Em geral, a pelve

---

* Em latim no original; "grande dorsal" e "sacro-espinal", respectivamente. (N. T.)

[38] Vide "estase", pág. 127.

está retraída para trás. Os músculos acima da sínfise estão rijos e doloridos, como também os adutores das coxas, tanto superficiais quanto profundos. O esfíncter anal está contraído e retesado para o alto do mesmo modo que todo o soalho pélvico. Os glúteos estão contraídos e sensíveis. A pelve é normalmente rígida, imóvel, assexual. Estão ausentes as sensações e as excitações.

Sinais e sintomas

Os sintomas da couraça pélvica são constipação, lumbago, excrescência do reto, cistos ovarianos, polipos uterinos, tumores malignos e benignos, problemas vaginais, irritabilidade dos rins, irritação da uretra, e anestesia vaginal ou peniana. No caso do homem, a pouca energia (anorgonia) provoca impotência eretiva ou então ejaculação prematura e, na mulher, anestesia ou vaginismo. Pés e pernas poderão estar frios e úmidos, apresentando dormência, sensações de formigamento e varicoses.

Este segmento contém ansiedade e raiva. Esta última pode ser de dois tipos: anal ou de esmagar, e fálica ou de penetração. (Exemplos: anal-chutar; fálica-machucar com a pelve). O prazer na área pélvica é impossível enquanto a raiva não for liberada. Poderá haver também o desprezo pelo ato sexual e por todas as estruturas pélvicas.

Princípios terapêuticos

Os vários espasmos devem ser liberados pela mobilização da pelve e pela eliciação da ansiedade e da raiva. A esta fase pode seguir-se outra em que o paciente irá relaxar e contrair seguidamente o soalho pélvico. Quando isso tem sucesso, a pelve move-se para a frente espontaneamente ao final de cada expiração completa, dando margem ao reflexo do orgasmo. Neste momento, a pessoa é capaz de entregar-se e de ser submergida durante o orgasmo, numa entrega completa do organismo como um todo. Esta capacidade vai aos poucos desenvolvendo-se em algo real, no primeiro e segundo anos depois da terapia. A saúde do paciente deve ser estruturada.

Disposição das camadas da couraça

Há três camadas básicas em todo indivíduo com couraça:

1. O verniz superficial ou fachada social.
2. A segunda camada ou grande camada intermediária, onde se acumulou toda a soma de repressões, tendo por resultado forças destrutivas tais como raiva, desprezo, ódio, desdém, etc. Em geral, há várias camadas subsidiárias aqui.

3. Centro saudável, movimento e excitação racionais protoplasmáticos e auto-reguladores, que se manifestam quando foi removido um bloqueio. É aqui que reside o indivíduo simples, decente, independente de todas as influências ambientais e de todos os treinamentos irracionais.

Presume-se que o bebê nasça com uma estrutura emocional saudável, sem qualquer couraça crônica. Seu organismo está dotado de uma carga energética básica e de uma agressividade natural dependente de sua liberdade de crescimento dentro do útero. Quanto mais espástico tiver sido seu meio ambiente desenvolvimental, mais restrita será a sua agressividade. Quanto maior a carga de energia, mais contrabalançado será o efeito do ambiente constritor. No entanto, imediatamente após o nascimento, o organismo começa a ser submetido a restrições contínuas ao seu funcionamento natural ou mesmo secundário. Cada proibição ou inibição passa a fazer parte do caráter por meio de contrações devidas à ansiedade (medo da punição ou rejeição). A contração determina um aumento da tensão interna e, sob esta pressão mais forte, intensifica-se o impulso centrífugo de todo o material reprimido. Essa pressão sempre crescente produz um enrijecimento que se manifesta como ódio. Por sua vez, o ódio deve ser reprimido, permitindo-se que se apresentem apenas expressões modificadas dessa emoção, como o desdém ou o nojo.

Cada emoção ou necessidade imperiosa é reprimida originalmente pela proibição (medo) oriunda do meio ambiente que, com o tempo, acabará por ser incorporada no organismo como superego. A energia que está na base do sentimento ou sensação reprimida é usada na repressão através das contrações musculares ininterruptas. Até certo ponto, o sentimento ou sensação é repartido em dois: parte da energia é empregada na retenção da outra parte e, deste modo, instala-se a imobilidade.

Se a força repressora não for igual ao impulso centrífugo, é mais aceitável uma alteração do impulso para outro qualquer, embora não tão satisfatório. Isto é chamado de formação reativa. Dado que o sentimento/sensação original continua sem ter tido saída, mas permanece ativo, deve-se manter uma pressão contínua para que prevaleça a expressão exteriorizada alterada. O impulso original absorve em si mesmo a energia (libido), tornando-se mais forte, de modo que a formação reativa deve ir aos poucos se expandindo para substituir ainda mais sentimentos/sensações.

A situação será aliviada quando este equilíbrio for rompido, seja pela redução da contenção energética (rompendo o espasmo muscular), seja pelo incrementar do impulso interno (respiração), ou pelos dois métodos.

A segunda camada ou camada intermediária é geralmente muito complexa; vão se amontoando várias subcamadas umas em cima das outras, até ser alcançado um ajustamento social que se apresenta como a fachada social ou personalidade. Neste sentido, a personalidade é o produto final de todas as restrições sociais e educacionais impostas ao centro saudável original. A fachada poderá ser comparativamente estável ou instável, dependendo da efetividade das defesas da camada intermediária e do grau de satisfação que o organismo ainda consegue atingir.

A fachada social contém um traço básico de caráter (às vezes mais de um) que funciona como meio de defrontar-se com o ambiente. Este traço atua ao longo de toda a terapia, fazendo com que o paciente reaja de maneira consistente a cada novo problema que enfrente. Torna-se o principal traço defensivo da pessoa. Reich denomina este traço de *fio vermelho* (*red thread*) e é algo que deve ser identificado para se poder entender e avaliar a pessoa. O traço básico do caráter nunca é dissolvido, permanecendo sempre uma parte atuante da personalidade, apesar de poder ser modificado. Poderá ser algo socialmente aceitável, como gentileza, modéstia, reserva, timidez, correção de atitudes, equanimidade, ou então socialmente inaceitável, como no caso da desonestidade, da malandragem e do ludibriar voluntariamente.

Princípios terapêuticos

As três camadas são trabalhadas em cada segmento que vai sendo mobilizado e em cada anel da couraça que vai sendo dissolvido, até ser alcançado o centro final do funcionamento vegetativo integrado. O ponto mais importante é mobilizar e permitir a expressão do ódio. Cada segmento da couraça poderá conter um grande número de camadas subsidiárias dentro da camada intermediária. Quando cede uma camada intermediária, dizemos que houve um passo adiante. Isto poderá ou não revestir-se de tonalidades dramáticas mas, de qualquer modo, é vivenciado como alívio temporário. Às vezes, uma camada que envolve um segmento não tem condições de ser removida ou mesmo de ser detectada enquanto outros segmentos não forem liberados. Por exemplo, a mobilização dos primeiros dois segmentos poderá dar margem a um pouco de choro, mas os soluços profundos só aparecerão após o trabalho nos primeiros quatro. No trabalho de fragmentação das camadas, vai-se de fora para dentro e da cabeça para baixo, em direção da pelve. Mesmo este esquema de funcionamento não deve ser seguido à risca, já que sempre devem estar sendo atendidas as necessidades do organismo.

A profundidade da camada na qual se está trabalhando é iden-tificada pela extensão do envolvimento do organismo nesta resosta (emoção) e por sua capacidade de funcionar. Se os quatro primeiros segmentos estiverem desobstruídos, a pessoa estará trabalhando invariavelmente num nível de camada mais profundo.

Mesmo os impulsos desviados servem ao propósito de desviar impulsos reprimidos em nível ainda mais fundo. O bloqueio do fluxo centrífugo da energia por meio de uma contração vinda da superfície (couraça) leva a frustrações. Esta seqüência resulta num ímpeto desnorteado da energia desde seu ponto interno de origem, por causa do aumento na pressão e na excitação autônoma, o que diminui a raiva. A raiva é um ímpeto desnorteado de energia que ocorre quando o fluxo natural e suave sofre um bloqueio. Se, ao invés de impelir para fora, a energia for contida, resulta uma fraqueza nessa porção do corpo. Depois de muito tempo, o organismo acabará por não mais fabricar sua energia se as saídas são bloqueadas, enfraquecendo rapidamente. Nos casos de depressão severa, isso ocorre com alta freqüência e é conhecido pelo nome de encolhimento (*shrinking*).

Quando a ansiedade se faz presente, conclui-se que a contração (couraça) contra o impulso centrífugo é ineficaz e que o equilíbrio está instável. Durante a terapia, este estado é deliberadamente induzido no intuito de desarmar a couraça. O paciente se recupera quando suporta ou enfrenta sua ansiedade. Esta só se dá onde o movimento existe, ou seja, durante movimentos de expansão ou de contração. Quando a contração é completa e eficaz, não há ansiedade. O bloqueio afetivo[39] representa uma couraça ou contração bem sucedida.

Adiposidade — O excesso de gordura pode ser encarado como uma forma de couraça. A gordura absorve energia (1 g de gordura = 9 calorias, enquanto que 1 g de proteína = 4 calorias) e atua igualmente como proteção contra os estímulos. Interfere enormemente no processo terapêutico e atrás de si oculta uma enorme quantidade de ansiedade.

Culpa — É muitas vezes um sério problema a ser superado e não tem sido simples compreendê-la, segundo a perspectiva bioenergética. Evidentemente sabemos que atrás da culpa há raiva. Konia, durante uma discussão privada, adiantou a possibilidade de explicá-la da seguinte maneira: a energia encarregada de concretizar o impulso permanece retida nos músculos antes de ser efetivada. A excitação desta energia reaviva o sentimento de culpa. Suponhamos, por exemplo, que uma criança é flagrada se masturbando e imediatamente proibida de fazê-lo por ser isto algo que não deve ser feito. A energia subjacente a esta, que seria uma experiência agradável, é retida nos músculos comprometidos no ato. Qualquer coisa que reavive o ato atiçará a proibição e a culpa. A pressão é consumada produzindo-se raiva nos momentos de frustração. Para que a culpa possa ser vencida, os músculos comprometidos devem ser mobilizados, expressando a raiva, além

---

[39] Vide "Tipo de caráter anal", principalmente o caráter compulsivo, pág. 147.

de se discutir a situação para que seja possível uma nova avaliação do ato, agora isenta de culpa.

Anorgonia

A anorgonia parece ser uma condição alternativa à da couraça, constituindo-se numa reação do organismo a situações altamente carregadas do ponto de vista emocional. Talvez, o melhor seja dizer que o processo de encouraçamento produz uma imobilização através das contrações musculares, enquanto que na anorgonia o que se dá é a imobilização causada a nível do sistema plasmático. Não está claro qual das três possibilidades seguintes seria a responsável pela anorgonia: retenção da energia fora daquela parte do corpo, falta de excitação da carga energética da área, ou excitação excessiva do sistema vegetativo. Acredito que, para a maioria dos casos pelo menos, prevalece a última alternativa, sendo que poderá dar-se até uma paralisia do sistema vegetativo, bem como do tecido plasmático em geral.

A anorgonia acontece quando as excitações bastante vigorosas dirigidas para os genitais com toda sua intensidade (impulsos naturais de prazer) encontram-se e entram em conflito com as interdições ao reflexo do orgasmo, tão poderosas quanto as primeiras. O organismo responde ao conflito por meio de um bloqueio na motilidade do plasma, para controlar a excitação plasmática desconhecida e intensa[40]. O bloqueio evidencia-se na fraqueza, na ansiedade da queda, no equilíbrio instável, ou nos desmaios. É como se a expansão fosse começar e não tivesse condições de seguir seu curso natural, como se o próprio impulso em si fosse subitamente extinto e com isso se desse uma perda do contato com a parte afetada.

A anorgonia pode ser uma condição crônica decorrente de um encolhimento (enrugamento) gradual do plasma. Isto é o que se dá no câncer[41], caso em que, além da resignação, há também depressão; por força destas condições, vai ocorrendo um rebaixamento gradual do nível de energia orgonômica. Poderá, por outro lado, tratar-se de uma situação aguda; um exemplo desta condição é a ansiedade de cair, componente freqüente da ansiedade do orgasmo.

Em qualquer destes casos, a anorgonia no adulto pode ser vista como decorrência de uma necessidade da meninice de repri-

---

[40] A excitação plasmática vem do sistema vegetativo na forma de um impulso nervoso. Este produz um movimento no plasma visto como onda; se a excitação for excessiva, poderá dar-se uma paralisia. O movimento do plasma é percebido como sensação ou emoção.

[41] Cf. Wilhelm Reich, *The Cancer Biopathy* (Nova York, Orgone Institute Press, 1948).

mir o prazer, ou seja, de deter a expansão. É possível que os pré-requisitos infantis para esta condição estivessem presentes no momento em que a criança ficou sem sua gratificação natural, com o forte desejo de contato físico. Na maioria dos casos, a anorgonia não é severa e pode ser dominada sem grandes problemas. E noutras pessoas, principalmente se são portadoras de câncer, poderá tratar-se de um sintoma extremamente severo.

Apesar de haver sem dúvida uma perda da energia na parte afetada em muitos dos casos de anorgonia, o mecanismo básico parece ser o de uma excitação excessivamente intensa que produz a paralisia do sistema plasmático.

Ainda há muito que se aprender sobre a anorgonia, mas tenho a impressão de que se trata basicamente de um problema muscular. As pessoas que sofrem deste distúrbio sempre me impressionaram pelo fato de consistirem principalmente de órgãos internos e pele. Ou seja, parece que os músculos são passivos ou incapazes de participar de algum fluxo de energia emocional que se dirija aos genitais. Não está claro se é o organismo que não consegue tolerar o fluxo de energia nos próprios músculos, ou se é a passividade destes que permite um fluxo demasiado de energia até a pele. De qualquer modo, trata-se de uma grave contração vegetativa que tem por resultado a debilitação, o frio e o colapso. Pelo menos em princípio, esta situação parece ser uma incapacidade de *tolerar* a agressão; quando o organismo pode tolerar a agressão mas não consegue *exprimi-la*, ocorre o processo de encouraçamento.

Um caso grave de anorgonia aconteceu depois de intensos sentimentos de ódio que se seguiram de uma excitação genital. A área afetada cobria das pernas ao peito. A paciente respondeu rapidamente quando a fiz dançar ao som de um disco de que gostava muito. Minhas suposições levaram-me a crer que seria benéfico excitar a energia para que fluísse pelo sistema muscular. Praticamente qualquer atividade segura, à mão, e apreciada normalmente pela paciente teria muito provavelmente surtido o mesmo efeito.

5. Problemas de Contato[1]

Contato

Com o self

O contato requer o movimento da energia acima de um certo nível mínimo, mais sua excitação. Quando o organismo está isento de bloqueios, há um movimento plasmático que flui livre e que dá margem a sensações (a nível dos órgãos), além de conferir uma percepção tridimensional do corpo. As impressões sensoriais e as emoções fluem juntas na configuração de uma unidade funcional, sendo vivenciadas como vibrações de prazer. O indivíduo toma consciência completa do corpo, de suas sensações, de seus desejos e necessidades. Dizemos que está "vivo". Sente-se vivo e tem prazer de viver. Gosta de si mesmo e de seu corpo e torna-se independente. Está em contato com seu centro, ou seja, com seus impulsos primários. Nos pontos onde ainda restam bloqueios, a percepção das partes liberadas o faz agudamente consciente da falta de contato com as regiões bloqueadas, provocando frustrações. Sente que a couraça é para ele como um corpo estranho e repressor, querendo livrar-se dela. Este sinal é muito favorável dentro da terapia. A autopercepção do indivíduo encouraçado ou está muito rebaixada ou então encontra-se distorcida, consistindo no problema mais difícil e profundo a ser enfrentado.

Com o meio ambiente

Nosso meio ambiente nos é acessível à compreensão apenas por meio das impressões sensoriais, ou seja, das sensações (movi-

---

[1] Reich abordou este tópico mais detalhadamente em *Character Analysis*, ob. cit.

mentos plasmáticos) tanto quanto da autopercepção. Nossas emoções são as respostas às impressões do ambiente; se este é agradável, sentimos prazer, se ameaçador ou desagradável, respondemos com ansiedade ou desprazer, tendendo inclusive a cortar todo contato com o meio sob certas circunstâncias. Os indivíduos com couraça são perturbadores e vistos como seres artificiais pelos sem couraça. O contato destes últimos é simples, sem rodeios, direto. O contato pleno com o ambiente se dá com vibrações de prazer pelo corpo, com uma verdadeira visão binocular e com uma sensação de responsabilidade. O amor é uma expressão do contato pleno; mesmo pensar na pessoa amada pode produzir fluidos no corpo, na região genital principalmente. Devemos recordar aqui que grande parte do que é visto como amor não o é na realidade, sendo mais algo que se baseia na ansiedade ou no ódio presentes nos indivíduos com couraça em que todos os impulsos naturais — o do amor fundamentalmente — estão inibidos. O grau de contato ou de falta do mesmo pode ser observado na terapia fazendo-se com que o paciente descreva o terapeuta. A descrição retrata o terapeuta mecanicamente, como se fosse apenas um objeto, ou traça o perfil de uma pessoa sensível e atenta? Se prevalecer a última, o paciente está bastante consciente da presença do terapeuta, de suas atitudes e de seus sentimentos e sensações. No contato pleno, a pessoa tem noção inclusive dos pensamentos da outra pessoa, o que, no entanto, ocorre só ocasionalmente.

Com o cosmos

Este é o contato derradeiro do organismo em seu retrocesso às origens e em sua percepção de si mesmo como parte delas, ou seja, o contato com a natureza, com o universo. Isto é obtido no orgasmo genital completo e, sem dúvida, nos bebês, durante o orgasmo oral. Além disso, porém, a pessoa se torna intimamente preocupada com a natureza, com a beleza, com suas maravilhas, com seu deslumbramento. Abomina-se a destruição que o homem irracional está provocando e deseja-se fervorosamente preservar o que ainda resta de suas belezas, de suas florestas e de sua vida selvagem. Partimos para o espaço sideral e sentimo-nos parte do turbilhão deste universo palpitante, deste oceano cósmico donde todos proviemos. Pertencemos.

A sensação cósmica (contato com o centro) é a base de todas as religiões[2]. Esta percepção nos compele a ir em busca de algo que transcenda o homem, em busca do desconhecido donde ele mesmo surgiu e para o qual deseja regressar. Onde o contato

---

[2] Wilhelm Reich, *Ether, God and Evil* (Nova York, Orgone Institute Press, 1951), págs. 62-96.

não sofre bloqueios nem distorções, mas se a ignorância estiver presente, surge o animismo. Um contato destorcido dá azo ao misticismo e às várias religiões. O contato pleno, dotado de informações suficientes, dá por resultado e funcionalismo (pensar como a natureza funciona). Nos casos em que o contato cósmico não vigora, encontramos uma abordagem mecanicista a todas as funções. Até há bem pouco tempo, este padrão vinha predominando em grande escala na ciência contemporânea. Atualmente, há novos conceitos funcionais procurando também seu lugar ao sol. A ciência mecanicista chegou a um beco sem saída. O mecanicismo está bem para máquinas construídas por homens, mas é inadequado para explicar a natureza.

Ausência de contato

Descrição geral

A ausência de contato é uma condição que ocorre quando o impulso interno é igual à contração que vem de fora, ou seja, quando são equivalentes as forças repressoras e as reprimidas, decorrendo o bloqueio do movimento da energia. Não há contato sem movimento, uma vez que este é estabelecido por meio de uma movimentação livre da energia. Em termos biofísicos, o contato é uma carga energética (acima de um nível mínimo) mais uma excitação. Este processo dá origem a sensações que, por sua vez, devem ser percebidas adequadamente. Há um certo nível de ausência de contato em qualquer caso de couraça.

As pessoas sadias, na realidade, têm condições de se retrair em relação ao contato quando estão frente a um meio ambiente doloroso ou desagradável, como no caso de um desastre chocante, ou mesmo de um acontecimento menos importante, como escutar uma palestra cansativa ou uma conversa entediante. Devemos recordar-nos que todos os mecanismos usados nas neuroses são naturais, existindo nos indivíduos saudáveis para que enfrentem determinadas situações. O que os torna patológicos é a extensão em que são usados pelos neuróticos.

À medida em que vão sendo removidas cada uma das camadas da couraça, durante a terapia, acontecem três coisas em seqüência: primeiramente, vem a ansiedade. Depois, é liberada a emoção, a raiva, o desdém, o desprezo, o choro, etc. Depois de manifesta a emoção, há a sensação de alívio. Em terceiro lugar, aparece a ausência de contato. Não há nenhuma vontade de seguir adiante e o paciente temporariamente "empaca" neste estágio em que as forças repressoras e reprimidas são iguais.

A ausência de contato poderá se dar também nos casos em que a excitação é evitada por meio de um afastamentos dos olhos. Durante o sono, isto acontece com naturalidade. É também um dos principais fatores da esquizofrenia. Mas sua relevância é maior nos casos de todas as neuroses, sendo mais freqüente em nível de população do que geralmente se pensa. Os olhos, ouvidos, nariz e órgãos de toque são importantes para a excitação. Acredito serem os olhos o meio mais importante de todos, e a ausência de contato poderá se impor através de uma insensibilização dos olhos, independente de se a origem do estímulo foi sonora, olfativa, sensível ao tato ou mesmo dolorosa. O afastamento da energia resulta igualmente na ausência de contato, bem como na anorgonia e no choque.

Sinais e sintomas

São sintomas usuais a sensação de solidão interna e de falta de vitalidade. Os esquizofrênicos sentem que estão se cindindo e que as coisas todas parecem não só estranhas como também distantes, desinteressantes e sem relação consigo. A ausência de contato inclui uma anestesia genital e a ansiedade do orgasmo. Do ponto de vista da terapia, esta última é a forma terminal de manifestação da ausência neurótica de contato, constituindo-se na última armadilha a ser desfeita para que se possa restabelecer a saúde da pessoa.

É o medo do contato orgástico a base e a fonte de todos os medos de contato com o mundo. É quando, em terapia, a pessoa sentir uma sensação de vazio de vida e de experiências, ao lado da ansiedade orgástica. A ausência terminal de contato é também marcada por comunicações superficiais, pela falta de vontade de falar dos desejos genitais, por um súbito recrudescer das reservas, por medo de que o corpo se parta em mil pedaços, por sonho e fantasias de quedas, por uma fuga de relações significativas com o mundo (inclusive das relações sexuais), bem como por um reassumir das reações infantis e dos sintomas mais antigos. Dois exemplos de ausência de contato são a parestesia e a despersonalização.

Princípios terapêuticos

A fim de superar essa ausência de contato, deve-se romper o equilíbrio da pessoa por meio de um aumento dos impulsos centrífugos, por meio de uma redução das retenções, ou por ambos os meios. Este procedimento cria ansiedade. O terapeuta deve assinalar a ausência de contato para chamar a atenção do paciente sobre este ponto e para prevenir a ocorrência de contatos substitutos. Deve descrever a conduta do paciente, indicando as diferenças entre o ideal postulado para si mesmo e a inutilidade da vida que está levando. Também devem ser trabalhadas a insensibilização dos olhos ou seu afastamento.

A carta, que a seguir transcrevemos, aponta a tomada cada vez maior de consciência de sua autora quanto à sua própria ausência de contato. Anteriormente, eu havia indicado seu esnobismo como uma defesa:

Prezado Dr. Baker,

Tenho pensado muito no meu esnobismo. Será que se resume nisto? Sou muito esnobe para tornar-me a esposa de alguém, muito importante para gastar meu tempo tendo filhos, muito esnobe para ser alguém que trabalhe das 9 às 5, muito especial para tornar-me membro de uma fazenda comunitária, muito envolvida com coisas "superiores" para limpar minhas unhas ou para engraxar meus sapatos.

Nunca deixei minha altivez por nada, nem por ninguém, tendo-a guardado para algo muito mais sério. Não sei o que estou esperando. Alguém como eu não pode se voltar para o lado mundano da vida.

Nunca houve um emprego em que eu tivesse trabalhado bem, pois eficiência é coisa de secretárias. Sou tão melhor que não há como dar atenção a banalidades tais como um apartamento sujo ou cabelos despenteados.

Homem algum ainda me ouviu dizer "Te amo". E quando algum deles me disse isso, virei o rosto.

Sou boa demais para trabalhar num escritório ou numa fazenda, e acho mesmo que ótima demais para sentar-me e trabalhar no que quer que seja.

Adoro música, mas não o bastante para tocar; adoro escrever, mas não o suficiente para exercitar-me e aprender a fazê-lo. Amei John, mas não o suficiente para entregar-me a ele. Faço de conta que sou uma sereia, sendo, no entanto, muito medrosa da água, já que não confio que consiga nadar; acho que só me afogaria.

Exijo respeito, amor e estima.

Ambiciono a fama. Minha existência dramática não pode terminar sem que outras pessoas fiquem também sabendo. Minha fama será tão inevitável que não preciso sequer batalhar para conquistá-la.

Estive num movimento de jovens e, não obstante, jamais fui um de seus participantes. Fui para a escola sem ter tido parte no corpo discente. Sempre só. Desde que consigo me lembrar, só.

Sou uma mulher que não consegue amar, uma pianista que não consegue tocar, uma amiga que não sabe dar, uma "artista" que não trabalha, uma idealista que não atua.

Por que é que não vem um rolo compressor, não me esmaga e depois não me usa de pano de prato?

Eu deveria ir para Israel e tornar-me útil. Não mereço minha liberdade, não exploro as oportunidades que me cabem.

Sonhei que era uma árvore dentre muitas. Todas elas cresciam e floriam, mas meus galhos continuavam nus e secos.

Como é que posso ter um mínimo de respeito por mim?

Não me acuse de estar tentando induzir, pois situo-me acima destas coisas.

Estou acima da raiva, da paixão e do amor, suponho. Jamais me verão chorando descontrolada ou desesperada por quem quer que seja. Nunca aceitarei coisa alguma, nem pedirei o que quer que seja. Se alguma vez eu lhe perguntar porque sou incapaz de ser amada, mostre-me esta carta.

A ausência de contato transforma-se em algo intolerável quando o paciente começou a sentir as primeiras vibrações orgásticas no corpo e nos genitais. Deve-se trazer à luz, nos casos de ansiedade genital, uma análise exata das atitudes e sensações durante a masturbação e durante o ato sexual, devendo ser interrompidos os movimentos de atrito excessivos durante as atividades sexuais, quando surgirem.

Contato substituto

Descrição geral

Para se distinguir entre um contato verdadeiro e um substituto, deve-se interromper o comportamento destinado a entrar em contato. Quando foi interrompido o contato substituto, dá-se a ansiedade, ao passo que, quando se interrompeu um contato verdadeiro (resposta legítima), a pessoa continua tranqüila.

Os contatos substitutos aparecem quando é destruído o contato vegetativo imediato, num maior ou menor grau, de modo que o que sobra não é suficiente para sustentar os relacionamentos com o mundo exterior. São então desenvolvidos tipos artificiais de conduta e funções substitutas na tentativa de estabelecer os relacionamentos. São, é verdade, fundados em movimentos da energia, mas esta encontra-se abaixo do nível mínimo e decorre mais de formações reativas do que da genitalidade.

Sinais e sintomas

O contato substituto pode ser detectado em qualquer modalidade de comportamento insincero ou hipócrita, seja ele assumido pelas conveniências de uma determinada situação ou seja ele o modo habitual de expressão da pessoa. A inventividade sorrateira do vendedor, o sorriso forçado da anfitriã, a paciência do professor cansado são formas rapidamente identificadas de contato substituto.

Outros substitutos para o contato sentido genuinamente com outra pessoa incluem a promiscuidade eventual, a coqueteria, o gabar-se da sua potência sexual, piadas sujas e risinhos de mofa no lugar de uma atitude comprometida com a manifestação da sexualidade. A afetação de fala e conduta (modos condescendentes, muito dignos, exuberantemente amistosos, infantilmente chorosos, grandiosos, acentuadamente modestos ou imodestos) assinalam em geral um estado de ausência de contato. As pessoas que deixam a mão mole no cumprimento em vez de segurarem, apertarem e sacudirem com amistosa firmeza a mão do outro, que sempre dão gritinhos de alegria e de prazer ao encontrarem os outros, ou que falam incansavelmente a respeito de algo em que ninguém mais está interessado, são pessoas que estão fora de sintonia. A ausência de contatos pode, em geral, ser vista nos casos de embaraço e de movimentos artificiais e de gestos antinaturais, ou seja, em atitudes que se sobressaem e que são perturbadoras. O contato genuíno é simples e agradável. O contato substituto é uma função atuante como meio de defesa.

Princípios terapêuticos

Os sintomas são denunciados para o paciente e pede-se que pare com aquele tipo de comportamento. Os problemas de contato surgem freqüentemente naquelas fases terapêuticas em que se está lidando diretamente com a ansiedade genital e com a ansiedade de castração.

Ansiedade de castração

Esta ansiedade é originada pela ameaça de castração, tanto por meio de palavras quando implicando-a, ou ainda por meio da circuncisão. Esta ansiedade pode ser vislumbrada ao longo de todo o processo terapêutico, tornando-se um fator de grande relevância nas sombras de atitudes e de sintomas, mas fica muito claramente delimitada, em geral, por volta do término da terapia, quando é atingido o segmento pélvico. Trata-se de uma ansiedade caracterizada pela sensação de uma ameaça vinda de fora, como um ataque contra o patrão, outras pessoas de autoridade, ou mesmo contra o terapeuta. Chega, finalmente, a ser sentida como um ataque direto contra os genitais. Os pacientes chegam a proteger seus genitais, a cobri-los com as mãos, etc. O medo poderá ser muito intenso e alguns pacientes chegam a reviver o terror de suas circuncisões.

Tratei também de algumas mulheres que punham as mãos sobre os genitais, e quando, finalmente, sentiram-se impelidas a olhar para essa parte de seu corpo, gritaram de horror: "Sumiu. Não há nada aí saltando para fora. Por favor me ajude." Outras inclusive chegaram a dizer: "Meu pênis sumiu." Posteriormente, afirmam que haviam tido a sensação de que seus genitais eram feridas sangrando (é comum os homens pensarem a respeito dos genitais femininos desta forma). Este tipo de episódio representa a capitulação final da fantasia de ter um pênis.

Ansiedade genital

Ansiedade pré-orgástica

Esta ansiedade aparece quando a genitalidade está sendo restabelecida e quando as sensações orgonóticas atingem os genitais. O indivíduo não consegue suportar a expansão que se desencadeia. Ocorrem contrações, o que determina o reaparecimento dos primeiros sintomas, ao mesmo tempo em que o paciente evita discutir seus desejos sexuais, passa a adotar uma tonalidade superficial em suas comunicações, e começa a referir idéias de cair e sensações de estar se desintegrando. Queixa-se de estar se sentindo pior do que nunca, de que a terapia não adiantou nada e que não valeu a pena. O contato genital deve ser evitado ou, no caso de acontecer, as sensações devem desaparecer depois de uma excitação inicial. A ansiedade é vivida a nível genital na aproximação de natureza sexual.

Um rapaz trouxe-me o seguinte sonho: uma moça muito linda entrou em seu quarto e começou imediatamente a se despir, passando a aproximar-se dele em seguida. Ficou então muito excitado sexualmente e estava a ponto de começar a manter relações com ela, quando sentiu medo e teve a sensação de que alguma coisa dentro da vagina machucaria seu pênis, de modo que, primeiro, sentiu a necessidade de investigar com os dedos. Olhou então para suas mãos para escolher qual dos dedos poderia perder, se fosse o caso. Neste ponto acordou com a ansiedade.

A ansiedade genital poderá acontecer espontaneamente, após um parto, uma vez que a gestação produz aumento no nível da energia, um amolecimento dos músculos, e que o parto abre a pelve. Se não for compreendido este aspecto, poderão decorrer sérios erros diagnósticos e graves incorreções de tratamento. Esta modalidade de ansiedade genital espontânea é muitas vezes diagnosticada como esquizofrenia, depressão ou como psicose puerperal.

Ansiedade orgástica

Esta é uma ansiedade razoavelmente bem limitada, produzida pela entrega final e completa do organismo. O ato sexual é bem sucedido e agradável a ponto de chegar ao orgasmo, quando então o homem sente dor na ponta do pênis, e a mulher sente espasmos vaginais ou anestesia; poderão ocorrer sentimentos de morte iminente, de insanidade, de desintegração, ou então ansiedade de cair. Encoraje o paciente a prosseguir com o ato sexual até seu término, a despeito da dor ou da relutância em continuar. Obtenha detalhes precisos e interrompa quaisquer movimentos rígidos ou bruscos.

6. Genitalidade

A genitalidade é alcançada no estágio final do desenvolvimento, em seguida ao estabelecimento da primazia genital. Em geral, isto se passa por volta dos quatro ou cinco anos de idade, mas deve-se lembrar que muito antes disso a zona genital já é erógena e dotada da capacidade de conferir prazer. Mesmo bebês muito pequeninos brincam com seus genitais, e certamente sentem prazer com o contato e com a excitação. É possível que se trate apenas de um fenômeno local, dado que o bebê está ainda num estágio pregenital, derivando uma satisfação mais completa por intermédio da zona oral. Contudo, após o desenvolvimento atingir a zona genital, o prazer está diretamente relacionado com as respostas dos órgãos desta zona, estando a liberação da tensão determinada pela excitação e pela manipulação conscientes dos mesmos.

Temos ainda muito pouca experiência com crianças sadias para podermos fazer afirmativas dogmáticas a respeito da natureza da sexualidade infantil ou do que deveria ser este processo, antes do advento da puberdade. Não obstante, as pessoas que praticaram a autogratificação por períodos extensos, ao longo de sua meninice, são as de melhor prognóstico em terapia, e as que têm menos dificuldade no estabelecimento de um funcionamento genital satisfatório. Parece razoável assumir que, para a nossa cultura pelo menos, a masturbação é um pré-requisito necessário para a posterior primazia genital e para uma vida sexual satisfatória, e, portanto, para a saúde emocional geral. Acredito, porém, que as brincadeiras heterossexuais e relações sexuais propriamente ditas entre crianças sejam uma manifestação mais natural; dentro de uma sociedade que encare o sexo de modo positivo, como é o caso das ilhas Trobriand, tais brincadeiras seriam amplamente disseminadas.

Reich identificava três classes de indivíduos, no tocante à autogratificação durante a meninice:

1. Os psiconeuróticos que chegaram intatos ao estágio do desenvolvimento fálico com masturbação genital e que reprimiram posteriormente a eroticidade genital tendo adoecido, tornando-se histéricos, ou que desviaram a libido de sua posição genital, regredindo para níveis mais antigos, desenvolvendo então uma modalidade pregenital de neurose. Estas pessoas são os neuróticos comuns.

2. Os psiconeuróticos que só atingiram incompletamente ou que não atingiram o nível genital, por força de poderosos bloqueios pregenitais, ou por causa de traumas de castração severos que detiveram o desenvolvimento antes do estágio genital. Nestas pessoas, a zona genital fica altamente carregada de emoções, desejos e fantasias pregenitais, adquirindo a significação de alguma outra zona erótica, como seja o ânus, os seios, ou a boca e, portanto, perdendo toda sua importância. O resultado deste processo é a mais severa das formas de impotência, ao mesmo tempo em que não há qualquer registro de masturbação durante a meninice. São os casos mais difíceis do ponto de vista da terapia.

3. As pessoas isentas de sintomas, portando uma história de longos períodos de masturbação infantil, livre de repressões. São as que nossa sociedade chama de normais.

É importante o tipo de orgasmo que acontece com as crianças. Segundo a descrição de Reich, o orgasmo infantil não conhece um ponto crítico, agudo. Em geral, este parece ser o caso mas, no caso de bebês, o orgasmo oral aparenta efetivamente um pico mais acentuado; neste sentido, assemelha-se ao orgasmo genital, depois da puberdade. No intervalo destes dois períodos, o orgasmo que se pode observar envolve normalmente uma curva de excitação que sobe suavemente e que declina da mesma forma, sem demonstrar um auge, apesar de alguns de meus pacientes terem insistido em que passaram pela experiência de um ponto agudo de excitação nesta faixa etária. Eram homens que se haviam masturbado lubrificando o pênis com saliva, o que confere uma excitação muito mais intensa. Já que o contato oral do bebê com o bico do seio é úmido, da mesma forma que o contato na região genital, e dado que são poucas as crianças que descobrem esse método de excitação, a falta generalizada de umidade poderá ser o motivo de a curva da excitação traçar um caminho suave e sem pontos máximos, no que tange à maioria dos casos de masturbação infantil.

A masturbação deve ocorrer com movimentos delicados e regulares de fricção dos genitais. Nas meninas até antes da puberdade, é o clitóris que sofre a estimulação; após a puberdade, a excitação deverá localizar-se na vagina. No caso dos meninos, são muito importantes as fantasias de penetração peniana, e no das meninas o desejo de entregar-se a algum homem (ao pai). A masturbação pregenital (em que a primazia genital ainda está evoluindo) é realizada com movimentos de apertar e deslizar ou de rodar o pênis entre as mãos, estando ausentes os movimentos de fricção nítidos. Os casos que apresentam esta modalidade são de difícil sucesso terapêutico.

A composição da esfera sexual adulta poderá depender das primeiras sensações masturbatórias da criança. Poderá prevalecer o masoquismo, por exemplo, se a criança sente uma excitação fraca mas inegável quando é surrada. Poderá ser que o prazer uretral e a enurese prevaleçam no adulto que, em criança, sofreu um treino muito severo ao banheiro e que sentiu prazer quando urinava. Poderá, ainda, acontecer alguma expectativa ansiosa perante uma excitação genital se a pessoa em questão ficava excitada ao ouvir os pais tendo relações ou ao participar de alguma outra condição, para ela ansiógena.

Os problemas sexuais que assolam as crianças vêm das proibições e das ameaças terríveis quanto às conseqüências, provocadoras de culpa e que impossibilitam completamente a satisfação plena, ou que conseguem afastar por inteiro a pessoa da expressão sexual. Parece ser um fato consagrado, em nosso tempo, a inocuidade da masturbação, mesmo a da assim chamada "masturbação excessiva" (que, no fundo, não passa de um esforço persistente de ter um pouco de alívio e de satisfação face a severos bloqueios genitais). Não obstante, nossa atitude mais comum é a de que as crianças deveriam tentar interessar-se por outras coisas que não o sexo. A partir da puberdade, é certamente mais natural que a relação sexual interesse mais do que a masturbação, que que confere uma liberação mais completa da tensão.

A masturbação é patológica se o adulto a prefere ao contato genital e se demonstrar uma capacidade deficiente para sustentar uma relação sexual completa. Dois pré-condicionamentos importantes na configuração deste problema são os perigos de contrair uma doença tendo relações ou então acentuar a tonalidade sádica do ato sexual.

O amor genital adulto é uma manifestação de uma atração recíproca entre duas pessoas do sexo oposto, sendo marcado por uma iluminação energética e tendo por objetivo a união sexual. O amor é vivenciado primariamente a nível dos genitais. Isto é válido inclusive quando se trata de um amor sadio entre pessoas do mesmo sexo, com exceção do fato de que, nestes casos, a união genital não é o objetivo (a própria idéia disto seria, no mínimo, repugnante). Biologicamente esta diferença ainda não está muito bem compreendida, conquanto seja evidente a nível prático. Pode-se elucubrar inclusive quanto ao motivo de haver dois sexos, já que as formas mais primitivas de vida não se apresentam assim. É provável que a diferenciação sexual decorra da tendência da natureza a especializar-se por meio de formas mais complexas de vida. De qualquer modo, para os seres humanos é natural que a

101

atração sexual se limite aos membros do sexo oposto. Parece igualmente provável a éxistência de profundas raízes biológicas para tanto, determinadas pelo comportamento da energia dentro do organismo.

Estamos tão acostumados a assumir como ponto pacífico os acontecimentos naturais que até nos esquecemos de perguntar seu porquê. Parece tão óbvio que os homens devam sentir-se atraídos pelas mulheres que não nos damos ao trabalho de pesquisar o que causa realmente a atração e a excitação mútuas. Além disso, quanto mais sadio o indivíduo, mais específica se torna sua atração. Por que um determinado companheiro? É evidente que os condicionamentos e a educação têm muito a ver com a seleção, mas estes fatores operam essencialmente em cima da couraça. No entanto, alguns animais são tão seletivos quanto os homens. Encontramos, por seu turno, pessoas mutuamente atraentes para si, em termos sexuais, e completamente incompatíveis nos demais aspectos.

Acredito que Reich tenha encontrado uma explicação possível quando descobriu que as pessoas têm níveis diferentes de pulsação orgonótica. Aparentemente, este fato não tem qualquer relação com o ritmo do pulso ou com o ritmo respiratório. O pulso orgonótico varia um pouco de um dia para o outro (possivelmente por causa de condições atmosféricas e emocionais), mas cada pessoa tem seu próprio âmbito de variabilidade. O significado dos diversos níveis ainda não está esclarecido, mas são, não obstante, facilmente determináveis num oscilógrafo. Homens e mulheres com níveis que se harmonizam poderão sentir-se atraídos, ao passo que se repelem os de níveis dessemelhantes[1]. (Compreendemos uma correlação ou uma relação harmônica entre vibrações sonoras, certo?) A maioria de nós já sentia uma perturbação vaga, causada por outra pessoa, sem que tivéssemos discernido claramente o motivo desse distúrbio, e só nos aliviando da situação por um afastamento concreto da dita pessoa. Este caso poderá certamente ilustrar uma reação de campo onde sucedeu uma desarmonia entre os níveis de pulsações que, portanto, se tornaram perturbadores.

Tive por pacientes um casal ainda jovem, certa vez. A esposa me procurou com sintomas histéricos razoavelmente graves e com queixas quanto ao seu casamento, dizendo que era insatisfatório e praticamente infantil, incluindo até mesmo conversas do tipo que bebês praticam. O marido veio posteriormente para a terapia, também com alguns sintomas graves. À medida em que ia melhorando, a mulher considerava cada vez menos possível continuar

---

[1] Acredito que ocorre um mecanismo similar na concepção. O óvulo aceita ou rejeita o espermatozóide que tenha o cromossomo X ou o Y. Nesta medida, a mulher seria a responsável, em última instância, pelo sexo de seu filho.

com o marido, embora insistisse em cuidar dele. Ela simplesmente ficava aborrecida toda vez que ele se aproximava dela.

Mantiveram-se afastados por dois meses, aproximadamente, e neste ínterim, a mulher apresentou progressos acentuados. Apareceu então um amigo muito bem intencionado, mas totalmente equivocado, que a persuadiu a viajar com o marido, contrariando meus conselhos. De volta, ela se mostrava muito abatida, retraída, e com seus antigos sintomas todos de volta. Disse-me que as férias haviam sido um fracasso completo. Novamente ela começou a melhorar devagar e a se encontrar esporadicamente com o marido, mas estes encontros sempre acabavam de modo drástico. Ela ficava irritada e deprimida, insensível ao contato sexual, sentindo que não conseguiria sequer tolerar que ele a tocasse. Saíam ocasionalmente para jantar, o que poderia ser agradável para ela.

Isto perdurou por dois anos e eu muito espantado por um comportamento que, para mim, era perfeitamente neurótico no que respeitava ao seu modo de tratar o marido, ao passo que parecia perfeitamente bem quando não estava com ele, não reagindo de modo algum da mesma forma aos outros homens. Ela continuava sentindo amor pelo marido, apesar de ser evidente cada vez mais que havia algo de muito errado com esse casamento, tendo então surgido a questão do divórcio. Depois de algum tempo afastada do marido, ela chegou a considerar seriamente a perspectiva do divórcio e de um segundo casamento. Embora estivesse interessada por este outro homem, não conseguia sentir por ele o amor que sentira pelo marido, tratando-se mais de um "sentimento agradável, embora mais sossegado". Estava ela muito bem, do ponto de vista clínico. Quando visitou o marido, a fim de discutirem sobre o divórcio, vieram novamente à tona os antigos sentimentos amorosos e ela, mais uma vez, decidiu tentar transformar seu casamento numa relação bem sucedida. Em seu primeiro encontro depois deste dia, quando seu marido tentou aproximar-se sexualmente, face ao encorajamento recebido da esposa, esta sentiu-se outra vez abatida, irritada e sentiu que desejava literalmente matá-lo ao ver que ele insistia em seu comportamento. Decidiu, então, que nunca mais o veria. Conforme ia descrevendo este episódio na sessão, veio-me subitamente a idéia de que suas dificuldades não tinham nada a ver com neurose, sendo muito mais uma questão energética. Tratava-se de campos que não se harmonizavam. Esta idéia explicava aquilo que me havia deixado no ar por tanto tempo, ou seja, como é que clinicamente ela se mostrava tão bem, ao passo que se comportava de um modo aparentemente tão neurótico toda vez que estava perto do marido. Ela o amava, e, no entanto, eram incompatíveis biofisicamente. Ambos tiveram que aceitar o fato. A mulher ficou muito aliviada quando descobriu que não era sua conduta neurótica que carregava a situação de ambos. Pôde aceitar o divórcio como um passo necessário, preocupando-se apenas pela mágoa que seu marido poderia vir a sentir. Suas atitudes e condutas haviam sido enfaticamente maduras e sadias, por algum tempo, vendo-se a coisa de trás para a frente. O marido, que também amadurecera bastante, aceitou a dissolução racionalmente, embora sentisse uma verdadeira tristeza.

Cortejar é uma atividade presente em todas as espécies superiores de animais, parecendo destinar-se ao propósito de chegar a conhecer outro animal ou de "cheirar um ao outro". O medo é uma emoção de raízes muito fundas, sendo necessário à sobrevivência; enquanto não for eliminado do organismo, este não conseguirá se expandir em toda sua plenitude e não poderá entregar-se por inteiro ao outro organismo de modo voluntário e espontâneo. Cortejar acarreta confiar. Poderá ser um processo longo ou breve, dependendo das circunstâncias e de quem esteja envolvido; a pessoa sadia, porém, não considera a possibilidade da união sexual sem que haja uma certa dose de namoro antes.

Quando a união sexual passa a ser uma meta urgente, as atividades poderão ser divididas em três tipos: atos preparatórios, união genital, convulsão orgástica. Não há leis naturais rígidas para as atividades dos primeiros dois tipos. Os atos preparatórios possibilitam tudo que seja aceitável e agradável aos dois, exceto os sádicos. Nada será naturalmente considerado perverso, se estiver a serviço do objetivo, que é a união genital. Poderão ser longos ou breves; é comum o homem apressar-se em direção da união genital, enquanto a mulher se demora nos atos preparatórios. Ambos deverão estar sexualmente excitados (vibrações de prazer nos genitais) antes mesmo de os atos preparatórios receberem alguma consideração. Dentro de um relacionamento saudável, os atos preparatórios consistem principalmente no contato com o corpo da pessoa amada e em carinhos dispensados a ela. A excitação manual desenfreada não tem vez.

O ato sexual dificilmente chegará a ser satisfatório se um dos dois tiver de ser excitado por meios artificiais. Esta é uma pessoa ainda não pronta biologicamente para o ato sexual. Ou sua energia livre não atingiu ainda o ponto da iluminação, ou está detida pela ansiedade. Ou simplesmente, pode ser que aquele não seja o par desejado.

Os atos preparatórios conduzem a um aumento da excitação ao ponto de tornar-se imperiosa a união (desejo de penetração) e este desejo deverá manifestar-se em ambos os parceiros. A ereção no homem é um requisito óbvio e aceito.

Já na mulher, a ereção não é tão evidente nem considerada como um requisito. Não obstante, num estado adequado de prontidão sexual, os lábios vaginais tornam-se eretos, bem como os bicos dos seios, ao mesmo tempo em que os seios tornam-se responsivos. Além disso, há dois tipos de secreção vaginal, a aquosa e a mucosa. Esta última confere um maior nível de contato e de excitação e, a menos que esteja presente, a mulher ainda não atingiu o ponto da prontidão sexual. Atos preparatórios desmesuradamente longos com estimulação clitoriana darão, por resultado, o orgasmo clitoriano e interferirão na resposta vaginal completa.

Muitos conselheiros matrimoniais, psiquiatras e psicólogos voltaram-se detalhadamente para o meio mais adequado de excitar o clitóris e para as posições sexuais mais convenientes em termos de estimulá-lo, lembrando aos seus leitores que o clitóris é a contrapartida feminina do pênis e que, à semelhança deste, também precisa ser estimulado.

Trata-se de conselhos fundados numa premissa incorreta. É verdade que o clitóris constitui um vestígio do pênis, e na qualidade de vestígio perdeu sua função, tendo sido substituído por um órgão muito mais satisfatório: a vagina. O clitóris só é importante naqueles casos em que a mulher teve seu desenvolvimento detido a nível fálico quando o clitóris assumiu a importância de um pênis fantasiado[2]. O interesse e a excitação deste nível desvia a resposta vaginal, podendo inclusive impedi-la por completo. Dentro de um desenvolvimento normal, o clitóris assume uma importância apenas pequena e passageira, da mesma forma que o estágio fálico para o homem, sendo de uma relevância diminuta para uma mulher madura obter seu prazer sexual. As instruções de como excitar convenientemente a mulher por meio da estimulação clitoriana, bem como a advertência de que se deve fazer uso de elementos lubrificadores se o clitóris estiver seco, deixam de lado o ponto básico de que nestes casos a mulher, antes de mais nada, não está pronta para a união sexual, seja por causa de problemas emocionais ou de circunstâncias ambientais imediatas, seja por força de condições físicas, e a correção do problema deve se voltar para este ponto.

Um último elemento contra essa ênfase na estimulação do clitóris vem do fato de que, durante o ato sexual, para que o clitóris entre em contato com o pênis, é preciso que a pelve fique retraída, o que em si inibe as sensações pélvicas e, mais particularmente, as sensações genitais.

É um ponto ainda controvertido se a mulher sente prazer na própria vagina[3] ou se este prazer não seria uma ilusão do prazer a nível dos lábios e do *introitus vaginalis*. A parede

---

[2] Este grupo reúne infelizmente uma grande porção da população feminina adulta, de modo que se pode entender a razão da importância da estimulação clitoriana ser tida como ponto pacífico em muitos casos.

[3] Cf. Arnold H. Kegel, "Sexual Functions of the Pubococcygeous Muscle", *The Western Journal of Surgery, Obstetrics, and Gynecology*, vol. 60, págs. 521-524, outubro de 1952. Kegel acredita que as sensações vaginais profundas decorrem de inserções do músculo pubococcigeano na vagina.

posterior da vagina parece ser a parte de mais alta responsividade. Não obstante, há um sentimento muito claro e imperioso de desejo de penetração, além do orgasmo vaginal, em oposição ao orgasmo clitoriano. Este produz apenas uma resposta local, ao passo que o orgasmo vaginal envolve o corpo todo em sua resposta, conferindo uma satisfação muito mais integral. Quando há potência genital, além disso, a vagina torna-se um órgão ativo, sugando o pênis da mesma forma que a boca suga o bico do seio.

A união genital verdadeira, onde está presente o contato (vibrações de prazer), apresenta uma necessidade imperiosa de movimentos de fricção suaves, porém agressivos, em resposta também à respiração. Os movimentos rudes e rápidos são decorrentes da ausência de contato, encobrindo quaisquer sensações naturais de entrega. Os movimentos tímidos ou a ausência deles podem ser devidos à ansiedade ou a sensações reprimidas.

O verdadeiro ato sexual tem duração de três a vinte minutos, havendo durante todo o tempo um sentimento/sensação de contínua delicadeza. A posição exige apenas que a liberdade de movimentos não sofra interferências. Pode-se ou não ir direto ao orgasmo. Pode-se fazer pausas, trocar de posição, mas, de um certo ponto em diante, o ato torna-se automático e dá início à convulsão orgástica. A interrupção neste momento interfere no andamento suave do ato, se um dos parceiros interromper o ritmo, por exemplo, provocando dor e perturbação. Isto poderá acontecer quando um dos dois não consegue suportar o balanço completo da convulsão orgástica e o interrompe por meio de movimentos rápidos, sobressaltados ou mesmo se afastando, se enrijecendo, tornando-se imóvel ou perdendo totalmente suas sensações. O ato sexual deve ser isento de fantasias que, em si mesmas, se constituem numa fuga. As fantasias devem ser proibidas mesmo que às custas de se perder o desejo. Na fase final da terapia, todos estes problemas devem ser minuciosamente pesquisados e solucionados.

Uma das maiores dificuldades a serem vencidas é afastar a compulsão do sexo e só aceitá-lo enquanto prazer quando realmente desejado. As mulheres são ensinadas a pensar que os homens querem sexo o tempo todo, devendo ser satisfeitos; sentem-se, portanto, obrigadas a se submeterem e a sentirem-se "no ponto", todas as vezes. Os homens devem demonstrar sua masculinidade e satisfazer as mulheres. Se ambos conseguissem ser honestos entre si, descobririam que nenhum deles deseja tanto sexo quanto parece, exceto nos relacionamentos novos. A atividade sexual normal varia de três vezes por semana a uma vez por quinzena, dependendo da saúde, do trabalho e de outras condições ambientais, sendo inclusive possível a abstinência por um ano sem que haja necessariamente um problema sério de estase corporal.

O orgasmo completo depende da ausência total de retenções no organismo. Num certo momento, a excitação invade toda a personalidade e seu aumento não estará mais submetido ao controle voluntário. Depois de se haver difundido por todo o organismo, a excitação se concentra nos genitais, seguindo-se uma sensação cálida, de derreter. As contrações involuntárias dos músculos dos genitais e do soalho pélvico ocorrem em ondas; o ponto máximo de cada onda de contração coincide com a penetração profunda durante a expiração. Acontece o espasmo, que produz a ejaculação. Nas mulheres há contrações e alongamento da vagina, acompanhadas por um desejo de receber completamente. Face à invaginação, isto é comparável à necessidade expansiva do pênis de penetrar em profundidade. A seguir, ocorre um obscurecimento da consciência e um aumento da contração que envolve o corpo todo.

Após a convulsão, ambos os corpos permanecem unidos por algum tempo, enquanto a energia até então concentrada nos genitais volta a fluir por todo o corpo e esta é uma sensação de gratificação. Há então a separação, o relaxamento e o sono, bem como uma atitude terna e grata em relação ao parceiro.

A excitação se amortece se o contato é constante; portanto os casais não deveriam permanecer juntos sempre. Deveriam dormir em camas separadas para não perderem a capacidade de se aceitarem e tornarem-se emocionalmente viscosos. Neste estado, sentem-se ansiosos se separados, embora não sintam excitação com a presença do outro.

A união genital cumpre uma das duas funções básicas de toda a natureza. Uma destas é universal, presente aos seres vivos e aos não vivos, enquanto a outra é essencial ao funcionamento da vida: a *superposição*, em que dois sistemas de energia excitam-se e atraem-se mutuamente, fundindo-se num único sistema de energia (no organismo vivo este fundir-se reaviva e confere a centelha de vida); e a *convulsão orgástica*, que descarrega o excesso de energia para que esta se mantenha em nível normal. Este processo se manifesta em todos os sistemas energéticos limitados por uma membrana, ou seja, em todas as formas de vida.

Tem havido uma considerável confusão a respeito das emoções que acompanham a carga de energia e sua descarga, no ato sexual. Pode-se expressar da seguinte forma a fórmula do orgasmo:

TENSÃO ⟶ CARGA ⟶ DESCARGA ⟶ RELAXAMENTO

Quando a energia se desloca em direção centrífuga, para a pele (expansão), sente-se prazer. Quando aparece uma contração contrária a este fluxo centrífugo, é produzida a ansiedade. E, em ambos os casos, existe um estado de tensão. TENSÃO ⟶ CARGA é um movimento expansivo. Se não for interrompido, como quando há potência genital, sente-se prazer. Mas se a expansão não é tolerada, ocorre a contração contrária à expansão, sendo produzida a ansiedade, como nos casos de ansiedade genital. Se acontece, então, uma descarga, é afastada a tensão e a pessoa sente alívio (da tensão).

SUPERPOSIÇÃO   ORGASMO

TENSÃO⟶ CARGA ⟶ DESCARGA⟶ RELAXAMENTO

(prazer)   (alívio)

Em certas condições, a pessoa não suporta o relaxamento que se segue à descarga, e há em seu lugar uma contração. Se foi mínima a descarga (impotência orgástica), ainda haverá uma tensão considerável e será produzida a ansiedade. Se a descarga foi satisfatória, a tensão é removida, surgindo uma contração contra a obstrução, o que dá margem ao desprazer (tristeza). Este dado é muito freqüente e levou ao princípio segundo o qual "todo animal se entristece após o ato sexual"

Neste caso, a fórmula seria:

TENSÃO⟶ CARGA ⟶ DESCARGA⟶ CONTRAÇÃO

(prazer)   (desprazer)

Não estou considerando aqui as outras complicações possíveis, quando se ativam a raiva, o sadismo ou outros mecanismos neuróticos.

Distúrbios genitais

A energia genital é o regulador, a válvula de escape que a maioria das pessoas não tem à sua disposição. Os distúrbios genitais se agrupam em dois conjuntos: os sociais (ou não biopáticos) e os biopáticos (devidos à couraça crônica). O desejo nestas pessoas poderá ser mais forte do que nos indivíduos normais, dada a falta de uma satisfação apropriada.

Distúrbios sociais

Os problemas não biopáticos e as pessoas que sofrem deles reagem com alívio à educação. Por seu turno, os distúrbios biopáticos não são afetados pela educação. As pessoas biopaticamente problemáticas afastam essas influências, chegando mesmo a elaborar racionalizações que fortaleçam suas resistências.

Os distúrbios sociais são geralmente provocados pela ignorância e, em alguns casos, suplementados por dificuldades econômicas. Um dos problemas mais recorrentes é a condição de vida que não permite a privaticidade necessária nem à masturbação nem à prática do amor. Esta situação cria ansiedade, tensão, e interfere na satisfação. Para se trabalhar com estes tipos de distúrbios, é preciso uma descrição minuciosa das circunstâncias que cercam a manifestação sexual.

Por exemplo: onde é que se dá a masturbação? Há culpa? É satisfatória? Há outras pessoas no mesmo aposento? Mesmo depois do casamento, há alguma privaticidade? O ato sexual tem de ser realizado às pressas para se garantir que não seja interrompido por outras pessoas? Nestas condições, é comum tentar-se copular com roupas ou mesmo em pé. Estas práticas influem negativamente na satisfação e na liberdade de movimentos, devendo ser eliminadas.

Há, em geral, um temor de gravidez que determina muitas retenções. Neste ponto, vem à baila a discussão dos métodos contraceptivos. Há os que se opõem a eles com base em argumentos religiosos, enquanto outros não confiam nos contraceptivos. As pessoas que podem aceitar conselhos são as que melhoram mais depressa. O *coitus interruptus* e o *coitus condomatus** interferem profundamente na satisfação e deveriam ser completamente postos de lado. O mesmo se aplica às carícias que não levam ao ato final, pois a tensão se acumula sem ser aliviada.

A satisfação também sofre interferências quando pessoas com níveis dessemelhantes de energia tentam relacionar-se. Os indivíduos já nascem com níveis altos ou baixos de carga energética e uma disparidade muito acentuada entre parceiros provoca a incompatibilidade sexual. A pessoa que tenha uma baixa carga energética poderá ser saudável em todos os sentidos, apesar de evidenciar uma menor necessidade sexual do que outra com um nível alto de carga.

Não se pode esperar que a relação sexual seja completamente satisfatória para ambos os parceiros nas primeiras experiências. Muitas vezes é preciso tempo e paciência consideráveis para que os parceiros se ajustem entre si. O homem sadio poderá ter uma ejaculação prematura, enquanto a mulher talvez não consiga excitar-se devidamente por força da ansiedade frente à nova situação, e em especial quando o ambiente não é favorável.

Distúrbios biopáticos

Os problemas desta linha são devidos à couraça crônica que

---

* Em latim no original. *Coitus interruptus* é a relação sexual em que o homem retira o pênis antes de iniciar a ejaculação; *coitus condomatus* ou coito condomatoso é aquele em que o homem faz uso de preservativo de borracha a fim de evitar a ejaculação direta na vagina. (N.T. N.E.).

inibe a convulsão final. São particularmente inibidores os espasmos da garganta e do ânus, os orifícios primitivos do trato alimentar. As dificuldades são passíveis de classificação em dois grupos:

1) o funcionamento vinha sendo satisfatório, tendo deixado de sê-lo.

2) nunca existiu um funcionamento genital satisfatório.

Os indivíduos do primeiro grupo têm melhor prognóstico. Esperamos pelo menos poder trazer a pessoa de volta ao nível de seu melhor funcionamento anterior. É importantíssimo eliciar os detalhes desse funcionamento mesmo que o paciente tente escapar deles. As seguintes informações são indispensáveis:

— houve em alguma época qualquer modo de funcionamento genital? Até que ponto? Em alguma época a masturbação foi satisfatória? Por quais meios e com que fantasias? Dê atenção especialmente às fantasias sádicas, homossexuais ou perversas em qualquer sentido. Nas mulheres, investigue fantasias de estupro.

— houve alguma relutância em tocar os genitais? Se tiver havido alguma manipulação, como foram os movimentos: mais ou menos rítmicos? Pressionantes e deslizantes, a saber, em formas pregenitais de masturbação? Qual foi o tipo predominante de manipulação, bem como sua regularidade, durante a meninice? E durante a puberdade? E durante o casamento?

— quanto à relação sexual, há desejo antes do ato, ou é ele realizado como dever, sendo necessária alguma estimulação artificial? É realizado de modo compulsivo, como toda 6.ª-feira à noite, por exemplo?

É comum a mulher necessitar de atos preparatórios em quantidade considerável, enquanto o homem logo se volta para o ato sexual propriamente dito, e tal disparidade poderá tornar necessário que marido e mulher trabalhem mais detidamente suas dificuldades. Ou então, poderá acontecer que o homem não tenha ereção se não for estimulado. Este detalhe poderá revelar-se não neurótico, se o homem não deseja a mulher, ou se sua energia ainda não atingiu o ponto de iluminação, ou então poderá revelar-se neurótico.

Quais restrições deve o parceiro suportar? Por exemplo, o homem poderá preferir que a mulher não se movimente durante o ato, ou ele poderá preferir penetrá-la por trás. Estas modalidades são geralmente devidas a uma fuga de todo contato, exceto no que tange aos últimos meses da gravidez, quando então esta posição torna-se preferível. Algum dos dois tem de lutar para terem uma relação sexual?

A relação talvez apresente a brutalidade em um dos dois, principalmente os apertos, coisa que a pessoa sadia não tolerará.

O terapeuta deverá examinar alguns métodos de evitar a excitação violenta:

110

1. segurar a respiração
2. controlar os ruídos
3. controlar os movimentos, fazer movimentos rápidos e sobressaltados
4. curvar o peito
5. esticar e enrijecer as pernas
6. retesar o esfíncter anal

Há dois tipos de relação sexual: com ou sem vibrações orgásticas de prazer nos genitais. Estas vibrações são sentidas como algo suave e doce que se derrete, e que escoa. Se estão presentes, então o prognóstico é muito bom. Se não estão, o caso é de impotência orgástica. Pesquisar também as sensações na ponta do pênis: se são dolorosas, anestésicas ou fracas. Há casos em que a mulher é a responsável por serem fracas.

No caso de impotência orgástica, a carga genital está desfeita, predominando a ausência de contato. A compensação desta ausência de contatos vem na forma de movimentos rápidos e brutais, ou então poderá não haver qualquer impulso para movimentos de fricção, e a ejaculação ocorrerá então principalmente por causa da pressão. Há casos em que, inclusive, não há necessidade da penetração. Só o toque é percebido e o prazer nos genitais está ausente. A pessoa poderá ser potente quanto a ereções, mas não consegue entregar-se nem ao parceiro, nem ao próprio orgasmo.

A ejaculação prematura ocorre por causa da ansiedade. O homem corre para dentro e sai correndo para fora, sorrateiramente, como se estivesse levando algo roubado embora. O caso aqui é que a contração provocada pela ansiedade, associada à excitação sexual, aumenta a pressão e espreme a descarga seminal para fora, não permitindo uma verdadeira convulsão orgástica. O elemento mais profundo e subjacente é o medo do pênis do pai na vagina.

Reich coloca também que a ejaculação prematura acontece quando é baixa a energia. Aparentemente, a excitação excessiva, que é preciso para o ato quando é baixa a carga energética, produz ansiedade, aumentando, portanto, a pressão e fazendo o sêmen espirrar.

A homossexualidade resulta de uma identificação com o pai do sexo oposto, a qual é baseada no medo; a causa básica da homossexualidade é o medo da heterossexualidade. É normalmente preciso uma longa terapia para curar esta condição. A primeira manifestação visível da homossexualidade ocorre em geral por volta dos 16 anos, pois esta é a idade em que as reações contra o ímpeto inicial da puberdade já se consolidaram, começando, então, a surgir os padrões sexuais finais. Antes dessa idade, as brincadeiras homossexuais poderão ter sido vivenciadas — como ocorre tão freqüentemente com os mamíferos jovens — mas essas primeiras atividades lúdicas têm pouco significado em termos dos padrões adultos. Nos casos homossexuais, por mim tratados, descobri que havia uma tentativa desesperada de conseguir um ajustamento heterossexual antes da capitulação final à homossexualidade à idade de 16 anos.

Estes são os distúrbios biopáticos mais comuns. Encontram-se mais raramente outras formas de perversão que devem ser, todas elas, submetidas a extensas terapias.

7. O Problema da Adolescência

Este é um dos mais importantes problemas do mundo contemporâneo. Está constantemente sendo discutido, muitas soluções lhe são oferecidas, há inclusive manifestações aqui e acolá em prol dos adolescentes, mas ninguém ousa efetivamente abordá-lo de frente. Aquele que aconselhasse a prática do que todos sabem ser a solução para tal problema seria considerado um objeto de horror, já que poucos são os que conseguem admiti-la mesmo para si próprios.

A sociedade persiste numa atitude irracional com respeito à sexualidade do adolescente muito mais intensa do que com respeito a qualquer outro período da vida sexual do homem[1]. Exceto Reich[2] e possivelmente uns outros em pequena quantidade[3], ninguém mais sequer chegou a se incomodar em ouvir a desgraça dos que, durante cinco a dez anos — da puberdade ao casamento — não têm permissão para uma manifestação genital aceita. A relação genital natural é vista como evidência de delinqüência, ao passo que a autogratificação recebe a desaprovação universal. Não obstante, no decorrer deste período, a urgência genital alcança seu ponto de máxima intensidade, considerando-se todo o período de vida do ser humano. Gastamos um tempo enorme corrigindo problemas sexuais da vida adulta, enquanto negligenciamos por completo o período da vida em que são fixadas essas neuroses.

---

[1] A Suécia parece ser uma exceção digna de nota, pois têm sido feitos grandes progressos quanto à aceitação da sexualidade adolescente.

[2] Cf. Wilhelm Reich, *The Sexual Revolution* (Nova York, Orgone Institute Press, 1945). Existe tradução em edição brasileira.

[3] Alfred C. Kinsey, durante uma palestra na cidade de Nova York, expôs claramente o problema sexual da adolescência.

A criança amadurece sexualmente durante a adolescência, vivendo então uma violenta sensação sexual destinada a ser a mais intensa que jamais sentirá em toda sua vida, e a sociedade lhe diz: "Afaste-se daí". Segundo a sociedade, a igreja e a lei, o adolescente não deve ter qualquer canal de saída para sua sexualidade. Já presenciei casos de jovens que seguiram essa advertência ao pé da letra e ficaram completamente abatidos e adoeceram. Certamente, não há como acreditarmos que esta seja a solução, embora seja um dos meios de se enfrentar o problema. Há, ainda, outras possibilidades: a masturbação e a relação sexual. Dentro da primeira, eu incluo ainda a masturbação mútua e as carícias. Todo mundo sabe que a maciça maioria dos adolescentes se envolve com uma ou outra, ou com ambas as formas de manifestação. Não obstante, fingimos que não vemos nada disso e que o adolescente é assexual. No caso de sua despreocupação acabar fazendo com que seja apanhado em flagrante, expressando sua sexualidade, será severamente punido; por outro lado, qualquer adulto que seja condescendente com essas manifestações será acusado de estar contribuindo para a delinqüência de menores.

Face a esse condicionamento é imperioso que o adolescente acabe por sentir-se culpado quanto às suas urgências e manifestações sexuais. A psiquiatria convencional concluiu que é a culpa e não a masturbação o fator responsável por problemas, mas assume ainda a atitude de que o adolescente deveria ser encorajado a afastar de sua mente qualquer idéia relativa a sexo. Por outro lado, para os poucos adolescentes que conseguem se casar, o sexo passa a ser permitido e não se torna problemático.

A solução mais simples seria permitir aos adolescentes que vivessem segundo suas necessidades sexuais, mas essa alternativa provocaria o desastre em muitas ocasiões. Na nossa sociedade, a grande maioria das pessoas não é preparada para a expressão sexual, embora muitos a busquem da mesma forma. Quando Reich trabalhou com adolescentes, avaliou que mais de 2/3 deles estavam despreparados para assumir essa responsabilidade, mesmo que a sociedade o permitisse. A metade poderia assumir a responsabilidade se tivesse conhecimentos e aconselhamento em dose suficiente. A outra metade necessitaria de uma longa terapia. Não obstante, a intenção da natureza é a união genital nessa idade. A culpa, portanto, cabe à nossa cultura.

A genitalidade é um direito de todos, e cada pessoa deve passar da infância para o início da meninice sem maiores traumas ou bloqueios severos para que possa alcançá-la e enfrentá-la com responsabilidade. Pois apenas as pessoas emocionalmente sadias ou que sabem o que deve ser a saúde emocional é que têm condições de vivenciar a relação sexual como amor e não como pornografia ou com culpa. A solução não é fácil e não o será enquanto não aprendermos a educar nossas crianças de modo saudável e enquanto não soubermos transformar nossas próprias atitudes e a atitude legal. Os adultos têm medo da intensidade dos sentimentos e sensações genitais dos adolescentes e, portanto, ou matamo-los ou suprimimo-los.

Alguém já investigou qual é o dano decorrente da expressividade sexual para os adolescentes? Não estou me referindo aos casos de estupro, mas nos que há um desejo e um consentimento mútuos. Uma objeção por demais evidente é o risco de uma gravidez. Muitas são as meninas que realmente engravidam; houve dezessete mocinhas que ficaram grávidas numa única classe de certa escola. Isto foi melhor do que tê-las ensinado a evitarem filhos, tendo, portanto, contribuído para sua delinqüência? Tenho certeza de que a maioria dos leitores não aprovará nenhuma das duas saídas, apavorando-se com ambas. Todos preferem a abstinência do adolescente mas, novamente, eis a natureza proporcionando uma válvula de escape na forma de emissões noturnas e de sonhos eróticos. Mas, na melhor das hipóteses, estas soluções não passam de alívios passageiros.

Será que não podemos aprender alguma coisa com os habitantes das Ilhas Trobriand, cuja atitude perante o sexo é positiva e que conseguem criar situações para os adolescentes de modo que possam ficar juntos?[4] Este povo não conhece crimes, neuroses, insanidade, nem obesidade. A liberdade pré-nupcial é um fim em si mesma, sendo em verdade uma preparação para o casamento, na medida em que permite uma escolha natural baseada em personalidades afins e em compatibilidade em vez de meramente seguir uma atração sexual. Acredito que, nestes casamentos, ambos os parceiros são notoriamente fiéis. Tenho seguido os mesmos princípios no que respeita à minha prática. Os pacientes bem integrados e com experiências sexuais pré-maritais suficientes são muito mais fiéis em seus casamentos do que os que se casaram com pouca ou nenhuma experiência.

A exigência que nossa cultura faz aos jovens de se absterem do sexo é o verdadeiro responsável por sua miséria sexual, pelos conflitos que sucedem aos adolescentes, e pelos problemas sexuais dos adultos. O adolescente alcança a maturidade sexual, experiencia a necessidade de uma manifestação sexual e tem a capacidade de reproduzir, ao mesmo tempo em que é estrutural e economicamente incapaz de criar a infra-estrutura exigida pela sociedade para a união genital, ou seja, o casamento. Em sociedades matrilineares das tribos primitivas, a miséria sexual, que é a praga dos nossos adolescentes, nunca acontece. Os ritos puber-

---

4 Outras tribos de costumes semelhantes são os Igorot de Luzon, os Akamba da África Oriental e os Munski do norte da Nigéria.

tários introduzem o adolescente a uma vida sexual completa, enfatizando-se muito mais a felicidade sexual. As sociedades autoritárias, por seu turno, enfatizam a abstinência. Consideremos mais detidamente as três possibilidades que os adolescentes de nossa cultura têm[5].

Abstinência

Frente ao desenvolvimento dos órgãos genitais e ao aumento da atividade das glândulas endócrinas, é evidente que a sexualidade entra numa fase de muita atividade na puberdade, sendo normal a urgência de uma manifestação sexual, especificamente, da relação sexual. As idéias sexuais, porém, e especialmente as voltadas para a relação sexual, devem ser reprimidas ou distorcidas para que seja possível a abstinência completa, é mais comum, no entanto, que os adolescentes não reprimam a idéia da relação sexual, mas que pensem nela sem sentimentos ou sensações, ou então associando-lhe tantos medos e problemas que realmente chegue a perder todo seu significado. Para assegurar a abstinência, contudo, deve haver igualmente a repressão da excitação sexual. Se isto é efetivado, o adolescente evita o doloroso conflito da masturbação e a luta perigosa contra seu meio ambiente.

As atitudes dos adolescentes, com respeito à sexualidade em geral, mudam depois de os primeiros degraus da puberdade terem sido vencidos. Depois dos 16-17 anos, tornam-se mais negativos a seu respeito, pois substituíram a busca do prazer pelo medo do próprio. Fica assim determinada uma atitude cada vez mais defensiva contra a sexualidade. O prazer inibido transforma-se numa excitação genital desagradável ou mesmo dolorosa. O adolescente está então sendo forçado a suprimir sua sexualidade. A supressão sempre causa distúrbios psíquicos e somáticos, mas, de qualquer modo, ajuda-o a evitar o conflito com a sociedade e com sua própria moralidade já consolidada.

Se a energia sexual que está sendo suprimida não se manifestar na forma de doenças, será canalizada para devaneios e alterações do estado de espírito, e qualquer um dos dois estados interfere nas atividades normais. Se a neurose não se desenvolver imediatamente, surgirá depois quando a pessoa for confrontada com as exigências da atividade sexual "legal", dentro do casamento. Em termos terapêuticos, os pacientes que nunca tentaram se masturbar são os de pior prognóstico.

O costume popular aconselha os esportes para desviar o curso da energia sexual, liberando-a por meio de atividades. Não obs-

---

[5] Leia: Wilhelm Reich, *The Sexual Revolution*, já traduzida em edição brasileira, para uma discussão mais pormenorizada.

tante, não é toda a energia que pode sempre ser liberada deste modo, sendo então necessária a repressão, a qualquer custo. A abstinência resulta sem dúvida numa atrofia sexual, fazendo com que o fluxo da energia retroceda para atividades infantis e perversas, constituindo desordens neuróticas. Na realidade, a abstinência é, em si mesma, um sintoma patológico que indica uma repressão severa, nunca deixando de causar lesões profundas à futura vida amorosa, bem como à vida profissional, na medida em que rebaixa as condições de trabalho do indivíduo.

Masturbação

A masturbação é um substituto quando não há relações sexuais. Tem, porém, um valor apenas limitado. Será útil enquanto auxiliar um jovenzinho a atravessar os estágios iniciais da puberdade, mas são poucos os que chegam à puberdade com um funcionamento pouco perturbado. A maioria dos adolescentes já está tão lesada pela educação e pela escolarização que não consegue se masturbar sem sentir culpa. Luta contra seus impulsos, em geral. Se não é bem sucedida nessa tentativa, masturba-se com grande inibição e de modo prejudicial, com práticas tais como tentar conter a ejaculação.

Mesmo a masturbação gratificante chega com o tempo a tornar-se perturbadora pela falta de um objeto de amor que em si também é doloroso. Torna-se então necessária uma repressão mais poderosa, pois a fantasia é forçada a assumir um trajeto infantil e a retomar reações neuróticas abandonadas desde há muito. Neste ponto, as repressões infantis encontram-se com as desenvolvidas na puberdade, reforçando-se mutuamente. Quanto mais severo tiver sido o dano causado à sexualidade infantil, menos chances terá o adolescente de alcançar uma vida sexual normal. Os sentimentos de culpa pela masturbação são mais intensos do que os associados à relação sexual, pois estão povoados por fantasias de incesto, ao passo que um ato sexual gratificante torna supérfluas estas fantasias. O contato com um segundo sistema energético, por sua vez, causa mais excitação e, portanto, mais descarga.

Há muitas variações entre um extremo, no qual a pessoa é incapaz de seguir adiante, deixando para trás a fixação parental infantil para assumir uma vida sexual racional, e o outro extremo, em que seus tipos representativos parecem não ter a menor dificuldade para fazê-lo. O primeiro é composto pelos jovens "bonzinhos" que se submetem a todas as exigências que lhes são feitas. Transformam-se em resignados companheiros no casamento e são um dos tipos que mais contribuem para o grupo dos neuróticos. O outro é rebelde, ambicioso, avesso às proibições dos pais e com inteligência acima do normal. A sociedade poderá acabar forçando estas pessoas a assumir uma conduta psicopática se suas necessidades não forem entendidas e devidamente satisfeitas.

Os adolescentes que conseguem desenvolver-se da masturbação para a relação sexual serão sempre aqueles que se mostram vigorosos, inteligentes e competentes. A maioria dos jovens, porém, é tímida e desajeitada.

Relação sexual

Como primeira proposta, o adolescente deve superar suas próprias inibições, resultantes de sua educação sexualmente proibitiva, de modo que, em geral, ele não está tão apto a empreender a tarefa de estabelecer um relacionamento heterossexual. Sua fixação em atitudes infantis frente aos pais cria uma discrepância entre sua imaturidade psíquica e sua maturidade física. Além de um tabu social muito severo contra a sexualidade adolescente, há, ainda, todos os tipos possíveis de medidas que podem ser tomadas contra a eventualidade de uma relação sexual. Por exemplo, raramente é ministrada uma educação a respeito dos fatos sexuais. O adolescente aprende, no máximo, a fisiologia em que um óvulo e um espermatozóide se unem para compor uma nova pessoa, mas não aprende que está pronto biologicamente para ter uma relação e em que isso pode suceder.

Incide sobre esse fato o de que jamais se depara com oportunidades de privacidade, sendo incompleto e impreciso seu conhecimento da contracepção. O adolescente que ousa transgredir essa regra tem de fazê-lo dentro de carros, nos corredores, atrás das árvores, sempre enfrentando a possibilidade de ser detido, de a companheira engravidar, para não mencionar as complicações legais.

É evidente que numa sociedade como esta, em que não se reconhece a manifestação sexual senão no casamento, em que não se educam racionalmente as crianças quanto a sexo, em que não se veiculam as informações sobre privacidade e contracepção, seria estúpido e inútil aconselhar os adolescentes a ignorar as regras não consoantes com a saúde. Este conselho não os prejudicaria menos do que enfatizar a prática de abstinência.

Podemos, porém, afirmar a sexualidade adolescente como questão de princípio, ajudando os jovens do modo que nos for possível e trabalhando em prol de uma solução que venha a se mostrar positiva sexualmente. Até o momento atual, nada mais podemos fazer do que apresentar sua problemática em toda a sua complexidade e do modo mais honesto possível, deixando a cada um a descoberta da solução que mais lhe convier. Fazê-los saber que suas necessidades e sentimentos são compreendidos, além de serem naturais, lhes dará força para que possam sobreviver.

O adolescente normal de nossos dias tem muito de vida e saúde dentro de si para reprimir, sem ter aprendido a responsabilidade, ou sequer o conhecimento de como manipular suas dificuldades. A única coisa que conhece é a rebelião, daí a delinqüência juvenil. Não se poderá mais negar aos jovens os seus direitos. A sociedade deve reconhecer este fato e ajudar os jovens e assumirem a responsabilidade por estes direitos.

SEGUNDA PARTE

TIPOS DE CARÁTER: EFEITOS DO PROCESSO DE ENCOURAÇAMENTO

8. Tipos Genitais de Caráter

O desenvolvimento do caráter da pessoa depende do grau de fixação ou de couraça nos vários níveis erógenos nos quais se concentra a maior parte da energia. Os sintomas característicos destes níveis fazem-se presentes sempre que houver um aumento na concentração energética ou um bloqueio a esse nível. A grande maioria das pessoas pode ser classificada num dos tipos específicos de caráter, apesar de muitas delas apresentarem elementos de outros tipos. Há umas poucas que são difíceis de categorizar em qualquer dos tipos, ou por não evidenciarem bloqueios muito nítidos ou por sua estrutura ser de difícil compreensão. Alguns indivíduos só conseguem ser diagnosticados após vários meses de terapia, enquanto há ainda os que não podem sê-lo dentro do estado atual de nossos conhecimentos. Não há dois indivíduos semelhantes; todos variam amplamente quanto à energia, à educação, à origem, e às características básicas. As exigências sexuais infantis bem como as defesas mobilizadas contra tais demandas estão completamente imiscuídas no caráter neurótico. A defesa ou couraça poderá pertencer ao mesmo estágio do desenvolvimento a que pertence a urgência sexual, ou então a um outro estágio.

Os bloqueios (ou anzóis[1]) poderão acontecer em qualquer uma das zonas erógenas, apresentando-se em dois tipos: reprimidos ou insatisfeitos. O termo *bloqueio* implica em que o indivíduo con-

---

[1] Em senso estrito, bloqueios e anzóis são sinônimos. Os segundos são, na realidade, bloqueios quase impossíveis de se remover ou então particularmente difíceis de serem superados, seja por alguma razão desenvolvimental ou por uma significação peculiar à pessoa. Pode acontecer eventualmente na terapia, quando a pelve é mobilizada precocemente e, em especial, quando se trata de indivíduos com altos níveis energéticos, o que deixa o seu organismo incapaz de se soltar com suavidade ao bloqueio ou retenção pregenital.

seguiu desenvolver-se além de um determinado nível, mas que não foi capaz de deixar completamente de lado esse nível ou zona. Os sintomas dessa fase afetam a personalidade e interferem no funcionamento genital. Apenas a liberação genital é que pode oferecer uma satisfação completa.

Quando a energia é bloqueada em seu trajeto aos genitais, nunca conseguirá ser totalmente descarregada. Ou será sempre sentida como uma necessidade (que se manifesta nos excessos alimentares ou nos excessos de bebida em resultado de um bloqueio no estágio oral insatisfeito, por exemplo), ou então o organismo tem de se defender por completo de qualquer manifestação do bloqueio naquela zona (laconismo verbal, ou falta de interesse pela comida no estágio oral reprimido, por exemplo).

O bloqueio é funcionalmente idêntico à couraça muscular na zona em que esse bloqueio se situa; por exemplo, num bloqueio oral encontraremos um espasmo dos masseteres, do *orbicularis oris* e dos músculos do soalho da boca. Estes bloqueios particulares das principais zonas erógenas determinam o tipo de caráter. Os bloqueios das zonas não erógenas, por sua vez, produzem variantes de rigidez dos tipos de caráter. Com exceção da pessoa que permanecer infantil, todas as outras atingirão pelo menos o estágio fálico, embora possam ter abandonado esse estágio posteriormente, retornando a fixações mais primitivas. Nos casos em que não há a incidência de fortes bloqueios e em que a genitalidade é estabelecida, resulta o caráter genital. Os carateres que funcionam a nível fálico ou genital são os menos complexos e não apresentam formações reativas (mudanças na direção do impulso). Estas formações reativas só se manifestam nos níveis mais infantis, ou seja, nos pregenitais (por exemplo, anal, oral e ocular).

A couraça torna-se mais aperfeiçoada no estágio reprimido do que no insatisfeito. Quando o bloqueio torna a situação apenas insatisfeita, sente-se os impulsos e estes atravessam os obstáculos, mas a zona não tem condições de ceder o suficiente para que as necessidades sejam satisfeitas (portanto, acontece o excesso de comida, de bebida, de verbalização, e nenhum deles traz a satisfação almejada). Há uma necessidade contínua de expressão. A ansiedade surge quando estes impulsos são cortados conscientemente. Quanto mais a pessoa regredir para um nível pregenital, mais sua aparência e modo de funcionar evidenciarão os traços deste nível; por exemplo, a manifestação depressiva e o retardo mental aparecem quando se dá uma regressão para o estágio oral reprimido. O quadro seguinte ilustra de modo muito rudimentar as principais características decorrentes de bloqueios a cada zona erógena. Trata-se, obviamente, de não mais que um esboço esquemático, não devendo ser absolutamente encarado como completo.

Estágio	*Reprimido*	*Insatisfeito*
1) ocular	confusão	voyeurismo
2) oral	depressão	excesso de indulgência
3) anal	restrição	submissão
4) fálico	moralismo	comportamento de Don Juan
5) genital	evitador (ou anulador)	ninfomania (ou comportamento frenético)

Carateres genitais

Caráter genital (potência orgástica)

O caráter genital é aquele cujo indivíduo satisfaz aos requisitos de saúde. Quer dizer: é a pessoa bem integrada o bastante e emocionalmente livre o suficiente para poder se manifestar de modo suficiente e saber satisfazer-se em termos de sua vida. Uma vez que tem satisfações à sua disposição, não acumula tensões, nem desenvolve couraças crônicas. A saúde ideal é, evidentemente, apenas um conceito, não sendo algo presente na natureza; não obstante, o funcionamento sadio é algo que flui e que permite uma vasta gama de manifestações.

Se a maior parte da energia da pessoa estiver concentrada a nível genital, ela funciona como um caráter genital. Isto significa que foi alcançado o estágio genital, além da ambivalência, destituído também dos bloqueios presentes aos níveis anteriores, os quais têm a condição de interferir no funcionamento. Já foram deixados de lado os desejos de que morra o pai ou a mãe, além dos desejos incestuosos; os interesses genitais voltam-se para um objeto heterossexual de amor, isento de identificações incestuosas; portanto, o complexo de Édipo foi solucionado e não simplesmente reprimido. Os impulsos pregenitais, que porventura subsistam, encontram um modo conveniente de se expressarem nos atos preparatórios sexuais ou em empreendimentos culturais (é significativo que a sociedade contemporânea providencie meios mais ou menos construtivos e inócuos para a gratificação de qualquer que seja o impulso pregenital: colecionar selos, teatro amador, melhoras cívicas, jardinagem em pequena escala e etc., indefinidamente). No que tange ao caráter genital, porém, a maior parte da energia encontra sua expressão por meio do orgasmo genital, dado que é a liberação mais completa, gratificante e bioeconômica. A agressão[2] está a serviço do ego para fins racionais, mas não é um fim em si mesma.

---

2 "Agressão" em sentido popular se refere ao comportamento impositivo, invasor e mesmo hostil. Esta é a agressão neurótica. No contexto presente, "agressão" trata da agressão natural, ativa, espirituosa, animada e jamais ofensiva.

O ego e o superego estão em harmonia. O superego sanciona um modo de vida em que o sexo é encarado positivamente, não sendo uma instância severa e punitiva como quando a pessoa é neurótica. Uma vez que a potência orgástica reduz as demandas instintivas feitas ao ego, conferindo maior autonomia de sentimentos, sensações e atos ao mundo exterior, não há necessidade de o caráter genital provar-se como homem aos olhos dos outros e de si mesmo através de feitos notórios. Não há sentimentos de culpa nem de inferioridade, de modo que ele não tem porque configurá-los dentro de formações sintomatológicas nem de desejos irracionais. A couraça é flexível e está a serviço do ego, que pode acioná-la ou dispensá-la segundo as exigências das situações objetivamente vivenciadas.

O afeto encontra-se naturalmente presente. Sendo um organismo de rápida recuperação, o caráter genital pode percorrer toda a amplitude de variação emocional que vai desde a alegria intensa até a dor profunda, do amor ao ódio, do prazer ao desprazer. Reage com profundo sofrimento à perda de um objeto, mas não permite que isto o domine. Não se envergonha de si mesmo, nem tem constrangimento quando se trata de expressar sentimentos e sensações, entregando-se totalmente a estes. Ama e odeia de modo razoável, tendo condições de afastar-se do mundo completamente quando assim o decidir, ao mesmo tempo em que tem condições de envolver-se a fundo nos assuntos que o atraem.

Uma economia sexual organizada é a base de seus traços fundamentais de caráter. Estar no estágio genital de desenvolvimento significa que há mais energia disponível para o ego, uma vez que não há motivos para que esta instância seja acionada para fins repressores (couraça corporal, formação de sintomas, traços neuróticos de caráter, etc.). Ao invés disso, o caráter genital pode dirigir suas energias para objetivos racionais, para as profundas manifestações afetivas, para convulsões orgásticas regulares e para as descargas necessárias. A potência orgástica confere-lhe autoconfiança e determina tanto seu comportamento quanto suas atitudes sexuais; sendo uma pessoa com plena certeza de quem é, não precisa usar truques nem gabolices para impressionar os outros, em qualquer situação.

O caráter genital é basicamente moral quanto a sexo, o que não quer dizer que seja moralista. Aceita a responsabilidade total por seus atos, e conhece a diferença entre liberdade e licenciosidade. Tanto a promiscuidade quanto o ascetismo lhe soam como doenças emocionais. Envolve-se nas relações genitais por amor ao parceiro, entregando-se total e honestamente, sem medo nem restrições. Nunca brinca maldosamente nem usa de pornografia no ato sexual. Sua monogamia é espontânea, fazendo amor com um único companheiro porque esta é a situação que se coaduna com seus sentimentos e sensações e não porque as regras sociais ou os costumes assim o determinam. Se for preciso, saberá trocar o objeto de sua satisfação sexual, podendo mesmo, sob circunstâncias especiais, aceitar a poligamia (ou poliandria). Sua auto-regulação permite-lhe reter a energia e não satisfazer um desejo que não pode ser satisfeito, desviando sua atenção para outros objetivos ou para outros parceiros.

Uma vez que seus impulsos primários são satisfeitos, é naturalmente um ser decente. Não tem medo da vida e, portanto, não tem que se comprometer com convicções existenciais que se oponham às suas. Sabe o que os outros querem e pode aceitar as necessidades dos demais. Nunca mostra-se dogmático, e seu raciocínio é funcional e objetivo; suas motivações são racionais, nítidas, dirigidas ao automelhoramento e ao aperfeiçoamento social. Entrega-se com liberdade e com prazer ao trabalho em que acredita, mas não consegue trabalhar mecanicamente. Aceita a responsabilidade por seu trabalho, mas não é ditatorial. Uma vez que deseja viver e deixar que os outros vivam, alegra-se genuinamente quando as pessoas estão felizes. Reconhece a sexualidade natural das crianças e adolescentes e mantém boas relações com eles. As perversões deixam-no indiferente, enquanto que a pornografia o repugna.

O corpo do indivíduo de caráter genital é forte. Sua pele é quente e irradia energia, os olhos são brilhantes. Seus lábios são cheios e sensuais, os membros e o tronco bem formados. Está sempre descontraído, e seu comportamento é calmo. Pode manifestar suas emoções, quaisquer que elas sejam, sendo este um dos maiores índices de que sua bioenergia flui livremente. Pode também fazer cara feia, mostrar desprezo, resmungar, gritar e mostrar ansiedade em seus olhos (muitos neuróticos não conseguem fazê-lo). Consegue abrir ao máximo suas pálpebras, franzir a testa, morder e dar socos violentos num objeto imaginário. O reflexo de vomitar está amplamente desenvolvido. Os olhos são sérios, profundos e penetrantes, contatando plenamente. A pelve está livre e bem desenvolvida. Os genitais e seios também são desenvolvidos a contento, mas não em excesso. Não há excesso de gordura igualmente.

Estase

A estase se instala quando, por algum motivo, não é possível durante certo tempo a liberação genital. A tensão acumula-se e é mantida por um enrijecimento dos músculos das paredes laterais do abdômen, por um tensionamento dos músculos espinais e pela manutenção da rigidez pélvica. A pessoa torna-se irritadiça e mal-humorada, aumentando em intensidade suas tendências irracionais. Esta situação pode ser solucionada terapeuticamente com grande facilidade, e, às vezes, é superada espontaneamente apenas pelo reatamento da atividade sexual. Quando a estase prevalece, há a tendência de atingir um clímax rápido no ato sexual. A estase também poderá sobrevir se o parceiro inibir a descarga completa por meio de contenções ou de movimentos desarmoniosos.

Se a estase não foi corrigida, poderá continuar a alastrar-se, causando uma regressão a níveis pregenitais e a evolução de um quadro neurótico. A energia represada inunda o organismo, reativando as zonas erógenas pregenitais que buscam um modo de descarregá-la. Isto dá margem à produção de fantasias infantis e à revivescência do problema edípico, o que só reforça os mecanismos de defesa. Preso então dentro de um círculo vicioso, o organismo não tem saída enquanto a energia não transbordar na forma de sintomas.

Caráter histérico (genitalidade com ansiedade)

A histeria já é conhecida há muito e foi o primeiro distúrbio emocional a ser reconhecido como problema dotado de uma conotação sexual. Em determinados períodos da História chegou a ser amplamente disseminada, principalmente durante os séculos da Idade Média. Era extremamente comum no início do século passado; ainda o é, mas as manifestações mais acentuadas que os primeiros escritores descreviam (fugas, desmaios, paralisias) são comparativamente raras hoje em dia. Até há algumas décadas, apenas os casos mais severos é que iam em busca de terapia. Atualmente, vemos casos em seu início e outros com formas moderadas, face à maior aceitação da terapia. Não obstante, exceto pelo fato de os sintomas serem menos acentuados, a histeria possui ainda as mesmas características que sempre teve; a descrição de Reich de trinta anos atrás mantém-se, portanto, tão precisa para hoje quanto o foi para aquela época.

Características e sintomas

O caráter histérico, geralmente feminino, atingiu o nível genital, mas com ansiedade. Há, portanto, a genitalidade, mas uma genitalidade que não pode ser aceita. Há um ímpeto constante para o contato genital, acompanhado de uma fuga do mesmo, de modo que vê-se a aproximação e a evitação constantes, mesmo durante o ato sexual. Não é possível a satisfação sexual plena, deixando de existir uma descarga completa de energia, em todas as ocasiões. Esta insatisfação provoca a estase, que só faz acrescentar o tumulto interno, resultando num organismo destituído de vida, inquieto e volúvel.

A energia sexual inunda todo o organismo. Os movimentos corporais não são compulsivamente violentos nem falicamente autoconfiantes mas, antes, delicados, provocativos, agitados, acompanhados por um tipo específico de agilidade que se caracteriza por uma nítida coloração sexual. A impressão total conferida pelo andar, pelas atitudes e pela forma do corpo é bastante sexual. É notória nas mulheres histéricas sua habilidade para flertar aberta ou disfarçadamente, por meio de olhares de esguelha, de modo de falar e de se movimentar. Os homens histéricos acrescentam um hábito facial feminino à conduta feminina, parecendo muito educados e muito delicados dentro do contexto masculino. Tanto o homem quanto a mulher são pessoas apreensivas principalmente quando seus modos provocantes dão por resultado a resposta normalmente esperada. Quando o objetivo sexual parece próximo de ser concretizado, assumem uma postura passiva ou fogem. Na relação sexual propriamente dita, aumentarão freqüentemente a atividade para abafar sua ansiedade, mas esse incremento motor não intensificará os sentimentos nem as sensações.

Tendem a ser altamente sugestionáveis e a alterarem suas condutas de modo não planejado e imprevisto, acompanhando-as de fortes reações de desapontamento. Oscilam da submissão para a rápida depreciação e para as críticas sem fundamento, com respeito ao mesmo objeto. Sua sugestionabilidade predispõe-nos a vôos de imaginação, à hipnose e à mentira patológica.

As zonas pregenitais em que há fixações, como a boca e o ânus, mostram-se genitalizadas. A necessidade temerosa de proteger a si mesmo contra o desejo de cometer incesto genital cria a couraça. O comportamento sexual se acentua conforme o histérico se torne mais medroso e apreensivo. A atitude sexual, contudo, é uma ilusão, pois a mulher histérica está proibida de envolver-se sexualmente, e não tem condições de aceitar o sexo. A provocação sexual é, na realidade, um teste de perigos e, ao primeiro sinal de agressão sexual para seu lado, foge. É verdade que deseja sexo, mas, ao mesmo tempo, tem uma atitude anti-sexual.

A couraça está ali, mas sempre suave, leve e modificável. O corpo tem um tônus geral bom. Os sintomas surgem quando há um excesso de energia que não pode ser nem contido pela couraça nem expresso. O histérico tem uma capacidade limitada para conter a energia em sua couraça, estando propenso, portanto, ao desenvolvimento de sintomas. Outros sintomas, além dos mecanismos genitais, são devidos a fixações pregenitais, como seja uma depressão decorrente de um bloqueio oral. Há pouco interesse pelos feitos intelectuais ou culturais, ou mesmo por outras formas de sublimação. As formações reativas não são tão corriqueiras quanto nos demais tipos de caráter. No caráter histérico, a energia sexual não é nem descarregada sexualmente para aliviar a estase nem fica ancorada na couraça de caráter. Ao invés disso, essa energia é amplamente dispensada em apreensões e em enervações somáticas.

As excitações genitais totalmente desenvolvidas só se conduzem a gratificações diretas. Quando não há bloqueios pregenitais, as únicas defesas disponíveis para o histérico são a ausência de contato e as evitações. Estas podem manifestar-se de dois modos: 1) *comportamento frenético*, quando o bloqueio for de tipo insatisfatório, dando margem a ataques histéricos, riso, choro, caminhar sem rumo e delírios (decorrentes de fuga nos olhos); dando margem a comportamento sexual desenfreado, incluindo aqui a ninfomania; dando margem a tiques (comportamento parcialmente frenético); ou então a condutas de evitação ou de encontro direto com a ameaça; 2) *comportamento calmo*, quando o bloqueio for repressivo, dando como resultado a paralisia e as fugas. Estas poderão ser parciais, como no caso da paralisia histérica e no da anestesia, ou totais, como quando surgem amnésias e estados de ausência, ou passividade (anular a situação). Quaisquer bloqueios oculares, orais, anais dão sintomas destes estágios.

Pode-se encontrar em alguns histéricos uma nítida conduta homossexual. No entanto, esta não é a verdadeira homossexualidade, já que, para tanto, seria preciso uma identificação com o sexo oposto. É devida a um medo terrível do sexo oposto e à sugestionabilidade, que sempre dá ao histérico margem para se submeter às investidas homossexuais. A situação edipiana também é evitada. As sensações genitais reativam o complexo de Édipo e a ameaça da mãe competitiva. A histérica, portanto, deve afastar-se do homem e, como se tivesse que provocar definitivamente sua falta de interesse pelo pai, poderá ainda envolver-se com uma outra mulher. Pode também aceitar um homem mesmo se não sentir nada por ele ou se for forçada. Nesta última situação, isenta-se da sensação de culpa, e também reafirma sua necessidade de temer os homens como seres perigosos e indignos de confiança, aspecto que não raras vezes é deixado de lado.

Gênese

O histérico cresce basicamente sadio e parece saudável até o advento da onda sexual durante a puberdade. O pai e a mãe têm atitudes de aceitação no início da meninice e a criança se identifica com o pai do mesmo sexo. Não fosse pelos pais terem uma atitude razoavelmente aberta quanto às fases pregenitais, a criança não chegaria nem à genitalidade. O histérico, normalmente uma moça, descobre então que a mãe (e o pai, para os homens) é moralista, reprimindo seu impulso sexual por meio da identificação. O problema é uma situação edípica em primeiro lugar; a rejeição que a criança efetua de tudo que seja sexual gira em torno do tabu do incesto, e todo homem passa a ser um símbolo do pai. Qualquer excitação genital provoca uma reação orgânica negativa porque reaviva a proibição do incesto. O complexo de Édipo ocorre quando a atração natural da criança pelo pai de sexo oposto é bloqueada pela atitude moralista do pai do mesmo sexo da criança.

Terapia

A histérica não tem noção de que usa seus impulsos genitais para testar e identificar as fontes de perigo, nem tem noção de que é sexualmente provocante. Deve ser desmascarada e sua ansiedade infantil dissolvida para que surjam resultados terapêuticos eficazes. A histérica deve ser encurralada e impedida de fugir. Alguns casos mais moderados de histeria podem ser recuperados espontaneamente com o casamento com um parceiro compreensivo.

Tipos comuns de histeria

1) *Histérico puro.* Não tem bloqueios pregenitais. São as mulheres típicas, sexualmente atraentes, com jeito de boneca, "certinhas", com seios e pelve desenvolvidos e proeminentes no perfil do corpo.

2) *Histérico com bloqueio ocular.* É a moça em geral alta e magra mas com coxas e seios proporcionalmente bem desenvolvidos. Quando o bloqueio ocular é severo, o ego é fraco e pouco integrado. São difíceis estes casos e é comum as pacientes abandonarem realmente a terapia. Poderão ser difíceis de distinguir de esquizofrênicas.

3) *Histérico com bloqueio oral repressivo.* A pelve e as coxas são bem desenvolvidas, mas a metade superior do corpo é delgada, com seios pequenos. Este tipo de pessoa é mais sério em suas atitudes, demonstrando níveis variados de depressão.

4) *Histérico com bloqueio oral insatisfeito.* Em geral, a mulher é baixa, pesada, com ombros largos, seios grandes, músculos grandes nos ombros e um problema de excesso de alimentação decorrente da necessidade de preencher a sensação de vazio no estômago, atrás da qual se esconde uma fantasia de felação. A gordura vai se acumulando para absorver o excesso de energia. Dietas só causam ansiedade. Uma destas pacientes, portadora de um problema de excesso constante de alimentação, e que não conseguia agüentar a ansiedade produzida pela dieta a que se submetia, contou o seguinte sonho: Estava em sessão com um antigo terapeuta. Comentou que estava com fome. O terapeuta saiu da sala e lhe trouxe algo para comer.

Relatou ter acordado sentindo ansiedade. Neste momento, falou que estava sentindo naqueles dias uma sensação estranha no estômago. Não se tratava de fome, embora tivesse uma imperiosa necessidade de comer, que a subjugava. Disse-lhe então que esta sensação era um deslocamento de alguma outra parte de seu corpo e perguntei-lhe que é que sentia na boca. Respondeu-me que sentia uma violenta vontade de sugar. Encorajei-a a entregar-se a esta sensação. A princípio mostrou-se embaraçada, mas logo depois cedeu aos movimentos de sucção. Esta necessidade cessou em seguida e ela falou que estava desenvolvendo sensações genitais. A sensação estranha em seu estômago e a necessidade imperiosa de comer desapareceram.

5) *Histérico com bloqueio anal.* Estão presentes os sintomas compulsivos e as fantasias sexuais de tipo anal. Todos estes tipos atraem os homens. A pelve e as coxas destas mulheres são sexualmente provocantes, e o púbis muito saliente, enquanto os genitais são bem desenvolvidos.

Tipo histérico intelectual ("geninho")

Descrevo separadamente este tipo por ser muito raro (tratei apenas sete destes casos) e por não seguir o padrão de indiferença pelas realizações intelectuais presente no histérico comum. Neste quadro, a produção intelectual é a característica principal. Este tipo, identificado por Reich, é a pessoa que usa seu intelecto como um grande falo, para se defender de todos os homens. Aparentemente, esta condição incide exclusivamente sobre as mulheres.

São muito inteligentes, com QI extraordinariamente alto; dos casos por mim tratados, todas tinham ou doutorado em psicologia ou eram médicas especializando-se em psiquiatria. Duas tinham ambas as qualificações. Não penso que este aspecto seja necessariamente indispensável a nível de característica do quadro, mas é provável que pelo menos seja muito freqüente. O interesse especial é bastante compreensível. Embora estas pacientes sejam histéricas verdadeiras, e as mais emotivas exibam qualidades francamente histéricas, tendem a ser mais sérias, agressivas e eficientes do que os tipos usuais, possuindo todas uma qualidade acentuada de solteirona. Têm as ancas pesadas, bem como largas coxas, ao lado de uma tendência a apresentar seios subdesenvolvidos.

Sua história escolar mostra um rendimento bastante abaixo do que seria de esperar com vistas à sua inteligência, mas mostram-se muito eficientes quando passam a trabalhar. Seu interesse primordial é encontrar um homem que as ame o suficiente e a quem possam corresponder. São mal sucedidas a esse respeito. Casam-se com homens passivos, ineficazes e apagados, que toleram todas as suas idiossincrasias com indiferença e a quem, por seu turno, elas desprezam. Quando não acontece isto, ao invés de serem cortejadas, são elas que cortejam e escolhem em geral um tipo fálico e agressivo de homem que perde rapidamente o interesse por elas, apesar de elas lançarem todo o seu charme na situação.

Enquanto pacientes, são determinadas, persistentes, encantadoras mesmo, durante a fase em que a terapia não as toca muito profundamente. Quando isto passa a acontecer, depreciam o terapeuta e o tratamento com formas que vão se tornando cada vez menos sutis, à medida em que a terapia vai se tornando mais eficaz. Uma artimanha repetidamente empregada é consultar impulsivamente outros psiquiatras, informando o terapeuta atual depois, e prometendo com grande arrependimento na alma jamais fazer isso de novo, e tornando a fazê-lo na primeira oportunidade. A combinação de inteligência com a tendência a depreciar pode ser severamente devastadora.

Uma destas pacientes chegou ao ponto de sentir que usava sua cabeça como arma fálica, esmagando todos à sua volta. Tinha desenvolvido o reflexo do orgasmo e já era capaz de entregar-se ao seu funcionamento espontâneo em diversas ocasiões, tendo até conseguido manter este nível por sete dias numa certa época. Subitamente voltou-se contra mim com toda sua fúria, e com toda sua inteligência, reatou com seu marido a quem desprezara, largou o amante, e decidiu entrar na psicanálise, como abordagem mais racional. Não obstante, durante o curto período em que aparentava saúde (mais tarde disse que mesmo essa época não havia sido real) o potencial por ela demonstrado fez com que valesse a pena o esforço despendido e deu margem a que surgisse um desafio enorme no sentido de curá-la.

Estas pacientes mostram-se muito paradoxais; por exemplo, pode-se encontrar uma especialista eficiente pedindo para ser certificada de sua capacitação para executar tarefas simples. Constituem um dos problemas mais difíceis de terapia, não sendo casos nem para principiantes nem para terapeutas de ego fraco. Uma vez, Reich disse que tem-se a este respeito duas alternativas: dizer ao paciente que ele é demais esperto para ser tratado e dispensá-lo, ou então destroçar suas defesas intelectuais. Uma paciente, cujas defesas intelectuais haviam sido em grande parte desmanteladas, estava claramente usando seus seios como uma segunda linha defensiva, na qualidade de símbolos fálicos.

Dos sete casos de histeria intelectual por mim tratados, estavam representados cada um dos cinco tipos comuns de histeria, embora três fossem histéricas puras. Um acontecimento comum às histórias de todas havia sido uma aparente deserção do pai quando a criança estava com quatro anos de idade. Em um dos casos, por exemplo, o pai emigrou para outro país antes do resto da família, para preparar as coisas para sua chegada posterior; noutro dos casos, o pai era vendedor, ausentando-se de casa seis meses certa época. Não sei até que ponto é importante este fato na produção deste quadro, ou se se trata mais de um problema de inteligência inata. Tendo mais a crer que este fato é um acontecimento importante que leva à incorporação da figura do pai, o qual serve de base para o mecanismo do grande falo. É extremamente difícil fazer com que estas pacientes deixem o pai de lado.

133

9. Tipos Fálicos de Caráter

Caráter fálico-narcisista (Vingança genital)

Há uma diferenciação entre os sexos, a nível genital: os genitais são usados para o amor sexual, a mulher no papel feminino e o homem no papel masculino. Não há competição. A nível fálico, a indiferenciação ainda persiste e, nos casos em que ocorre uma fixação a este nível, ambos os sexos usam os genitais como arma contra o outro sexo. Nesta medida, a mulher tem um pênis fantasiado ou então tece fantasias de arrebatar o do homem. O sexo é usado como meio de vingança.

Características e sintomas

O indivíduo de caráter fálico tem uma constituição atlética, com feições duras, agudas, masculinas, apesar de muitas vezes seu rosto ter um aspecto feminil. A sua agressão manifesta-se mais no modo de dizer ou fazer as coisas do que propriamente no conteúdo do que diz e faz. É arisco, antecipando um ataque esperado atacando antes. Esta agressão é uma defesa contra a rendição e contra uma eventual descoberta de si mesmo como alguém fraco. O falo ereto é seu baluarte da confiança, e, portanto, a impotência eretiva faz com que se veja reduzido a pedaços, assolado pela ansiedade, choroso, desamparado. Seu comportamento frente ao objeto de amor sempre apresenta traços sádicos mais ou menos disfarçados, ao mesmo tempo em que a conotação narcisista de seu amor lhe é mais importante do que o companheiro real. Quanto mais neurótico, mais sua conduta será atrevida. Sua autoconfiança assombrosa, o imenso vigor e a marcante flexibilidade transformam-se logo em arrogância, presunção, fria reserva e agressividade corrosiva.

Não tolera a subordinação, a menos que, por sua vez, possa dominar outras pessoas. Tem uma autoconfiança exagerada, marcada por maneiras grandiosas e por um certo senso de sua própria superioridade, através das quais seu narcisismo encontra expressão. Suas exteriorizações raramente atingem o universo mais primitivo; seu narcisismo representa o orgulho do pênis ereto, sobrevivendo com base nessa confiança por toda sua vida. É comum estabelecer vínculos pessoais, mas estes fundamentam-se em motivos irracionais. Exibe uma coragem agressiva no intuito de desviar impulsos positivos. É freqüente conseguir realizar muito, mas apresenta menos preocupação pelos detalhes do que o compulsivo.

O nível de sua energia é acima da média. Estes homens são extraordinariamente potentes quanto à ereção, mas impotentes quanto à função orgástica, desprezando as mulheres. Usam do sexo para degradá-las com menosprezo e destruições, provando sua própria potência. Quanto mais a potência sofrer interferência, mais lábil será seu estado de espírito e mais confuso será o rendimento profissional. Há também uma homossexualidade em potencial decorrente da identificação com o pai do sexo oposto. O homem varia do tipo quase saudável, incluindo aqui o herói, passando pelo homem de negócios bem sucedido e o atleta, até o muito doentio, ou seja, o homossexual ativo, o psicopata, o viciado em drogas, o depressivo, o paranóide, tipos estes que dependem do número e da intensidade dos bloqueios infantis.

Quanto às mulheres, as menos neuróticas são muito autoconfiantes, têm grande vigor físico e beleza. Se a neurose for mais grave, aparecem os casos de sexualidade clitoriana e de lesbianismo ativo. Têm um pênis fantasiado ou então fantasias de arrebatá-lo ao homem. Para elas, o ato sexual é o mesmo que privar o homem de seu pênis e incorporá-lo em si mesmas. Sua vingança contra os homens consiste em castrá-los, torná-los impotentes ou pelo menos aparentemente impotentes. Competem com eles com todas suas forças e tentam constantemente pô-los em seu devido lugar com comentários ou atos bastante efetivos. Um hábito preferido é atrair o homem até a união sexual e depois ridicularizá-lo por sua incapacidade de satisfazê-las. São adeptas de descobrir os erros de tudo, e colocam tão bem suas críticas que se torna difícil refutá-las.

Tanto os homens quanto as mulheres deste tipo têm uma forte defesa de ego enquanto puderem garantir uma gratificação libidinal eficiente. Aparecerão tendências anais passivas, seja na forma de sintomas, seja diretamente, no caso de a ausência de gratificações favorecer uma temporária quebra nas defesas egóicas. As mais eficazes dentre estas encontram-se na homossexualidade ativa, no sadismo fálico e na psicopatia, enquanto as menos bem sucedidas são as dos paranóides e as dos que sofrem de eritrofobia. Quanto mais precárias as defesas, mais violentas as crises de raiva e de birra. Através da fachada agressiva, encontra-se uma pessoa fraca, dependente, tímida. O bloqueio insatisfeito se manifesta no donjuanismo, ao passo que o bloqueio repressivo tende ao moralismo preconceituoso, ao ascetismo e a uma atitude protetora em relação à moralidade sexual.

A couraça, em geral, cobre todo o corpo, sendo particularmente acentuada no peito, no diafragma, nas pernas e pesada nos ombros. Nos fálicos, bem como nos demais tipos de caráter, o padrão da couraça nos segmentos não erógenos não tem relação com o tipo do caráter em si, dando margem a variações individuais dentro daquele tipo. Em todos os casos, é *somente* o processo de encouraçamento das zonas erógenas que determina o tipo do caráter. Por exemplo, nos fálicos, um bloqueio ocular produz um paranóide; um bloqueio oral repressivo leva à depressão crônica e um bloqueio oral insatisfeito produz a depressão maníaca, ou um alcoólatra, ou então um viciado em drogas. Quanto mais predominarem os bloqueios anteriores, menos evidentes são os aspectos fálicos.

Aqui há um ponto que deve ser elucidado: pode-se falar de um fálico com bloqueio ocular que não seja paranóide, bem como de um fálico com um bloqueio oral repressivo que não é um deprimido crônico. A distinção deve ser feita com base no grau de importância do bloqueio pregenital. Nos casos em que as características se mantêm predominantemente fálicas e em que os bloqueios pregenitais apenas modificam o quadro geral, falaremos de um fálico com um determinado bloqueio; naqueles outros em que o bloqueio pregenital se constitui na principal característica, falaremos de um paranóide, de um depressivo crônico, de um maníaco-depressivo e assim por diante. As duas modalidades de traços podem fundir-se entre si gradualmente, passando então a ser uma questão de julgamento até onde vai cada uma delas. Pode-se falar de um fálico com um bloqueio anal, por exemplo. O ponto extremo deste caso seria o compulsivo, em que o nível fálico está em grande parte desaparecido.

Por outro lado, a couraça do peito produziria apenas uma variação do tipo específico ligada especialmente à rigidez.

Gênese

Dentro do desenvolvimento normal, o estágio fálico é aquele em que deveria haver uma tomada de conhecimento dos genitais. O indivíduo de caráter fálico sofre de um desapontamento profundo com relação ao pai do sexo oposto, ocorrido por volta de seus quatro anos de idade. No caso do homem, é a mãe que não consegue suportar a exibição do falo ereto do menino e extermina todas as suas possibilidades de expressão. A rejeição do falo equivale a uma ameaça de castração. O bloqueio das manifestações infantis realizado pela mãe produz a raiva que estimula, por sua vez, uma imperiosa necessidade de vingança, ao mesmo tempo em que dá margem à brutalidade de atitudes e de expressões. O desenvolvimento da criança em direção da genitalidade é detido, mas há o ímpeto suficiente para que seja evitado o retorno estratégico à analidade recém-abandonada.

Subjacente à superfície fálica, não obstante, encontra-se a capitulação anal nas mulheres (a vagina pregenital), e, atrás desta, as tendências orais. O fálico, portanto, está em luta permanente para se defender de uma recaída na capitulação anal e para sustentar a posição fálica, que não é segura.

A genitalidade é a única posição segura, na medida em que é o único estágio que permite uma descarga sem estase. A posição fálica é insegura por só dar margem a um contato parcial com os genitais e por implicar o perigo constante da perda total desse contato. O fálico se identifica com o pai do sexo oposto que, no caso, é o pai que frustra. Para sua sobrevivência, deve identificar-se com esse frustrador: "se você não pode lutar contra, lute a favor". No homem fálico, a mãe é o genitor dominante. Será esta objeto de raiva do filho por causa da rejeição demonstrada pela exibição do falo e o filho, assim, usará seu falo contra a mãe enquanto arma para vingar-se. Esta atitude é uma defesa contra um amor original profundamente reprimido pela mãe frustradora que o desapontou.

Quanto mais próximo da genitalidade for o caráter, menos complexo ele será. Os histéricos e os fálicos não têm sintomas reativos, ou seja, seus sintomas não passam de exageros dos padrões normais. As formações reativas só estão presentes quando há fixações em níveis pregenitais.

Terapia

O terapeuta destrói as defesas agressivas até atingir de volta o nível anal passivo em que o paciente se torna servil e desamparado; a partir daí, o paciente vai evoluindo até a genitalidade por caminhos mais saudáveis. Se, na terapia, não for destruída a potência eretiva vingativa, não houve progresso algum. O terapeuta desmascara a agressão, que é uma defesa contra as tendências femininas passivas e elimina a tendência inconsciente de buscar vingança contra o sexo oposto. Na fase de resistência, o paciente negará que tenha quaisquer tendências passivas e fará o possível para difamar tanto a terapia quanto o terapeuta, tentando também, em muitas oportunidades, assumir o controle do processo interpretativo.

Um exemplo do tipo de desamparo servil que pode acontecer é dado a seguir:

Um homem de 48 anos, atlético, casado, negociante bem sucedido e um Don Juan típico, em terapia, telefonou-me um dia de manhã para uma consulta de emergência por causa de uma dor abdominal aguda, náuseas e fraqueza. Não havia manifestações psíquicas, de modo que ele duvidava de que eu pudesse ajudá-lo, mas de qualquer modo desejava ver-me antes de ir ao médico da família. O paciente ainda comentou sobre a lucidez de seu pensamento, pois não sentia a confusão que havia vivenciado num ataque semelhante ocorrido antes.

A pele de seu abdômen estava fria, o peito e as pernas quentes, o pulso rápido e com bom volume sangüíneo. A parte superior do abdômen apresentava-se rígida e mole, não havendo contrações em qualquer outro ponto. Massageei suavemente essa região abdominal e produzi um relaxamento gradual. O abdômen tornou-se quente, passou a dor e ele se sentiu muito melhor. Então tomou consciência da verdadeira natureza de seu problema. Esta condição perdurou por alguns minutos e, depois, outras cólicas abdominais subitamente o acossaram. Todo o seu corpo ficou frio, o pulso ficou fraco e rápido e a face empalideceu bastante. Os olhos se afundaram, a voz enfraqueceu, tornou-se queixoso e ansioso, reclamando de estar muito doente. Concordei com isso. Dava pena ver um homem tão forte ficar de repente tão desamparado, amedrontado e queixoso. Massageei novamente seu abdômen e trabalhei vigorosamente nas coxas que haviam então se tornado espásticas; conforteio-o também. Eliciei o reflexo de vomitar duas ou três vezes e então ele tornou-se subitamente triste; vieram-lhe lágrimas aos olhos e encorajei-o a deixar subir tudo à tona, a soluçar, a dar livre vazão aos seus sentimentos. Ao mesmo tempo, ia aliviando os espasmos dos músculos dorsais. O paciente irrompeu em soluços de dar dó, chamando pela mãe, que havia falecido quando tinha dez anos de idade.

Disse que desde então havia vivido muito sozinho; ela era delicada e o amara muito. Depois de sua morte, só conhecera a crueldade. Lembrava-se de que após um dia especialmente cansativo sonhava com ela, sentindo que havia algo de profundo que ficava "entalado". Os soluços duraram cerca de cinco a dez minutos, depois do que sentiu-se melhor.

Estava descontraído, mas fraco, e disse que queria ir para casa. Quando começava a se vestir, foi novamente assolado pelas cólicas abdominais; fiz com que se deitasse e outra vez massageei seu abdômen. Começou novamente a soluçar e disse que estava sentindo a falta de sua esposa; queria que ela o confortasse e ficasse ali junto dele. Chamei-a e, após explicar-lhe rapidamente a situação, deixei-os a sós por quinze minutos.

Quando voltei, havia se vestido com a ajuda da mulher, dizendo que estava muito cansado e com sono. Pedi a ela que dirigisse o carro e a instruí a pô-lo na cama, dando-lhe um chá quente logo que chegasse em casa. Ela iria me telefonar caso houvesse alguma recorrência dos sintomas.

Na manhã seguinte, ele novamente telefonou pedindo uma consulta. Parecia extenuado, mas bem. Havia apenas uma leve dor no abdômen, uma ligeira espasticidade dos *recti abdominus* e dos músculos das coxas. Massageei um pouco seu abdômen e disse-lhe que já era o bastante para o momento.

Desde esta época, o homem que até então havia sido um Don Juan clássico, perdeu todo interesse em seduzir outras mulheres. Devo mencionar que, ao vir procurar-me pela primeira vez, contava com mais de vinte mulheres em sua lista "ativa".

Paranóia e condições paranóides

(Vingança genital distorcida por bloqueios oculares)

Descreverei estas condições apenas por uma questão de completar o quadro, já que estas pessoas em geral não vão procurar terapia. São indivíduos que não reconhecem suas dificuldades como problemas oriundos de si mesmos, imputando-os, ao contrário, à injustiça e à perseguição do ambiente. Os sintomas paranóides ou racionalizações variam em sua plausibilidade segundo o nível de integração geral da pessoa e a severidade do bloqueio ocular que impede uma apreciação razoável de si mesma em seu meio ambiente.

Características e sintomas

O indivíduo paranóico sempre apresentou-se irritável, teimoso, macambúzio, desconfiado, rebelde à disciplina, temperamental e incapaz de envolver-se em relações harmoniosas e duradouras. Poderá apresentar sintomas hipocondríacos, em cujo caso gastará um tempo enorme observando suas sensações. Em geral, sua inteligência é superior à média, mas passa tanto tempo empenhado em alcançar satisfações impossíveis de serem atingidas que suas realizações construtivas são mínimas. Começa procurando uma explicação para seus fracassos na inveja ou na inimizade dos outros. As experiências são interpretadas erroneamente; há um significado oculto em tudo que acontece à sua volta. Imagina desprezo e indignidade nos outros, atribuindo significados muito mais complexos a detalhes triviais das condutas alheias. Sentimentos indistintos de medo tendem a aumentar suas desconfianças.

As idéias paranóicas admitem uma vastíssima gama de variações, indo desde ligeiras deturpações de situações do cotidiano até delírios facilmente reconhecíveis por sua bizarrice. As idéias persecutórias podem transformar-se em idéias de grandeza, nas quais aparece uma transformação da personalidade. A pessoa tende a chegar mesmo na tentativa de desempenhar o papel que, em suas idéias, lhe é atribuído; um profeta, por exemplo, é alguém que deve usar uma barba longa, cabelos compridos, vestes peculiares e que deve perdoar os inimigos. O ódio subjacente neste indivíduo, porém, estará muito mal disfarçado, logo abaixo da superfície.

Em todos os casos de paranóia, a pessoa tem certeza de quem é que tem a razão, aferrando-se obstinadamente às suas opiniões. Não consegue *ver* as coisas de nenhum outro modo.

Uma modalidade não tão incomum de paranóia é a que se apresenta como o tipo litigante: forçado pelas insatisfações, comete um número cada vez maior de ações legalmente imprudentes, o que sempre se trata de uma tentativa de provar que está certo, que é superior, e assim fortalecer seu ego, basicamente fraco e inseguro. Vez ou outra, a paranóia assume uma forma erótica, e o homem acabará pensando que uma mulher rica ou de projeção social está apaixonada por ele. Ele a assediará com cartas, com telefonemas e até mesmo com visitas até o ponto em que a mulher em questão chegue a solicitar proteção policial. Poderá ser, por outro lado, um marido que se torne muito ciumento da esposa, acusando-a de infidelidade e acreditando na veracidade de suas acusações com todas as suas forças.

Gênese

Paranóico é o caráter fálico com um bloqueio ocular repressivo. O grau de integração e, portanto, o nível de desvio da normalidade que prevalecerem, conforme visto pela sintomatologia, dependem provavelmente da idade em que tiver ocorrido o bloqueio.

Terapia

A discussão da terapêutica para tais casos é mais ou menos uma questão acadêmica, pois poucas são as pessoas paranóicas que a procuram. Quanto melhor integrado for o indivíduo, mais racionais serão os sintomas e mais difíceis de serem trabalhados em terapia. Os bloqueios mais severos, por exemplo, bem como os mais bizarros dos sintomas são os que caracterizam os esquizoparanóides, que, do ponto de vista terapêutico, se constituem em bons candidatos. De qualquer modo, as desconfianças e o bloqueio ocular devem sofrer um ataque ininterrupto.

Caráter depressivo crônico[1]
(Vingança genital bloqueada por uma inibição oral)

Este é um dos menos bem entendidos tipos de caráter e um dos piores diagnosticados, na maioria das vezes. A depressão crônica já foi chamada de ansiedade histérica, de fobia, de compulsão e até mesmo de esquizofrenia. Esta confusão terminológica pode ser entendida se considerarmos os sintomas.

O depressivo está atolado entre a repressão oral e o narcisismo fálico. Puxar o paciente à força para além dos bloqueios orais reativará provavelmente vários aspectos compulsivos ao lado de outros que assim parecem, mas que não o são realmente. Por exemplo, sua atitude rígida, compenetrada, moralista poderá fazer com que se pense num compulsivo mas, na verdade, trata-se de seu modo próprio de manifestar o núcleo fálico inibido pela 'repressão oral. Suas poderosas inibições tornam quase impossível a agressão manifesta.

Por outro lado, distingue-se facilmente do compulsivo por ser muito sensível, além de incapaz de mostrar os sentimentos e sensações intensos que vivencia. No caso do compulsivo, a couraça pesadíssima provocou um amortecimento da sensibilidade, e a ansiedade não é tão mais aguda. O depressivo crônico apresenta, por seu turno, sintomas que lembram os do compulsivo na forma de fobias que são combatidas com uma ansiedade penetrante. Poderão acontecer ocasionalmente algumas compulsões típicas[2]. Diferentemente do compulsivo, o depressivo crônico é generoso, não mesquinho, conquanto tenha uma inclinação bastante freqüente a colecionar objetos, da mesma forma que o compulsivo.

Poderá ser confundido com um esquizofrênico porque sua timidez e modéstia tornam-no introvertido; um teste de Rorschach, porém, evidenciará sua extroversão. Está numa gaiola e não consegue se expressar, sendo por causa disso considerado frio e distante. Sua independência é um fator que acentua estes traços. Suas características vão depender da força dos bloqueios orais: quanto mais influente a realidade, mais evidencia-se a depressão, e menos aparentes vão se tornar os traços fálicos ou compulsivos. Em seus melhores momentos, aproxima-se de um tipo fálico con-

---

[1] Consulte o *American Handbook of Psychiatry*, 1959, vol. 1, páginas 419-452, onde há uma excelente descrição deste tipo de caráter e do tipo maníaco-depressivo, que vem a seguir, feita por Arieti. O autor não distingue entre as depressões crônica e maníaca, como acredito que deveria fazê-la. Portanto, ao ler esse artigo interessante, o leitor deverá separar todo o material que contiver qualquer tipo de informações que dizem respeito ao maníaco-depressivo deprimido.

[2] As características anais são ativadas quando o paciente é puxado do nível fálico para regredir ao oral.

tido. A nível manifesto, o depressivo até pode parecer bem adaptado, mas sua vida interior é um tormento.

De ordinário, a depressão não é óbvia, embora sua seriedade nunca deixe de impressionar. Quando a depressão é evidente, há um rebaixamento rápido da energia, perda de peso, enrugamento. Em geral, há uma história pregressa de fases depressivas, e o paciente reage aos desapontamentos com depressão e culpando-se a si mesmo. Sua tendência é a de culpar-se pela maioria das dificuldades, ao passo que o fálico "normal" culpa os outros. É tolerante com relação aos outros e intolerante consigo mesmo. É moralista, determinado, extremamente responsável e rigidamente honesto, dotado que é de uma motivação inquebrantável, embora sua energia seja em geral menor do que o normal. Seus lábios são finos e o queixo é tenso. Tem poucas condições de defender-se com agressividade, na medida em que seu próprio senso de culpa força-o a concordar com o acusador. É meticuloso, hiper-organizado e com inteligência acima da média. Apesar de suas dificuldades, consegue dar conta de si razoavelmente bem, mas se sente inadequado, uma vez que suas inibições o impedem de funcionar tão bem quanto poderia. É a disparidade entre suas realizações e suas capacidades básicas que produz a sensação de inadequação, sobre a qual deposita sua imensa culpa.

A maioria dos depressivos tem um senso razoável de humor, inclinado porém para a tonalidade cínica e autodeprecatória; quando falam, são breves e normalmente cáusticos. A própria vida é para um eles um julgamento, mas sua motivação e determinação imbatíveis fazem com que sobrevivam. As idéias de suicídio de raro em raro fazem suas aparições, mas não são vistas com seriedade, exceto na condição de recurso extremo. Algumas vezes manifestam-se de modo histérico, no auge do desespero. A necessidade última do suicídio vem-lhes então ocasionalmente à mente. Sua capacidade crítica tem, em geral, melhor desenvolvimento que sua capacidade criativa, e sua vida então é repleta de amarguras, que poderão acabar provocando uma doença da vesícula biliar.

O depressivo é bem intencionado, mas freqüentemente mal entendido, uma vez que sua expectativa é a de que os outros o compreendam com poucas explicações. Em geral, não se alimenta bem, estraga o que está comendo, e pouco se satisfaz com a zona oral[3]. Tende a mostrar-se normalmente com temperamento equilibrado, mas pode ter uma indulgência excessiva quando tentar romper suas barreiras (ou, pelo menos, dar a impressão de fazê-lo). Tem inveja do indivíduo fálico e anseia por libertar-se de suas

---

3 Deve-se distinguir este aspecto dos outros casos, geralmente histéricos, que se defendem do prazer oral, principalmente dos beijos, reagindo com desprazer por causa de sua rejeição do sexo. A boca tornou-se sexualizada.

inibições, mas não consegue vencer as poderosas restrições interiores. Tem o mesmo impulso sexual potente do fálico, mas é inibido por seu moralismo e por suas preocupações quanto à propriedade, bem como por uma sensação interna de inadequação e pelo medo de ser ridicularizado pela mulher. Enquanto são crianças e adolescentes, os depressivos comportam-se exemplarmente, são apagados, idealistas e sentimentais. Preferem os interesses intelectuais aos esportes ou outras atividades físicas. Lincoln, Mark Twain e Hamlet são alguns exemplos representativos de depressivos crônicos.

Gênese

O depressivo crônico atingiu o estágio fálico com um bloqueio oral inibitório, determinado por uma carência oral. O depressivo não abandona o nível fálico como o faz o compulsivo, tentando desesperadamente manter-se nele. As características fálicas são mais ou menos um ideal a ser atingido, o que, em parte, poderá ser o responsável por sua inquebrantável motivação. Na verdade, o depressivo estará para todo o sempre empenhado em conquistar o amor e a aprovação da mãe de que tanto necessita, já que cedo sofreu uma privação nesse contato. Os fracassos neste sentido são por ele atribuídos a si mesmo, através de uma culpa devastadora e que ocupa grande quantidade de tempo para ser bem sucedida. Consegue aceitar qualquer punição, mas não a perda do amor. Sobrevive às custas de ser necessitado; casa com alguém que precise dele. Este aspecto vale a pena ser observado de perto, já que se constitui na vantagem emocional do depressivo. Durante a depressão, é comum a ansiedade de sumir e, deste modo, suas atenções voltam-se para o exterior ao invés de para si. É quando se sente mais como uma pessoa normal que está passando por um problema. Nos casos em que a depressão não é muito profunda, a potência pode ser normalmente melhorada face ao deslocamento da ansiedade provocado pela depressão.

Terapia

Há, na depressão, um rebaixamento rápido do nível de energia que é perigoso. O peito deve ser imediatamente mobilizado para acumulá-la, devendo ser liberada a raiva reprimida que deu lugar à depressão. É difícil mobilizar a agressão e muito mais ainda para o depressivo sustentá-la. Apesar disso, sua motivação compensa esse desequilíbrio e transforma-o num paciente responsivo e útil. As náuseas poderão ser um dos sintomas mais pronunciados; e são decorrentes de choro reprimido, sendo aliviadas quando o paciente chorar.

Caráter maníaco-depressivo
(Vingança genital mascarada por impulsos orais)

O maníaco-depressivo é um fálico com um bloqueio oral insatisfeito. Sua diferença do depressivo crônico está no fato de ser menos bem integrado. É instável e volátil, indo e vindo dentro de amplas variações do seu estado de espírito, oscilando da elação a uma depressão ainda mais grave que a do depressivo crônico, e ainda mais insensibilizante.

Características e sintomas

É característico este tipo, fisicamente, ser rotundo, tendendo mais para a largura do que para a altura. No entanto, é ágil, impaciente e intolerante. O corpo dá uma impressão de fraqueza e pouca substancialidade; quanto mais forem evidentes as características depressivas, menos redondo é o indivíduo.

Em geral, os maníaco-depressivos são faladores e cheios de energia, mas instáveis e com pouca capacidade de persistir numa só tarefa. Quanto mais maníacos, mais inquietos, volúveis, sobressaltados e impetuosos em seu comportamento; a excitabilidade vai aumentando cada vez mais e seu discurso verbal é altissonante, inoportuno, ufanista e freqüentemente rude, além de vulgar. A impressão é que deram corda e depois soltaram por aí, sem a menor orientação.

Este estado é passível de se transformar repentinamente na depressão mais desesperançada e vergonhosa. É quando todas as atividades identificam-se por completo, a fala inclusive, e o rosto assume um ar triste e desesperado, o corpo parece encolher e os ombros ficam descaídos. O quadro geral pode ir até a total imobilidade e a completa negligência das necessidades corporais. Na fase de mania, são excessivos o comer, o beber e o falar; na depressiva, todas elas detêm-se por completo. Poderão aparecer sintomas compulsivos, especialmente se nenhuma das duas fases é mais pronunciada. Verificam-se todas as modalidades de graus, desde leves desvios da normalidade até casos extremos em que a hospitalização se faz necessária. Algumas pessoas são mais afetadas pela fase depressiva, outras o são pela maníaca e terceiras ainda apresentam uma alternância bastante regular dos dois pólos. À medida em que os anos vão passando, as variações tendem a se acentuar mais e ter duração mais longa.

Gênese

O maníaco-depressivo atingiu o nível fálico com um bloqueio oral insatisfeito. A necessidade oral faz desta uma pessoa instável, exigente e intolerante. Um súbito afrouxamento na rigidez do bloqueio dá margem a uma fase maníaca. O corpo não está acostumado a lidar com esse aumento repentino do nível de energia e, frente à couraça, o organismo reage de modo desorganizado e com movimentos ríspidos. O maníaco então enche-se de muita alegria e satisfação frente à recém-obtida liberdade e vai tentar satisfazer suas urgências orais a todo vapor. Em outros períodos, a retenção chegará ao ponto de provocar o estupor.

Terapia

Deve-se cuidar da possibilidade de um suicídio tanto quando o paciente está entrando quanto ao sair de uma fase depressiva. À semelhança do que se dá com o depressivo crônico, a fase depressiva exige uma mobilização imediata da energia por meio da liberação do peito; mas, diferentemente daquele, a raiva do maníaco-depressivo deve ser controlada, já que seu julgamento deficiente e suas atitudes expansivas poderão provocar-lhe uma dose excessiva de complicações.

Alcoólatra

Qualquer tipo de caráter poderá dar um alcoólatra, a partir de um bloqueio oral insatisfeito, mas o tipo característico pertence ao grupo dos fálicos, bem como o viciado em drogas. O alcoolismo da pessoa é determinado não pela quantidade ou pela freqüência com que ingere álcool, mas pelos motivos que a levam a beber. Em geral, a pessoa tem uma desesperança aguda e está destituída de qualquer agressividade, sendo propensa a desistir de tudo facilmente.

Segundo Reich, a frustração do exibicionismo fálico aliada à castração psíquica realizada pela mãe levam à identificação com ela. Portanto, ressurgem atitudes anais já abandonadas, fortalecendo, deste modo, os padrões passivo-femininos de conduta. Por seu lado, a passividade é contrabalançada pelo exibicionismo agressivo. O paciente é resguardado da genitalidade masculina, portanto, tanto por sua regressão à analidade quanto pela identificação com a mãe. Inconscientemente, seu pênis significa um seio. A partir daí, é muito natural que desenvolva uma atitude maternal com respeito a homens mais jovens, além de inclinações para a felação. As mulheres alcoólatras apresentarão o mesmo tipo de interesse pelas mulheres mais jovens. A regressão oral disfarça os traços fálicos do mesmo modo que o faz com o depressivo.

Se o paciente parar de beber e tornar-se dependente do tratamento para manejar sua ansiedade, a terapia será grandemente beneficiada.

10. Tipos Anais de Caráter

Caráter compulsivo ou anal-inibido
(Sadismo fálico contido por cautela anal)

O compulsivo é a máquina humana. Sua característica predominante é a cautela e, sua função geral, a de defender-se dos estímulos e manter o equilíbrio psíquico. Num nível mais profundo, trata-se de uma defesa contra sujar as calças. A impressão geral é de um controle imenso.

Características e sintomas

Salienta-se uma preocupação pedante pela extrema organização. A vida toda do compulsivo, a nível inclusive dos mínimos detalhes, é levada à frente de acordo com planos cuidadosamente elaborados em antecipação. Toda e qualquer mudança é vivida como perturbação ou mesmo com ansiedade. Uma vez que é radical, poderá igualmente ser eficiente, mas não consegue adaptar-se a novidades nem a situações inusitadas.

Um traço que nunca deixa de se manifestar é o pensamento ruminativo circunstancial. A ruminação talvez se trate de um esforço de sua parte para afastar da mente urgências que lhe são proibidas e para libertá-lo da carga de ficar retendo tudo, funcionando neste sentido como fuga ou alívio. Seu pensamento está sempre dividido com justa igualdade por todos os detalhes existentes, independente da importância relativa de cada um dos assuntos em questão. Devota, por exemplo, tanto tempo para detalhes sem importância quanto para assuntos de relevância capital. É invariavelmente cuidadoso em matéria de dinheiro e de bens, quando não se mostrar absolutamente mesquinho; sua análise e sua crítica são mais bem elaboradas do que suas atividades criativas, fazendo com que possa ser um estudioso competente, porém um mau artista. O compulsivo não tem condições de dar, devendo reter tudo. Há também uma tendência a colecionar objetos e a ser consumidor. Uma vez que não consegue sair e entrar em contato no exterior, tem de trazer tudo até ele. Todos estes traços são decorrências do erotismo anal, constituindo-se em formações reativas oriundas de tendências eróticas anais.

Se as formações reativas não forem bem sucedidas, encontram-se traços de natureza oposta, que se constituem em irrupções vividas de tendências originais (sujar as calças); decorrem daí a imundície, a incapacidade de manejar dinheiro, etc. Outras formações reativas são a simpatia e o sentimento de culpa, baseadas nos impulsos sádico-anais, ao invés de no erotismo anal. Os impulsos hostis e agressivos são satisfeitos com freqüência razoável pelos sintomas derivados do erotismo anal. Nos casos muito graves, o compulsivo ainda sofrerá de um bloqueio afetivo, enquanto, de ordinário, mostra-se indiferente aos seus sentimentos. Ocorre uma contrição de manifestações correspondente a essa inafetividade, bem como o controle muito acentuado. Devido ao medo de que venha a perder o controle e seja incapaz de segurar (controlar seus esfíncteres), está sempre indeciso intimamente, em dúvida e desconfiado.

A fixação central ocorre no nível anal-sádico. Deu-se um treino muito precoce ao banheiro, tendo então a criança que desenvolver formações reativas rigorosas. Uma vez que os sentimentos e as sensações anal-sádicas devem ser evitadas, um autocontrole exacerbado torna-se a tônica das primeiras formações reativas. O compulsivo desenvolve-se até o estágio fálico, mas a repressão anal conduz a pessoa a uma teimosia (anal) digna de nota, a qual força o desenvolvimento do sadismo anal. Frente à repressão precoce e frente à notória anti-sexualidade de seus pais, o compulsivo abandona a genitalidade tão logo seja atingida. Quando é alcançada, a despeito dos obstáculos, só o é na forma de agressão que se nota no tipo sádico do fálico. Preso nas malhas da culpa e das inibições do início de sua vida, o compulsivo deixa de lado sua sexualidade sádica fálica e retoma a agressão e o erotismo anais.

As formações reativas são intensificadas e constituem o caráter do compulsivo durante seu período de latência, tipicamente bem desenvolvido (entre cinco a doze anos de idade). O processo inteiro de desenvolver e depois abandonar a sexualidade fálica é repetido na puberdade, sob pressão do desenvolvimento orgânico. Aparecem impulsos sádicos violentos que se dirigem normalmente para a linha do estupro e da violentação de mulheres, confinando-se, porém, à fantasia, no mais das vezes. São acompanhados por fraqueza afetiva e por sentimentos de inferioridade. Evoluem formações reativas éticas e estéticas, em resposta à inferioridade, sendo essencialmente uma compensação narcisista. Vai se instalando um rebaixamento afetivo crescente, de modo que o compulsivo parece um adolescente modelo. Não obstante, o paciente sente um vazio interno e um desejo de começar vida nova, podendo ficar tentado a fazê-lo repetidamente.

As compulsões e as obsessões serão notórias, tratando-se de uma "média" entre conter e ceder. O modelo típico da repressão é a dissociação entre afetos e idéias, de modo que é possível ao compulsivo raciocinar ou sonhar com incesto e estupro sem ficar excitado. O bloqueio afetivo, ou seja, o estágio final da repressão no compulsivo, é, na realidade, um grande espasmo do ego. Todos os músculos do corpo, mais especificamente os da pelve, soalho pélvico, ombros e rosto, estão espásticos. É isto que confere a típica expressão dura e desajeitada. O contato é, então, mecânico.

A primeira camada da couraça consiste em impulsos agressivos transformados em contenção; a contenção tanto é agressão quanto contém a própria agressão. No caráter passivo-feminino, que também é um tipo anal, a analidade funciona segundo a direção libidinal original mas, no compulsivo, a analidade funciona como formação reativa, como uma contenção contra urgências libidinais. Há um medo constante de que o autocontrole seja perdido por causa da necessidade de se soltar frente à necessidade de autocontrolar-se.

É raro encontrar-se doenças físicas no compulsivo devido ao alto nível de energia e à vida metódica e pacata. Uma vez ou outra pode aparecer uma depressão decorrente do bloqueio oral, mas não é um traço saliente.

Gênese

Os compulsivos são engendrados por uma educação severa ao banheiro antes que a criança tenha adquirido uma capacidade apropriada de controle esfincteriano, ou seja, antes de 1½ a 2 anos de idade. Esse treino exigente provoca contrações de toda a musculatura do corpo, a fim de obter-se um ajustamento. Resulta daí uma profunda ansiedade, já que as condições exigidas pela educação ao banheiro ultrapassam a possibilidade de o organismo corresponder. O corpo torna-se tenso e rígido, resultando uma couraça bastante pesada. Os pacientes são máquinas ambulantes, especialmente os que ainda sofrem de um bloqueio afetivo. Literalmente, eles se seguram para poderem sobreviver. Essa contenção sem descarga alguma provoca uma pressão tremenda que produz raiva, e esta deve também ser abafada. O compulsivo consegue atingir finalmente o nível fálico, mas graças apenas a muita agressão sádica e a muita brutalidade. Esse nível é abandonado por causa da intolerância que os pais do paciente têm, quando, então, o indivíduo regride à analidade.

Na puberdade, o nível fálico é revivido com uma agressão sádica, mas, devido à contenção, o sadismo não chega a ser posto em ação, reservando-se para fantasias de estupro, de assassínio, etc. As fantasias, tanto quanto o nível fálico, são rapidamente deixadas de lado e o compulsivo passa a ser um adolescente modelo, às custas, porém, da afetividade. A maioria dos compulsivos é do sexo masculino, já que, em geral, a repressão vem da mãe. A identificação com ela ocorre a nível das contenções e não num nível erótico, como se dá com o fálico ou com o anal insatisfeito. O ânus não serve ao propósito de substituto erótico. É verdade que existe um potencial homossexual decorrente da identificação com o sexo oposto, mas este fator é muito mais complicado e reprimido do que no caráter passivo-feminino.

Terapia

O primeiro ponto a ser atacado é a atitude dubitativa, cuja origem remonta à ambivalência ódio-amor; o ódio predominará rapidamente e dever-se-á concentrar nele. Pode-se trabalhar a raiva em dois níveis: mais superficialmente (movimentos de esmagar e de chutar, de tonalidade anal, bem como a mesquinhez) e, mais profundamente, no nível fálico (perfurar e esfaquear). A maioria dos pacientes procura o tratamento por causa do incômodo provocado pelos seus sintomas, tanto quanto pela falta de satisfação em sua vida. É uma vida vazia.

Caráter passivo-feminino ou anal-insatisfeito
(Sadismo fálico abandonado a favor da submissão anal)

O caráter passivo-feminino é essencialmente o do fálico que abandonou o nível fálico. O fálico narcisista se defende de seus impulsos anais e homossexuais passivos por meio da agressão fálica, enquanto o passivo-feminino desvia seus impulsos genitais com a ajuda da entrega anal e passiva.

Características e sintomas

Este tipo de caráter é exclusivamente representado por homens. A nível manifesto, trata-se de pessoa passiva, retraída, modesta, educada, cordata e fraca. Parece suave e delicado, lembrando o homem histérico, mas diferindo deste no sentido de ter tenacidade, teimosia, despeito, ser manhoso, vicioso e cheio de desprezo, abaixo da superfície. Abriga uma víbora dentro de si; esse traço resulta de uma raiva severamente reprimida (esmagada), surgida de sua necessidade de concordar. Sua atitude anal volta-se para as mulheres, manifestando-se na insistência de ser satisfeito a nível anal recebendo bons tratos e atenção. Embora cordato, não consegue entregar-se e odeia as mulheres. A homossexualidade geralmente se expressa pela felação e pela relação sexual anal. Sua identificação ocorreu com a mulher (a mãe) ao nível anal erótico, sendo, por isso, atraído pela sexualidade masculina. Quando entra numa relação homossexual, aceita o papel passivo, enquanto o homossexual fálico assume o papel ativo.

Nos casos em que o pai foi especialmente severo, o quadro formado é o de uma pessoa manifestamente educada, obsequiosa, ineficaz e servil. Sexualmente falando, é ineficaz e sente tremenda inferioridade; homossexualmente, oferece-se a homens fortes para aplacar a raiva do pai por quem teme ser castrado.

Gênese

O caráter passivo-feminino atinge o nível fálico com forte motivação, mas a mãe o detém brutalmente. Retoma a analidade que se marcara por excesso de interesses em sua pessoa, identificando-se com a mãe e com o nível anal erótico. Defende-se, então, das qualidades fálicas que lhe causaram tantos sofrimentos.

Se o pai foi severo, desenvolve-se uma identificação paterna no superego. Forma-se, assim, um superego excessivamente crítico superposto a uma estrutura passivo-feminina; tem por resultado uma sensação avassaladora de inferioridade e uma intensificação de todas as características passivo-femininas.

Terapia

O terapeuta deverá mobilizar a raiva anal sádica e encorajar a agressão. Deve-se estar pronto para uma dose considerável de veneno. É preciso uma quantidade razoável de trabalho caracterológico para que seja possível a tomada de consciência da raiva e do despeito subjacentes à atitude manifestamente cooperativa e cordata.

Um rapaz de caráter passivo-feminino, de 22 anos de idade, veio procurar terapia devido a problemas sexuais e a seu físico feminino, que lhe causava grandes cuidados. Achava que seria impossível uma moça amá-lo, de modo que sua única saída era a masturbação. Mas mesmo esta não o satisfazia. Se se masturbava de manhã, ficava cansado o resto do dia e não conseguia dormir à noite. Havia tentado sublimar a situação estudando, mas não conseguia concentrar-se. Era muito constrangido e cauteloso; os ombros eram estreitos, os quadris largos e as coxas carnudas, bem como as nádegas. Falava num tom de voz bastante alto e fraco. Sua única experiência sexual com uma prostituta o desgostara. Nunca tivera experiências homossexuais, mas sentia uma espécie de derretimento feminino na presença de alguns homens.

Embora sua expressão inicial fosse de desprezo, logo esta se modificou para o sofrimento e disse que gostaria de dar a impressão de uma pessoa necessitada. Disse-lhe que fosse tão desamparado quanto uma raposa. Embora sua atitude fosse a de concordar com as demandas da terapia, queixava-se de que nada lhe dizia algo de especial e que não havia o que fizesse sentir[1]. Assinalei o fato de ser ele um menino tão bonzinho e cordato, de modo que era minha culpa a falta de êxito. O paciente duvidava de minha competência e admitia que, na realidade, não queria que eu tivesse sucesso em seu caso. No final de cada sessão, ele ocultava um sorriso de triunfo quando me via fracassar nas tentativas de fazê-lo soltar-se.

Ao mesmo tempo, tinha medo de que eu pudesse machucá-lo porque ria de mim.

Aparecia momentaneamente um ódio vicioso em certas oportunidades e uma ocasião ele comentou que a terapia era como um jogo de xadrez. Conseguia bloquear todo movimento que eu fizesse, sentindo-se culpado de me fazer de bobo. Disse-lhe então que seu desejo era o de ser compreendido, mas desde que ninguém conseguia entendê-lo, fazia jogos com todo mundo para evitar se expor.

Depois desta sessão, trouxe um sonho em que envenenava sua mãe e começou a sentir uma viva hostilidade em relação a ela. Estava com vontade de estraçalhar minha cabeça contra o chão, segundo sua explicação, e começou a chegar cada vez mais tarde para as sessões, faltando a algumas delas. Duvidava de minha sinceridade em querer ajudar as pessoas, tendo me acusado de cobrar preços exorbitantes e de dirigir por aí um Cadillac. Além disso, eu mesmo estava me sentindo muito desajeitado para enfrentar a situação e o motivo pelo qual não fazíamos qualquer progresso era que eu cometia erros. Sobretudo, não conseguia reconhecer sua cooperação toda e ficava então atacando-o em seus pontos vulneráveis e ele achava que não era justo de minha parte "pegá-lo" nesses pontos fracos. Disse-me que pretendia ir em busca de outro terapeuta e que, se ele fizesse isso, eu me suicidaria.

A seguir, trouxe fantasias de estrangular mulheres. Quando lhe perguntei se isso lhe dava alguma idéia de por que seria tão passivo, admitiu ter medo de seus sentimentos destrutivos e de desfazer-se em pedaços. Rapidamente, acrescentou: "Não acredito muito nisso, já que tenho uma couraça para me defender justamente disso, do mesmo modo que aconteceu quando eu trouxe o sonho de envenenar minha mãe."

Conforme o tempo foi passando, ele ia ficando cada vez mais cheio de raiva. Começou a ameaçar-me de me bater se eu conti-

---

[1] Ou seja, estava fora de contato por causa da imobilização.

nuasse o tratamento e admitiu que sentia medo de odiar por causa de seus impulsos assassinos.

Caráter masoquista
(Exibicionismo fálico abandonado a favor de comportamento masoquista)

As exigências eróticas podem ser feitas por qualquer uma das zonas erógenas em qualquer estágio do desenvolvimento. A frustração dessas demandas cria um impulso destrutivo dirigido contra a pessoa frustradora, o qual está mesclado com o imperativo sexual correspondente. Isto compõe o sadismo. Quando este impulso é novamente bloqueado, volta-se para dentro, dirigido contra a própria pessoa, transformando-se em masoquismo. Este foi o processo que aconteceu no caso do masoquista. Embora possamos considerar o neurótico médio como um aleijado, nem por isso ele deixa de andar e pode ainda cuidar de si mesmo a respeito de várias coisas. Já o masoquista tem de ser visto como alguém aleijado e confinado à cama porque é o indivíduo que depende dos outros para liberar suas tensões, não importa quão leves sejam.

Embora o masoquista, como qualquer outro ser humano, busque o prazer, um mecanismo perturbador e específico de seu tipo de caráter faz com que toda tentativa fracasse: toda sensação de prazer, após atingir um certo nível de intensidade, é percebida como ameaça (medo da punição). A sensação de prazer é então inibida por este mecanismo e transformada em desprazer ou dor. Subjaz a essa modificação a intolerância da expansão e do movimento, fator responsável por impossibilitar o masoquista de descarregar a tensão. É por este motivo que sofre mais do que qualquer outro neurótico. O caráter masoquista não é comum, mas os sintomas masoquistas presentes nas outras neuroses são extremamente freqüentes. Na fase terminal da terapia, todo paciente atravessa um período masoquista, dependendo do terapeuta para aliviar-se, ou seja, para fazê-lo explodir.

O maior dano que se pode provocar a uma criança é a contradição entre os pais ou a incoerência de suas atitudes. Ambas provocam a imobilização da criança e este é um fator essencial para a evolução do quadro masoquista. A culpa resultante de conflito frente ao objeto amado e simultaneamente odiado também se constitui noutro elemento indispensável; dinamicamente, corresponderia à agressão inibida em termos de intensidade. Reich provou que o instinto de morte não existe quando descobriu a solução do masoquismo[2].

---

2 Cf. Wilhelm Reich, "The Re-Emergence of Freud's Death Instinct as DOR Energy", *Orgonomic Medicine*, II, n.° 1, abril de 1956. Reich postula as evidências do instinto de morte de Freud na energia DOR.

Características e sintomas

Há vários aspectos cruciais que compõem o caráter masoquista e que o distinguem dos demais tipos anais. Os neuróticos exibirão um ou outro tipo com alta regularidade, mas um masoquista propriamente dito apresenta-os todos, o que confere ao seu caráter um colorido distintivo. O diagnóstico clínico de masoquismo só deve ser feito em presença de todos os traços relacionados abaixo.

Primeiro: há um gemido e um queixume ininterruptos que espelham a sensação interior de um sofrimento crônico, sempre presente e real.

Este traço se justifica por muitos motivos e o mais importante dentre eles é o fato de que a retenção anal (couraça) é de um tipo especialmente espástico, ou seja, é verdadeiramente a expressão da permissividade anal da mãe concomitante à proibição do pai; decorre daí um soltar e um reter de volta se alternando continuamente, um empurra e pára, empurra e pára. Essa retenção espástica contrasta com a retenção do compulsivo que é muito mais contraída, um "pare" consistente, por assim dizer. O empurra e pára acaba por obstaculizar e congelar o caráter masoquista; este está preso numa armadilha ou labirinto e imobilizado entre dois vetores opostos, não tendo condições de se libertar. Portanto, tem de lançar mão de coerções, provocando as pessoas à sua volta para que o façam por ele. Este é o motivo pelo qual a pessoa desenvolve o hábito irritante de reclamar e queixar-se o tempo todo para aqueles que a cercam. Vai atormentando a todos até que estes o ataquem porque a agressão alheia significa um pouco de alívio da tensão e também porque coloca em maus lençóis aquele que chegou a agredi-lo. Está então justificado para odiar e para provocar mais ainda os outros, num círculo vicioso interminável.

Um exibicionismo disfarçado tem igualmente o seu papel. O masoquista está entalado entre a permissão da mãe para se exibir de modo anal e a proibição do pai a esse respeito (posteriormente, a mãe é quem irá sufocar com todas as suas forças as manifestações fálicas subseqüentes). Queixar-se torna-se um modo escuso de se exibir e de chamar a atenção. Uma vez proibido o exibicionismo orgulhoso, parece seu oposto, como se dizendo: "Veja como sou miserável; você não me ama. Pobre de mim!"

O segundo traço, ou compulsão a torturar os outros, é em verdade uma decorrência do primeiro. Seu objetivo, sendo provocativo ao máximo, é extrair do objeto algum alívio violento da tensão, como alguém dando uma alfinetada num balão muito cheio de gás. O que o masoquista está efetivamente pedindo é *descompressão* e não dor, apesar de disposto a sofrer alguma dor apenas se a tensão insuportável puder ser atenuada. Anseia por ser aliviado de sua carga, mas não ousa fazê-lo diretamente, pois senão os mais hediondos dos castigos abater-se-ão sobre si. Uma outra pessoa deve assumir a responsabilidade e a culpa.

Outro traço característico do masoquismo é o comportamento desajeitado, atáxico. A nível patente, o masoquista é física e socialmente desengonçado, ao passo que internamente sente-se dolorosamente estúpido e feio. Em parte, isto deriva do exibicionismo reprimido, conquanto também reflita uma tensão muito específica na psique e nos genitais. Esta espasticidade peculiar é a essência do caráter masoquista, atolado num "lamaçal"* criado por ordens e contra-ordens. É o mais desamparado e o mais imobilizado de todos os tipos de caráter, totalmente dependente de fontes externas para obter algum alívio de sua tensão. A natureza empurra-e-pára de sua couraça provoca essa ataxia caracterológica que se imiscui por todos os níveis de seu funcionamento.

A quarta característica é uma variante da segunda: compreende a necessidade crônica de danificar e depreciar a si mesmo. Novamente aparece a defesa contra o exibicionismo. À semelhança de todos os tipos anais, o masoquista teve de deixar de lado a exibição fálica e escorregar para a posição libidinal anterior (anal). Esta estrutura anal é que o faz sentir-se inferior e envergonhado, pois seu ego ideal ainda se mantém fálico. A vergonha, acrescida ao sofrimento, aumenta, pois quanto mais deseja exibir-se, mais terá de se reprimir e mais fraco irá se fazendo. Proclama sua insignificância em altos brados, comportando-se inclusive como se fosse estúpido e retardado. Não ousa arriscar um castigo se pedir amor diretamente, conseguindo apenas mostrar quão miserável é, na esperança de que o objeto de amor venha a corresponder. Por detrás desse padrão de conduta, está sempre temendo a rejeição e ser desapontado.

•A desesperança leva o masoquista a sentir um medo intenso de ser abandonado, o qual manifesta pedindo amor de modo exagerado. Este é o quinto traço distintivo do tipo.

Há uma supersensibilidade, somaticamente falando, ao frio já que sofre de uma contração crônica na superfície da pele, determinada pela ansiedade. É incapaz de se expandir e, portanto, não tem como atenuar a contração. Agarra-se à quentura da cama e anseia por um contínuo contato com o calor para sentir-se protegido. Sua necessidade de amor (de calor) é tão ilimitada quanto inatingível. Poderão existir fixações orais que intensificarão a instabilidade de suas exigências, mas destituídas de qualquer papel no que diz respeito à modelagem da estrutura masoquista. A nível anal, porém, um excesso de mimos como escassez de amor poderão igualmente produzir esse tipo insaciavelmente exigente de comportamento. Associado a este aspecto, há outro traço espe-

---

* *Bog,* no original. Quer dizer também "privada", mais vulgarmente. (N.T.)

cífico do masoquismo: erogeneidade da pele. De fato ou na fantasia, a pele sofre tapas, beliscões, queimaduras, cortes profundos, retesamentos, etc., em nome de afeto e não de sofrimento. A necessidade de descompressão também é forte, como já notamos acima. O masoquista sente frio por causa da tensão crônica e da espasticidade permanente que contraem os vasos sangüíneos da super-'fície da pele. O contato corporal com o objeto do amor, ou mesmo qualquer espécie de atividade dérmica, alivia a ansiedade na medida em que expande o biossistema.

Por último, notamos o comportamento sexual específico do masoquista, derivado de todos os traços acima citados e inserido no contexto de sua estrutura anal de caráter. O 'orgasmo anal descreve uma curva achatada de excitação mal definida. Devido à natureza empurra-e-pára de sua couraça, o masoquista leva horas se masturbando. É levado a reter a ejaculação e então recomeça tudo outra vez, repetidamente, porque não consegue suportar nenhuma excitação mais intensa (expansão). Chega um momento em que o líqüido seminal escorre, ao invés de espirrar, deixando-o com um sentimento ou sensação destituído de alegria, completamente miserável. Esta é uma atividade tipicamente pregenital, podendo incluir rolar de barriga para baixo, aninhar e espremer o pênis entre as mãos ou coxas, além de fantasias de ser torturado ou degradado.

As experiências heterossexuais são semelhantes, havendo a típica retenção toda vez que a excitação atingir um ponto alto. Uma organização libidinal anal jamais permite a descarga orgástica completa, nem o alívio da tensão. Produz mais ansiedade, ao contrário, e obstaculiza secundariamente uma descarga adequada, de modo que a tensão continua se acumulando dentro do organismo. O masoquista, preso entre a permissão e a proibição, não ousa assumir um papel ativo no alívio de suas tensões, sob pena de ser castrado. É por este motivo que não consegue suportar as sensações de prazer que a crescente excitação sexual vai provocando (expansão do biossistema). As fantasias de espancamento passivas encobrem seu prazer e o modificam em desprazer, ao mesmo tempo em que o eximem da responsabilidade de um papel ativo passível de punição. É a descompressão e não a dor que se objetiva atingir, novamente. Aceita simplesmente a dor como pré-requisito necessário para alívio da tensão e para fugir da castração.

Conseqüente a todo este processo, situa-se o modo particular que o masoquista tem de perceber o prazer final em si. Do ponto de vista de um organismo intensamente espástico, parece um tipo de explosão. Mas na medida em que explosão e castração se equivalem para ele, o próprio orgasmo tão ansiado acaba por se transformar num meio de executar a mais severa das penalidades. Este dinamismo também explica porque é que se torna intolerável qualquer elevação mais aguda da curva de prazer, devendo ser imediatamente transformada em dor.

Segundo a perspectiva bioenergética, o prazer é funcionalmente idêntico à expansão do organismo, enquanto a ansiedade é uma contração em face de uma expansão de prazer. O traço central do masoquista é que *ele não consegue suportar qualquer expansão de seu biossistema* (ou seja, o prazer). A expansão torna-se imediatamente um sinal de perigo ao qual reage sufocando-se numa contração. Esse padrão imita mal-e-mal suas primeiras experiências quando ficava desorientado pelas diretrizes autocontraditórias de seus pais. Estas primeiras vivências são mantidas energética e caracterologicamente na forma de uma intolerância deformante da expansão (do prazer) e de uma dependência total de fontes externas para obter alívio. A contrapartida somática desta situação psíquica é um espasmo severo do soalho pélvico, do ânus, e dos genitais.

Resumindo, temos que o masoquista apresenta:

(1) Uma sensação crônica de sofrimento interior acompanhada de um queixume dirigido para fora. Decorre de não ter à mão uma possibilidade satisfatória de saída, vivenciando um estado de tensão ininterrupta, oriundo da inibição e do encorajamento simultâneos ao soltar-se. A tensão do masoquista é maior, por exemplo, que a do compulsivo, pois há em seu caso um impulso para fora e depois a parada, enquanto no caso do segundo não há esse ir, apenas o deter-se. Através de suas queixas, mostra toda sua miserabilidade, e assim exibe-se de modo disfarçado.

(2) Uma tendência para torturar os outros; superficialmente, esse modo de ser tão desagradável serve para' justificar o ódio na medida em que consegue deixar os outros zangados e os põe em maus lençóis. Mais profundamente, o masoquista alivia a tensão por meio da raiva e atacando-se de fora para dentro.

(3) Desajeitamento e estupidez. São sintomas gerados pelas incríveis tensões físicas do masoquista.

(4) Uma tendência a magoar-se e a depreciar-se. Parece estúpido ou fica quieto num canto, totalmente apagado. Trata-se de uma defesa contra o exibicionismo que havia sido proibido.

(5) Medo de ser deixado só ou de ser abandonado, além de uma necessidade excessiva de amor. Estes traços devem-se à capacidade mínima que o masoquista tem de se expandir sozinho. Precisa sempre de uma outra pessoa que o faça expandir para fora do limite de sua pele (reação de campo). Sua pele é fria e deseja ser aquecida; está contraído e não consegue expandir, jamais chegando a satisfazer-se. As atitudes pegajosas aparecem aqui, bem como o deixar-se ficar na cama indefinidamente.

(6) Uma inclinação a permitir-se machucar a pele (tapas, queimaduras, etc.). Esta atividade produz calor na pele (energia).

(7) Quanto à conduta sexual, há descarga com baixa excita-

ção (apertar e pressionar o pênis, sem movimentos de fricção), além de masturbação prolongada, evitando o orgasmo para manter rebaixadas as sensações. Dentro de uma relação sexual, o masoquista raramente é potente quanto à ereção, como se tivesse relutância em mover o pênis na vagina. Os genitais funcionam a nível anal e os sentimentos e sensações genitais são intoleráveis por suscitarem um aumento acentuado nas sensações. O soalho pélvico é espástico, da mesma forma que o esfíncter anal e os genitais.

Gênese

O conflito entre desejo sexual e medo da punição é a causa de toda neurose. O caráter masoquista, baseado numa determinada atitude espástica tanto psíquica quanto genital, inibe imediatamente toda sensação de prazer intenso, modificando-a deste modo em desprazer. Esta metamorfose alimenta constantemente o sofrimento masoquista, o qual constitui a base das reações masoquistas.

A sensação de sofrimento é criada principalmente pelos comportamentos conflitantes do pai e da mãe. A mãe demonstra um interesse especial pela criança, até mesmo por seus movimentos de defecação, mantendo-a junto de si não só por meio da ausência de uma educação repressiva como basicamente por meio de um encorajamento à eliminação. Esta atitude provoca uma fixação erótica do interesse da criança nas funções excretoras e uma relação excessivamente estreita com a mãe. A atitude do pai é exatamente a oposta, incluindo violência e surras por sujar as calças. Há então uma contradição entre os pais, já que a mãe elogia e o pai castiga a excreção. A criança desenvolve um medo anal do pai aliado a uma fixação anal na mãe. Depende então desta para obter as permissões e não consegue obter as gratificações por si mesmo sem temer as punições. Este medo é identificado com as descargas e com as gratificações garantidas pela evacuação, que é passível de punição. Aprende deste modo, na realidade, a bater em si mesmo para conseguir algum alívio.

O masoquista atinge efetivamente o estágio fálico mas apenas a nível exibicionista. É quando a mãe o pune severamente. Ocorre aqui uma outra contradição, agora dentro da esfera materna, ao invés de dentro da esfera do casal. A exibição até então encorajada, além de permitida, a nível anal, é proibida a nível fálico. Portanto, este é deixado de lado e a criança retoma o nível anal, e a tensão crônica de depender de fontes externas para se aliviar. Funciona segundo o princípio de que "você é quem tem de me proporcionar alívio; eu não consigo".

Nos casos de perversão masoquista, há a ameaça de castração, na medida em que o nível fálico é vivido com situações concomitantes de espancamento. Uma vez que sofre apenas de espancamento e não de castração, aquele alivia o medo desta e dá margem a uma certa descarga sexual.

O sofrimento do masoquista é real, objetivo e não desejado subjetivamente. A autodegradação é um mecanismo de proteção contra a castração genital. Atos para se automachucar constituem a aceitação de punições mais moderadas, funcionando como proteção contra a castração. As fantasias de ser surrado passam pelas únicas possibilidades de um relaxamento isento de culpa.

Terapia

O primeiro objetivo da terapia deve ser fazer com que o masoquista retome o sadismo, a partir do qual começou. Quando o paciente tenta forçar o terapeuta a demonstrar qualidades que venham a justificar seu ódio, deverá ser primeiramente estimulado a fim de desenvolver qualquer modo de automanifestação. À medida em que o sadismo reaparece, ressurgem também a genitalidade infantil e o medo da castração, ao lado de uma poderosa ansiedade. Todos os elementos, frente à ansiedade, sofrem uma magnificação, o que deve ser claramente explicado e repetido com paciência e amizade. Se o paciente aceitar o terapeuta como uma salvaguarda parcial contra sua ansiedade, será mais fácil fazê-lo manifestar sua raiva anal, chutando e estraçalhando o que estiver inibido. É provável que recupere o masoquismo em muitas oportunidades, principalmente quando as sensações ou os movimentos orgásticos suscitarem sua ansiedade.

A terapia do masoquismo é um dos mais difíceis problemas a ser solucionado pelo terapeuta, em grande medida porque até mesmo nos estágios mais avançados do tratamento o paciente continuará se afirmando. O progresso geral do tratamento, portanto, exige antes de mais nada a conversão do masoquismo de volta em sadismo; depois, a progressão natural da pregenitalidade para genitalidade; e terceiro, a eliminação das espasticidades anal e genital, fontes críticas de sofrimento e de incapacidade para o masoquista tolerar as sensações de prazer. A ansiedade genital tem de ser eliminada bem como deve sê-lo a necessidade de pôr o terapeuta numa situação desfavorável. Este aspecto deve ser elucidado como agressão disfarçada.

11. Tipos Orais de Caráter

Os sintomas orais estão presentes em praticamente todas as neuroses tratadas, principalmente nos tipos pregenitais de caráter. São acentuadamente notórios nos depressivos crônicos, nos maníaco-depressivos e nos alcoólatras; nas manifestações mais graves dessas neuroses, o indivíduo está vivendo basicamente no estágio oral. Há, porém, um tipo de caráter que funciona essencialmente a nível oral, ou seja, o caráter oral. O melhor meio de descrevê-lo é dizendo que se trata de pessoa inadequada; falta-lhe o ímpeto do fálico. O mundo é demais para ele. Freqüentemente é tido como esquizofrênico por causa de sua falta de motivação, de sua incapacidade para algum esforço mais continuado e por seu modo de vida muito aquém de suas potencialidades.

Características e sintomas

O indivíduo de caráter oral reprimido é geralmente alto, magro, amarelado e destituído de energia. Come mal e a comida não lhe apetece. É quieto, lacônico, falando normalmente com uma voz muito mais baixa do que o normal, apesar de suas sentenças serem cáusticas e mordazes. Morde os lábios, engole com freqüência e é propenso a ficar de mau-humor. A expressão de seu rosto é de constante ressentimento, com pouco a dizer normalmente, recuando para dentro de sua inacessível concha com facilidade espantosa. É muito sensível e se magoa a troco de nada. Precisa de elogios e encorajamentos contínuos. Espera ser compreendido e amado sem qualquer esforço de sua parte, e nunca consegue nem uma coisa nem outra. Queixa-se constantemente dessa falta de amor e de compreensão e sente que as pessoas não gostam dele o suficiente.

Tal pessoa afirma ter qualidades que jamais demonstra,

nem para si nem para os outros, e, quando tem a oportunidade de exibi-las, fracassa lamentavelmente, apresentando então uma ou outra desculpa. Tende a lutar por objetivos que não tem a energia para atingir nem para sustentar. Apresenta pouca capacidade para algum esforço mais continuado, sentindo então que o mundo o trata mal. Não tem amigos, é só e pouco tem a ofertar. Poderá abertamente admitir que gostaria de ser cuidado e secretamente todos os indivíduos deste tipo de caráter acham que os outros deveriam tomar conta deles, uma vez que, na qualidade de bebês, estão no estágio oral. A despeito de idéias de grandeza (nascisismo infantil), seu ego é fraco; a opinião que faz a seu próprio respeito não é muito favorável e há os motivos que a justifiquem, face à precariedade da luta que enfrenta para sobreviver.

Estas pessoas contentam-se em sua maioria com uma existência marginal, persistindo na atitude de aguardar e de ter esperança de um magnífico sucesso no campo de sua predileção, em geral o das artes plásticas. São dotadas de uma teimosia passiva, de uma grande dose de "eu não vou fazer isso" e de imobilizações. Estes aspectos tornam-na de difícil e desagradável convivência, além de extremamente exasperante. A vontade é a de socar um pouco de espírito ali dentro. Grudam nas pessoas, sugam seu sangue, gostam de entrar em débito por contas que não têm a capacidade de pagar nem a preocupação de fazê-lo. Estes tipos de caráter esperam declaradamente ser sustentados por pessoas mais ambiciosas dentro da família. Inclinam-se essencialmente a depender por muito tempo de seus pais; se casadas, os cônjuges desistem normalmente e abandonam desgostosos o casamento.

São cronicamente deprimidos, mas, em geral, não o demonstram tão abertamente, apesar de estarem todo o tempo falando em suicídio. Esta atitude parece mais decorrer de um esforço desesperado para serem compreendidos do que de algum propósito sério de dar cabo da própria vida.

Características e sintomas: oral insatisfeito

Este tipo difere do oral reprimido principalmente pelo fato de ser mais modificável. Está sujeito a fases de elação, de excessos alimentares, de alcoolismo e de vício a drogas. Os alcoólatras e os maníaco-depressivos são essencialmente tipos fálicos de caráter, mas, na medida em que deixam de lado sua posição fálica, tornam-se tipos orais insatisfeitos de caráter, e voltam para o seio.

Em terapia, o caráter oral em geral recusa-se a admitir qualquer melhora, apresentando o mesmo quadro semana após semana, apesar de os parentes e os amigos mais chegados poderem notar alterações acentuadas. Sexualmente, é inadequado e tímido frente ao sexo oposto. O caráter oral insatisfeito compõe suas atividades por manifestações orais de porte considerável, tanto hetero quanto homossexualmente.

Gênese

Tanto o oral insatisfeito quanto o oral reprimido atingem o estágio fálico com uma forte fixação oral, resultante de identificação com a figura da mãe; deste modo, o falo se identifica com o seio. Apega-se a este nível por meio de uma tendência poderosíssima de sugar, em oposição ao fálico que desenvolve uma necessidade imperiosa de vingança. O alcoólatra substitui a garrafa pelo seio.

Terapia

É importante ao caráter oral entender que suas dificuldades são geradas por sua própria inadequação. Necessita de uma considerável análise de caráter, mas também de encorajamento. Precisa entrar em contato com seu potencial digno de confiança e deixar de lado seus objetivos grandiosos. Sua energia deve ser aumentada.

Alguns destes casos são extremamente difíceis. Tenho a impressão de que são carentes emocionais a um tal ponto que jamais aprenderão a sair para o mundo exterior em busca do outro, pois nada havia a encontrar quando o tentaram no começo de suas vidas. Não experienciam sequer a saudade e não conseguem dizer para outra pessoa que é que querem da vida. Crescem em meio a uma seca emocional.

12. Tipos Oculares de Caráter

Esquizofrenia (Repressão ocular com pânico e cisões)

Os sintomas pertinentes ao estágio ocular prevalecem não só em todas as neuroses como na população em geral. Poucas pessoas parecem ter desenvolvido e integrado por completo o segmento ocular. Entretanto, o esquizofrênico tem determinadas características básicas derivadas desta zona que o configuram de modo peculiar e distinto de todos os demais tipos de caráter.

Exceto nos casos mais extremos, o esquizofrênico não se oculta na proteção deste segmento, como o caráter oral o faz com o segmento oral ou o compulsivo com o segmento anal. A fuga total daria, como resultado, um caso essencialmente intra-uterino, em posição fetal com total distanciamento do meio ambiente. Em alguns casos psiquiátricos internados isso chega a acontecer.

A diferença exata entre o bloqueio ocular do esquizofrênico e o das demais neuroses parece ser resultante da *época* em que se deu o bloqueio. Reich coloca que, no caso da esquizofrenia, o bloqueio acontece nos primeiros dez dias de vida, antes do aparecimento de qualquer sinal de desenvolvimento. Nas demais neuroses, o bloqueio é mais tardio, podendo até acontecer na puberdade. Qualquer que seja sua causa, a diferença é suficientemente notória[1] e pode-se distinguir claramente os tipos de esquizofrêni-

---

[1] William Goldfarb, *Childhood Schizophrenia* (Cambridge, Mass., Harvard Univ. Press, 1961), págs. 9-10. Goldfarb afirma "...os observadores ficam impressionados com o comportamento receptivo das crianças esquizofrênicas que demonstraram um padrão incomum de receptores preferenciais; neste, as modalidades de recepção à distância (audição e visão) não eram utilizadas, enquanto as modalidades de percepção imediata (tato, paladar e olfato constituíam-se nas bases principais da orientação dentro do ambiente. A incapacidade em usar os receptores de distância interfere de modo prejudicial na capacidade infantil de conceitualizar, contri-

cos, os quais abarcam os principais tipos de caráter afetados por este bloqueio ocular específico.

Os tipos de esquizofrenia são os seguintes:

hebefrênica — caráter histérico com bloqueio ocular repressivo;
paranóide — caráter fálico com bloqueio ocular repressivo;
catatônica — caráter compulsivo com bloqueio ocular repressivo;
simples — caráter oral[2] com bloqueio ocular repressivo.

A severidade do bloqueio ocular determina a extensão em que foram abandonados outros sintomas do tipo de caráter e até que ponto prevalece a fuga em busca da existência intra-uterina. A esquizofrenia é determinada durante os primeiros dez dias de vida mas, embora algumas crianças desenvolvam essa doença, a maioria dos casos não se fixa senão na puberdade, enquanto os sintomas mais evidentes não se apresentam nesta época de suas vidas ou mesmo posteriormente. O desenvolvimento dos sintomas na puberdade ou mais tarde dá-se também nos outros tipos de caráter[3]. Conforme indicamos acima, o bloqueio ocular em si não impede a evolução para níveis mais complexos de funcionamento; o tipo de esquizofrenia é determinado por outros fatores comuns da formação caracterológica.

---

buindo também para a incerteza relativa à identidade pessoal das crianças. As experiências adquiridas no decurso da terapia relativas à inversão de fenômenos, tais como evitação visual e exclusão auditiva (pseudo-surdez) possibilitaram uma maior compreensão de fenômenos tais como... a capacidade intrínseca das crianças para a estimulação perceptiva... De qualquer modo, ficou claro que a preferência incomum pela modalidade de recepção era passível de alteração e que a criança poderia ser auxiliada a usar todas as modalidades sensoriais para sua própria orientação. Segue-se, à guisa de exemplo, um extrato do histórico psiquiátrico de uma criança paciente: "Quando era abordado, durante sua primeira semana de estada no Centro, Philip ficava olhando fixamente à frente, sem objetivo algum e sem enxergar nada. Suas pupilas mantinham-se dilatadas mesmo que o interlocutor se aproximasse a poucos centímetros de seu rosto e o olhasse inquisidoramente bem dentro dos olhos. Parecia que não ouvia também. Em certos momentos, cobria efetivamente os ouvidos quando alguém simplesmente olhava para ele. Após um ano de tratamento, corria para meu consultório para me cumprimentar. Olhava-me diretamente nos olhos e evidenciava uma rápida responsividade a tudo que eu quisesse verbalizar".

[2] Esta última classificação é uma hipótese baseada no conhecimento anterior da esquizofrenia simples. Não tive qualquer experiência de tratamento de um caso destes, à luz do conceito de energia.

[3] Esta afirmação não deve ser interpretada como implicando que as crianças não demonstrem sintomas neuróticos. A maioria das crianças apresenta sintomas, sem dúvida (tratei de dúzias delas desde bebês até adolescentes). Porém, os sintomas não aparecem na forma desenvolvida com que marcam as neuroses típicas; portanto, dentro da nomenclatura psiquiátrica, usa-se "distúrbio de conduta" para crianças, "tumulto da puberdade" para adolescentes e assim por diante. O caráter só se fixa na puberdade de modo a tornar mais úteis termos diagnósticos mais precisos.

Características e sintomas

O problema de esquizofrenia é a quebra do funcionamento unitário biofísico, uma distorção na percepção dessa quebra, e as reações da pessoa a ambos os fatores. Alguns de seus sintomas são expressões diretas desse distúrbio biofísico; entre estes, contam-se, por exemplo, o olhar alheado, o transe, a flexibilidade cerácea (*cerea flexibilitas*), a catalepsia, o retardamento mental e os automatismos. Outros sintomas são reações secundárias a esse distúrbio: podem incluir aqui a desorientação, a perda da capacidade de associar, a perda do sentido das palavras e o rebaixamento dos interesses. Sintomas tais como caretas e estereotipias são, na realidade, tentativas de autocura. A deterioração geral posterior é devida ao enrugamento crônico do organismo.

Os sintomas clássicos da esquizofrenia em seus vários tipos são bem conhecidos e encontram-se em qualquer texto de psiquiatria[4]. No momento, voltar-me-ei apenas para as características que não são tão divulgadas, mas que se colocam como pontos essenciais para um diagnóstico correto. Quatro dos cinco sintomas relacionados abaixo resultam de bloqueio ocular.

Primeiro: percepção e sensação estão cindidas. Tanto uma quanto a outra são agudas e estão presentes em alto grau, ao passo que nos demais tipos de caráter apresentam-se embaçadas. Devido à cisão, contudo, apesar de a sensação poder ser nítida, sua verdadeira origem não é percebida com clareza. Ou seja, ocorrem erros interpretativos.

A percepção do si mesmo depende do contato entre a excitação e o sentimento ou sensação subjetiva da excitação; este contato é a fonte da consciência (*consciousness*), que é uma função da autopercepção. Quando deteriora a autopercepção, a consciência também deteriora. Com esta última, ficam também prejudicadas todas as suas funções: orientação, fala e associação. Quando a capacidade de perceber retrocede ao ponto de distanciar-se do funcionamento corporal, apesar de manter-se íntegra, surge a projeção. Por outro lado, se a autopercepção não for prejudicada, mas refletir simplesmente um organismo rígido, como se dá no bloqueio afetivo, então simplesmente o intelecto e a consciência tornar-se-ão rígidos e mecânicos e não confusos ou desorientados como é o caso do esquizofrênico.

Na esquizoparanóia, a autopercepção sofre um abalo muito grave, provocando a dissociação de fala e associação. No estupor catatônico, o organismo está aguda e severamente contraído e imobilizado, sendo totalmente ausentes, em geral, a fala e as reações emocionais. No quadro hebefrênico, acontece uma lenta

---

[4] Recomendo especialmente o trabalho "Schizophrenia" de Arieti, in *American Handbook of Psychiatry*, 1959, vol. 1, págs. 455-502.

deterioração e um gradual rebaixamento de todas as funções biofísicas, o que, portanto, determina o progressivo embrutecimento da percepção e da consciência.

Os esquizofrênicos aterrorizam-se com a maioria das pessoas porque têm uma noção absolutamente clara do ódio que vêem, sentindo-se constantemente ameaçados. O que não enxergam é que a maior parte desse ódio está a salvo dentro das barras da couraça. Novamente, a percepção é nítida, mas parece que o esquizofrênico olha nas profundezas reagindo ao que enxerga aí, mais do que percebe e reage ao que a outra pessoa fará realmente, frente à couraça que veste e às restrições sociais.

Dado que preservam em tão alto grau a percepção e a sensação, os esquizofrênicos são muito cheios de espírito e bastante em contato com a saúde, apesar de fazê-lo dentro de suas distorções. Compreendem os anseios cósmicos, mas cobrem-nos com considerável dose de misticismo. Qualquer aumento nas sensações faz com que fujam a nível dos olhos e percam o contato com o meio ambiente. É comum os olhos apresentarem uma expressão vazia, como se estivessem vagando pelo espaço. A distorção na interpretação das sensações aporta material delirante, ou seja, a sua versão daquilo que sentem.

O segundo dos cinco sintomas acima mencionados é o fato de o peito ser macio, mas não se mover de modo perceptível segundo o ritmo respiratório. Quanto mais severo o bloqueio ocular, menos a couraça estará presente nas demais regiões do corpo, além de no segmento ocular (principalmente na base do cérebro). Em geral, quanto maior a couraça, melhor o prognóstico, principalmente se a couraça é pélvica. Isto significa que o movimento cerebral é maior e que há menos contrações aí. Isto se verifica principalmente nos catatônicos, nos quais a couraça pode chegar a ser completa e forte. Nos casos em que o prognóstico é ruim, a musculatura tem uma qualidade fibrosa. Os músculos são particularmente fibrosos nos casos de mais longa duração.

Em terceiro lugar, o esquizofrênico não respira. É óbvio que não estou falando em sentido literal, mas, ao se olhar um destes pacientes, esta é a impressão. Sem sombra de dúvida, a expiração ocorre no nível mais baixo possível. É freqüente que nem eles mesmos consigam discernir entre inspiração e expiração. É de se surpreender como conseguem sobreviver. Sua respiração precaríssima é em parte responsável pelo subdesenvolvimento de vários órgãos nos esquizofrênicos.

Há uma quarta característica que não é tão evidente, mas nem por isso deixa de ser a origem de outros traços do caráter. O campo energético é bastante extenso e largo, dando a impressão de não ter limites. O esquizofrênico não distingue entre seu corpo e suas reações de campo; na realidade, vive no seu campo ao invés de dentro da superfície de sua pele. Retomo a discussão do segmento ocular no capítulo 4.

A percepção desses pacientes, aparentemente funcionando em todas as partes de seu campo, capacita-os às vezes a verem seus corpos como se estivessem olhando para eles a partir de vários pontos do ambiente. O campo é difuso e fraco, uma vez que o organismo é incapaz de mantê-lo integrado com uma dotação tão baixa de energia. Falando por analogia, pode-se dizer que Marte tem uma atmosfera rarefeita porque tem menos gravidade para manter unidas suas moléculas de gás do que a Terra. É por estes motivos que o esquizofrênico tem uma tendência a largar-se no divã, esparramado, apresentando-se com uma falta generalizada de coesão.

Há, finalmente, um severo bloqueio na garganta que perde em severidade apenas para o bloqueio ocular. Por sua causa, a voz é baixa, macia e a expressividade encontra-se amplamente restrita. Sendo assim, os esquizofrênicos são tímidos, retraídos, reservados e refugiam-se imediatamente diante de qualquer sinal de ataque ou de agressão à sua volta.

Gênese

A zona ocular é o primeiro nível desenvolvimental. É o primeiro contato com o mundo e a primeira zona traumatizada, provavelmente por olhos com ódio e expressões de raiva vindas de fora, o que determina que haja um retraimento a nível dos olhos. As restrições ao desenvolvimento que ocorrem nesta área constituem-se em severa desvantagem, já que na ausência de uma evolução total dos olhos jamais será alcançada uma perspectiva adequada do meio ambiente e nem de si mesmo.

O esquizofrênico vive num mundo destituído de perspectiva; num mundo onde literalmente fala-se uma outra linguagem e enxergam-se outras formas. O escoamento da energia para fora dos olhos provoca insegurança, ausência de visão binocular, e expressão vazia, além de determinar uma contração à base do crânio. O paciente talvez se queixe de que seu cérebro está oco ou que está se desfazendo, ou que parece uma pedra. A contração que detém a energia aquém dos olhos é o principal elemento da couraça esquizofrênica. Rebaixa os estímulos dos centros vegetativos desta área, das funções hipotalâmica e pituitária e, em especial, do centro respiratório. Portanto a respiração é mínima.

Uma respiração como essa mantém baixo o nível de energia e reduz as sensações e os estímulos, de modo que a couraça muscular é em grande parte desnecessária. A couraça previne a ansiedade, bem como embaça as emoções e as sensações; uma vez que isto não acontece com o esquizofrênico, ele se mantém bastante atento e agudamente consciente de seu meio. Apesar disso, suas percepções são distorcidas pela falta de perspectiva (pela cisão decorrente do fracasso no desenvolvimento da visão binocular). Acrescente-se a isto o bloqueio oral derivado das repressões a nível oral e configura-se o quadro de uma pessoa tipicamente tímida e repleta de ansiedade, que vive num mundo inundado de distorções.

Terapia

O esquizofrênico é evidentemente tímido e se amedronta com facilidade. Deve ser manipulado com cautela. Fazer com que abra os olhos. Isto provocará pânico, por causa do movimento de energia e da invasão das sensações. O pânico detém a respiração. Um excesso de sensações fará com que ele se afaste a nível dos olhos e se torne psicótico. O segmento ocular é mobilizado, fazendo-se com que revire os olhos e movimente a testa. Deve ser dessensibilizado aos estímulos vindos do segmento ocular. Isto pode-se conseguir fazendo com que repetidamente entre e saia de contato através dos olhos.

O melhor dos prognósticos é o do catatônico, pois há couraça. Poderá acontecer uma remissão ocasional espontânea quando a couraça se quebra e a excitação explode. O segundo melhor prognóstico é o do paranóico por causa da presença de agressão fálica. O hebefrênico tem um mau prognóstico porque combina uma ansiedade histérica com timidez e com o retraimento característico do bloqueio ocular. Durante a terapia, conforme o segmento ocular for sendo mobilizado, a couraça muscular ocupará seu lugar e deverá, por seu turno, ser desfeita[5].

Epilepsia essencial (repressão ocular com liberação muscular)

Há determinados tipos de ataques epilépticos cuja origem é conhecida, tais como os devidos a lesões do tecido cerebral, das meninges, por força de traumas, de pressões ou doenças. Encontram-se ataques epileptiformes na histeria e, raras vezes, também na esquizofrenia. Todas estas formas são basicamente diferentes da epilepsia idiopática ou essencial, que é o único tipo que desejo discutir. Vem-se debatendo há décadas qual seria a causa da epilepsia essencial. Há os defensores do motivo físico ou de ordem química, e que assinalam as alterações eletroencefalográficas, cerebrais e da química do corpo. Há outros que defendem uma

---

[5] Talvez valha a pena notar que, durante o orgasmo, os olhos reviram, perde-se a visão binocular e o organismo refugia-se do mundo no cosmos. Grandes homens poderão talvez ter ficado psicóticos ao terem se fundido com o cosmos e descoberto quão dolorosa é a volta para um mundo desinteressante e cheio de incompreensões. O esquizofrênico também mergulha no cosmos, quando se afasta do contato a nível dos olhos.

causa emocional, enfatizando a irritabilidade e os problemas emocionais encontrados nos casos deste tipo, além do fato de os ataques epilépticos terem sido curados com tratamento psicanalítico. É bem conhecido o fato de que a tensão emocional pode provocar alterações físicas e químicas, além de desequilíbrios endócrinos. Mais detalhes podem ser fornecidos por qualquer bom manual de psiquiatria.

Reich descobriu o bloqueio ocular na epilepsia, que parece torná-la parente próxima da esquizofrenia, à qual opõe-se, não obstante. Indicou também que o ataque epiléptico era um orgasmo extragenital. Na esquizofrenia, quando o paciente arregala os olhos ou os revira, é eliciado o pânico e a cisão. Um procedimento semelhante provoca o ataque epiléptico. Já se notou que raramente se encontram as duas doenças numa mesma pessoa e que, quando um esquizofrênico fica epiléptico, sua esquizofrenia melhora. Esta observação fez, na verdade, com que o tratamento para a esquizofrenia passasse a ser a indução artificial de convulsões por meio de eletrochoques.

Parece que na epilepsia, ao contrário da esquizofrenia, o aumento de energia é descarregado na musculatura e promove assim uma liberação (orgasmo extragenital). A excitação catatônica é aparentemente um elo intermediário, estando numa íntima vinculação com o furor epiléptico.

Como a esquizofrenia, a epilepsia parece acontecer em qualquer tipo de caráter; três quartos dos meus casos de epilépticos, porém, eram fálicos. A couraça muscular está presente mas não tão desenvolvida e, em certos casos, não se havia sequer desenvolvido. Nestes casos, o paciente torna a formar uma couraça durante a terapia, à medida em que o bloqueio ocular é liberado.

Características e sintomas

Mesmo enquanto pré-epiléptica, a criança é sensível, teimosa e dada a crises de birra e acessos de raiva ao ser admoestada. Exige que as coisas sejam feitas a seu modo e recusa a participar quando não consegue liderar. Tem tendências ao mau-humor, à morosidade, à desconfiança, à associabilidade, e à incapacidade de conformar-se. Devaneia em demasia, principalmente ao ficar irritada ou ao ser reprimida de algum modo. Quando fica mais velha, os sintomas tornam-se mais acentuados e a criança fica irritadiça, egoísta, egocentrada, impulsiva, associal e rígida, evidenciando crueldade e sadismo.

Conquanto possam acontecer ataques epilépticos durante a meninice, é comum darem-se mais tarde, pela puberdade ou depois, da mesma forma que a maioria dos sintomas dos outros distúrbios de caráter. A epilepsia clássica é dividida em "grande mal" e "pequeno mal", e deve ser considerada como variante aos assim chamados equivalentes epilépticos, bem como reações tais como síncope, enxaquecas, narcolepsia e catalepsia. Às vezes, um ataque tipo "grande mal" pode deixar claro o significado de outros sintomas menores, tais como mioclonias, espasmos musculares locais, "ausências" e estados oníricos.

O ataque tipo "grande mal"[6] é a mais dramática das manifestações epilépticas. Entre um momento ou vários segundos antes da perda da consciência, cerca de metade dos pacientes têm uma aura ou um aviso de que é iminente um ataque. A aura poderá consistir em dormências, formigamentos, sensações desagradáveis, sensação de incômodo no epigastro, ou então poderá compor-se de uma alucinação dos sentidos, como "flashes" de luz, certos ruídos, ou ainda alucinações olfativas. A aura é geralmente desagradável a nível dos afetos. Às vezes, sua natureza é mais motora e poderá tratar-se de um enrijecimento ou de repuxamentos de determinados grupos musculares imediatamente antes da perda de consciência.

Esta perda de consciência é súbita e completa. O paciente, ao mesmo tempo, cai no chão e pode machucar-se seriamente. É interessante que o epiléptico raramente tenha um ataque quando está numa situação especialmente perigosa. À medida em que cai, toda sua musculatura voluntária entra numa contração tetânica, produzindo freqüentemente um tipo peculiar de som, quando o ar é forçado para fora pelos pulmões, ou seja, o grito epiléptico. De início, o rosto fica pálido, mas logo em seguida fica cianótico. As pupilas se dilatam e não reagem à luz; o reflexo da córnea torna-se ausente. Em geral, esvaziam-se os intestinos e a bexiga. Depois de dez a vinte segundos, este estado é seguido por convulsões clônicas e a respiração volta a se normalizar. A saliva, que até então não estava sendo engolida, passa a misturar-se com o ar e torna-se uma espuma. Depois deste estágio, o paciente poderá evidenciar um período de confusão ou de automatismo mas, finalmente, torna-se sonolento ou entra em estado estuporoso. As convulsões poderão acontecer durante o sono e, em certos pacientes, isto sempre acontece. Ocasionalmente, pode haver uma rápida seqüência de ataques, na condição bastante grave conhecida como *status epilepticus*.

O tipo "pequeno mal" normalmente consiste na perda momentânea da consciência; é raro a pessoa ir ao chão, embora possa deixar cair alguma coisa que estiver segurando. Em certos casos, pode dar-se uma excitação repentina e intensa, apesar de aparentemente destituída de motivos no curso de atos brutais, violentos e impulsivos. Este estado é conhecido como furor epiléptico.

---

6 Segundo Noyes.

Gênese

Não sei por que o bloqueio ocular na epilepsia permite que o excesso de energia escape para a musculatura, enquanto isto não acontece na esquizofrenia. Poderá ser uma questão de grau ou, ainda, da época em que se deu o bloqueio. Enquanto o esquizofrênico evita o acúmulo de energia por meio de severos bloqueios dos centros vegetativos do cérebro, as descargas epilépticas liberam esse acúmulo na musculatura, produzindo o ataque epiléptico.

Terapia

O paciente será dessensibilizado às convulsões fazendo-se com que inicie uma, revirando os olhos para cima, e interrompendo-a antes que comece realmente por meio da retomada do contato a nível dos olhos. Quando os olhos são mobilizados, são tratadas as várias desordens caracterológicas, do modo como se descreveu anteriormente nas outras estruturas de caráter. Encontrar-se-á uma grande quantidade de um desejo saudoso pelo amor da mãe que é de dar pena, realmente. É comum que a mãe tenha demonstrado condutas cruéis e sádicas.

Um homem de 35 anos, que há mais de vinte vinha sendo epiléptico e que já estava hospitalizado há diversos anos, chegou num ponto em sua terapia em que não tinha mais ataques, bem como não se conseguia mais induzi-los durante as sessões. Neste ponto do tratamento, começou a ter crises de birra e, finalmente, começou a procurar por mim.

Disse que gostaria de jogar seus braços à minha volta, soluçando amargamente e, chorando, dizia: "mamãe". Queria sua mãe. Criou uma séria ansiedade por causa de seus sentimentos pela mãe e pensou nela durante toda a semana seguinte; a cada vez, porém, via-a batendo nele com uma raquete de tênis. Quando voltou para a sessão seguinte, continuou procurando por mim e, no fim, subiu no meu colo e relaxou. Durante várias sessões vivenciou um intenso desejo saudoso, queria ser levado ao colo, algo que sua mãe jamais fizera. Quando esta situação surgiu na terapia, ficou mais atento, mais vivo, conseguiu respirar completamente e sentiu-se à vontade.

Voyeurismo (Caráter ocular insatisfeito)

Provavelmente são poucos os homens que perderiam a oportunidade de se presentear com uma boa olhada para alguma mulher com certo grau de nudez. Isto, porém, não pode ser considerado voyeurismo no sentido estrito do termo. Para tanto, são necessárias duas outras características: que a observação seja feita às escondidas e que, em grande ou pequena extensão, o olhar substitua a sexualidade genital. Um de meus pacientes, casado, e que tinha todas as oportunidades para olhar a esposa quanto quisesse, fugia de casa à noite e subia ao segundo pavimento para espioná-la no banheiro em seus preparativos para ir dormir. Esta neurose é privilégio exclusivo dos homens[7].

Características e sintomas

Meus dados baseiam-se no estudo de apenas dois casos de voyeurismo, de modo que é difícil estar seguro de que circunstâncias e sintomas são específicos para esta condição. Como acontece em todas as neuroses, os sintomas são, em geral, mais pronunciados primeiramente na fase da puberdade. Tanto o lar quanto o tipo de educação tiveram uma tonalidade severa, tendo o pai sido um grande disciplinador. A mãe, suave e sedutora, apresenta-se completamente dominada pelo marido. Permite ao filho alguns privilégios que o excitam, mas que nunca o satisfazem. A constelação familiar em geral compõe-se principalmente de irmãs.

A princípio, o voyeurista luta consideravelmente contra o impulso de olhar. Começa observando a mãe e as irmãs, as amigas depois e, finalmente, qualquer mulher que consiga encontrar. Corre grandes riscos com seu voyeurismo, e muitas vezes vai preso. Isto cria imensos sentimentos de vergonha; na realidade, em suas primeiras experiências domésticas, a família mais o envergonha do que o castiga.

Parece ser de inteligência superior e muito capaz, mas sua agressão encontra-se inibida; é de tipo submisso e sua função profissional sofre grandes interferências de uma contemplação quase constante do sexo, que busca satisfazer-se apenas no voyeurismo. Frente às mulheres, sente-se tímido, sem jeito, pouco à vontade.

Queixa-se de sensações na cabeça parecidas com as dos esquizofrênicos, e sua descrição da cabeça é como algo morto, ou com uma pedra em cima. Este sintoma poderá chegar a tornar-se altamente proeminente, podendo acompanhar-se de uma sensação dolorosa de incapacitação, entorpecimento e fraqueza. A incapacidade é sentida no braço direito e na perna do mesmo lado se a "pedra" for vivida como situando-se no lado esquerdo da cabeça e vice-versa. Os olhos têm uma expressão furiosa peculiar.

---

[7] Alguns autores incluem no quadro as mulheres cuja curiosidade se volta para o presenciar de catástrofes, de acidentes, de cenas de guerra e coisas do gênero, em cujo caso essa curiosidade representa a tendência ativa de castração sádica reduzida à mera observação. Nunca tive experiência com esse tipo de problema, mas na minha opinião, tratar-se-iam de formas precariamente sublimadas de sadismo.

Gênese

A mãe é condescendente e sedutora. Ao mesmo tempo em que estimula o olhar, inibe outras formas de satisfação. O pai é severo e determinado a instilar qualidades masculinas em seu filho. A única coisa que consegue é intimidá-lo. A casa transpira toda uma atitude de "tira a mão daí" que só tem como saída o olhar. O menino atinge o nível fálico com uma forte e insatisfeita curiosidade e às custas de muitas inibições e submissões. Identifica-se com a mãe frustrante a nível do ego e com o pai, no superego, refugiando-se no nível ocular voyeurista. A luta é revivida na puberdade, mas a submissão (o pai intimidante) provoca a regressão ao nível voyeurista. A vergonha causada pela existência de um impulso de tal ordem demanda que nunca seja surpreendido vendo, e a curiosidade pelo que a mulher faz quando não está sendo observada acrescenta o outro ingrediente ao voyeurismo. A ansiedade de castração e o medo dos genitais femininos são fatores pronunciados neste tipo de caráter. Em seu sentido mais profundo, o voyeurista está procurando pelo pênis nos genitais femininos "castrados".

Terapia

O terapeuta mobiliza o segmento ocular. A submissão contém um enorme potencial enterrado de hostilidade que deve ser solto. Encoraja-se o paciente a tornar-se agressivo. Deve controlar seu voyeurismo e depender da terapia para obter a saída de suas tensões.

13. Biopatias Somáticas Comuns

Biopatias somáticas são doenças orgânicas que devem sua existência à impotência orgástica do homem. Podem ser vistas como complicações de neuroses de caráter. A ansiedade orgástica dá origem a simpaticatonias crônicas que, por sua vez, dão lugar à impotência orgástica e esta, num círculo vicioso, mantém a simpaticatonia. Nas biopatias somáticas, a contração originada deste modo progrediu até o estágio das mudanças físicas, dando margem a doenças orgânicas. Portánto, todas as biopatias, sejam elas aparentes nas pessoas como neuroses ou como manifestações somáticas, são provocadas por distúrbios do sistema nervoso autônomo que resulta num distúrbio do funcionamento biológico da pulsação através de todo o corpo.

Uma limitação da expiração completa e uma expansão expiratória crônica são elementos básicos à simpaticatonia. A função de uma tal atitude inspiratória é impedir o afloramento dos afetos e sensações corporais que apareceriam com a respiração normal. Esta supressão recebe apoio também de outros músculos do corpo que se contraem e dão forma à couraça crônica[1]. As biopatias somáticas podem surgir em qualquer tipo de caráter e não são devidas ao caráter específico mas, sim, ao tipo específico de couraça. Não se pode ter permanentes esperanças de curar as doenças por meios médicos a menos que a problemática emocional que lhes é subjacente seja resolvida.

A terapia é conduzida levar.do-se em conta o tipo presente de

---

[1] Em pesquisas posteriores, Reich acreditava que as biopatias resultam não só da contração crônica como também de um acúmulo constante de energia tóxica que o organismo não consegue metabolizar adequadamente. Cf. Wilhelm Reich, "Re-emergence of Freud's 'Death Instinct' as 'DOR' Energy", *Orgonomic Medicine*, II, 1.º de abril de 1956.

caráter, com exceção do cuidado especial empregado e da ênfase dada à liberação do segmento que contém a ocorrência somática; por exemplo, o segmento torácico nos casos de asma ou de condições cardíacas, o segmento diafragmático quando há uma úlcera, uma disfunção da vesícula biliar ou diabete. Nas alergias, o bloqueio principal parece geralmente localizar-se a nível de segmento ocular. Assim que a contração tiver resultado em doença física, a terapia é mais difícil e mais perigosa e a doença às vezes já atingiu um ponto tal que é irreversível. A terapia deveria então ser efetivada ao lado dos procedimentos médicos consagrados, por um especialista conveniente.

A seguir encontram-se alguns exemplos dos resultados da atitude crônica de ansiedade e sua couraça resultante. De modo algum a lista é completa, e não poderá sê-lo enquanto as doenças todas não tiverem sido estudadas exaustivamente de um ponto de vista bioenergético. Tratei pacientes que sofriam de cada um dos problemas discutidos abaixo, exceto o da leucemia.

Pele e órgãos especiais dos sentidos

Miopia

Alguns tipos de miopia são biopático. Nos casos em que são devidas à contração crônica e à ansiedade, as pupilas são dilatadas. Quando as pupilas são normais, a miopia é geralmente de cunho não funcional e não se pode esperar que seja posta em ordem durante a terapia. Por outro lado, nem todos os casos de pupila dilatada são funcionais: a dilatação pode acontecer independentemente da miopia. A maioria dos esquizofrênicos é míope.

Doenças da pele

Muitas doenças da pele, tais como urticária ou eczema, são funcionais. Nestas condições, parece haver uma carga forte de energia impelindo-se através da superfície da pele. Muitas delas tendem a ocorrer em certas fases da terapia, quando a energia irrompe pela pele.

Sistema locomotor

Reumatismo muscular

Após um período de vários anos, a contração crônica dos músculos leva à formação de módulos reumáticos conseqüentes do depósito de substâncias sólidas nos feixes musculares. Esse depósito afeta especialmente aqueles grupos musculares que desempenham um papel importante na supressão dos afetos e das sensações corporais. Na musculatura do pescoço (*Stiff-necked* = obstinado; cabeçudo = *headstrong*)[2] e na musculatura situada entre as espáduas onde a ação muscular é efetuada para trazer os ombros para trás ("autocontrole" e "contenção"), é possível que ocorram problemas. Os dois esternocleidos mastóideos são afetados de modo semelhante, por sua função de suprimir a raiva ("músculos da malvadez"). Os masseteres, também, cuja hipertensão crônica confere à metade inferior do rosto uma expressão teimosa e amarga.

Na metade inferior do corpo, os músculos que retraem a pelve são afetados de modo particularmente freqüente. A retração da pelve suprime a excitação genital e a retração crônica produz a lordose que causa lumbago. Esta última condição ocorre com freqüência nas pessoas que mantêm os músculos das nádegas contraídos para evitar as sensações anais. Outro grupo muscular afetado é o dos adutores superficiais e profundos das coxas, que sustentam as pernas uma de encontro à outra. Quando os músculos estão cronicamente contraídos, sua função é a de suprimir a sensação genital ("músculos da moralidade"). Os flexores dos joelhos suprimem as sensações do soalho pélvico.

A atitude inspiratória crônica do peito sustenta uma contração crônica dos peitorais que, muitas vezes, dá lugar a neuralgias intercostais que desaparecem juntamente com a hipertensão muscular do tórax.

Artrite

O depósito de cálcio na coluna espinal e nas articulações é decorrência de uma contração simpática crônica. A simpaticatonia é a responsável por um desequilíbrio ácido no organismo que estimula o depósito de cálcio. Há sempre uma alta dose de raiva reprimida presente nestes casos.

Órgãos internos do tórax

Hipertensão cardiovascular

A contração crônica dos vasos sangüíneos periféricos limita a amplitude de expansão e contração dos mesmos. O coração sempre tem uma tarefa excessivamente pesada porque deve movimentar o sangue através de vasos rígidos. A sensação de opressão do peito resulta dessa contração. Taquicardia, pressão alta, ou mesmo uma completa ansiedade cardíaca também são sintomas de hipertensão, bem como o hipertireoidismo. Parece haver razões para se questionar até que ponto a problemática da tireóide não seria em si um sistema secundário da simpaticatonia.

---

[2] Todas as expressões similares, comuns, são biofisicamente precisas.

A arterioesclerose com calcificação dos vasos sangüíneos é o resultado final da hipertensão funcional de longa duração. O ácido corporal produzido pela ansiedade constante permite o depósito de íons de cálcio nos tecidos. Também resultam da simpaticatonia crônica algumas doenças cardíacas valvulares, doenças das coronárias, *angina pectoris* e taquicardia paroxística. Nestas condições cardíacas, anos antes que surja propriamente a doença física, encontra-se consistentemente um trio de pontos extremamente dolorosos: um abaixo do bico do seio esquerdo, o segundo logo acima do bico do seio e o terceiro na axila esquerda. O alívio do espasmo nestes pontos alivia também os sintomas cardíacos. Nos casos de taquicardia paroxística, não se obtém alívio por este meio se o paciente estiver tomando quinino (*quinidine*).

Enfisema pulmonar

O enfisema pulmonar e o peito em forma de barril são o resultado de uma atitude crônica inspiratória extrema, no tórax. Qualquer espasmo crônico compromete a elasticidade dos tecidos e, no caso do enfisema, são lesadas as fibras elásticas dos brônquios.

Asma

A asma é devida a uma hiperestimulação do parassimpático numa tentativa de suplantar a ansiedade crônica subjacente. Isto provoca uma contração dos bronquíolos e interfere na expiração. Há sempre uma grande quantidade de raiva reprimida nos pacientes asmáticos e, quando esta pode se manifestar, o ataque é atenuado.

Órgãos internos da região diafragmática

Úlcera péptica

A simpaticatonia crônica provoca uma tendência à acidez que se reflete numa excessiva acidez gástrica. Frente ao bloqueio diafragmático, a membrana mucosa do próprio estômago se contrai e há um bloqueio no suprimento de sangue à região. Por estar em estado de contração, é mais vulnerável com efeitos do ácido. A localização típica da úlcera é na curvatura menor do estômago ou então na primeira porção do duodeno, exatamente à frente do pâncreas e do plexo solar. Parece que os nervos vegetativos do local se retraem e reduzem deste modo a resistência da membrana mucosa aos ataques ácidos. As substâncias tóxicas que foram isoladas são provavelmente o melhor resultado que a causa da úlcera. Se de doze a dezoito meses não se obtém uma melhora definida, deve-se considerar a possibilidade de uma intervenção cirúrgica. Alguma cicatriz tissular está provavelmente interferindo no processo de cura. As úlceras são encontradas em pessoas com forte motivação, com um profundo senso de responsabilidade, uma ansiedade latente e fortes desejos de dependência.

Doença da vesícula biliar e diabetes

Estes distúrbios também parecem ser biopatias resultantes de bloqueio diafragmático e de contração do plexo solar. Há, na diabete, sem dúvida, uma influência hereditária. Vi um caso onde havia sintomas típicos de uma condição da vesícula biliar, inclusive obstrução dolorosa, amolecimento e espasmos do hipocôndrio direito, indigestão, sensação de plenitude no epigástrio, flatulência e icterícia; todo o complexo sintomatológico foi completamente aliviado com uma massagem do piloro. Quando o espasmo pilórico cedeu, podia-se ouvir o gorgolejar interno e os sintomas desapareceram. Presumo que o espasmo incluía o esfíncter de Odi e produzia, assim, uma obstrução do fluxo biliar, provocando a icterícia. Ao mesmo tempo em que o espasmo foi aliviado, a paciente expressou uma grande dose de amargura que sentia em relação ao marido.

Hiperinsulinismo

Esta condição parece ser devida a um bloqueio do segmento diafragmático, mas é o resultado, provavelmente, de um bloqueio menos severo do que o apresentado pelos diabéticos. A contração é suficiente para causar uma estimulação do pâncreas e de outros órgãos da área (tais como o fígado), mas não grave o suficiente para produzir sua destruição. Vi a hipoglicemia melhorar quando a tensão foi aliviada nesse segmento diafragmático.

Espasmo cardíaco e espasmo do piloro

Estes distúrbios resultam de contração dos músculos anulares cardíacos e pilóricos (vide a doença da vesícula biliar).

Órgãos internos do abdômen

Colite espástica

O mecanismo responsável pela colite espástica é semelhante ao que se apresenta na asma, ou seja, uma hiperestimulação parassimpática para tentar cobrir a ansiedade. Esta condição é encontradiça em pessoas que devem apresentar-se exteriormente calmas e corajosas apesar de uma avassaladora ansiedade interior.

Constipação crônica

Esta é o resultado da diminuição ou da paralisação dos movimentos peristálticos dos intestinos. A simpaticatonia crônica permite a dilatação das paredes intestinais enquanto produz, ao mesmo tempo, um espasmo do esfíncter anal. Aos poucos irá se desenvolvendo a hemorróida. O alívio que se segue à evacuação é devido ao movimento de energia despendido pela atividade e não ao afastamento da intoxicação. O alívio acontece muito rapidamente para ser provocado por este último fator.

Órgãos internos da pelve

Vaginismo

Vaginismo é o resultado de uma contração da musculatura anular da vagina. Atrás desta, ocorre uma profunda rejeição do pênis.

Hemorróidas

Estas desenvolvem-se em resultado de um espasmo crônico do esfíncter anal. O sangue das veias periféricas que circundam o ânus vai sofrendo um entupimento mecânico até que as paredes dos vasos sofram uma dilatação. Em última análise, esta condição pode remontar à educação ao banheiro, a menos que seja resultante de pressão física, como no caso de ser produzida por um crescimento tumoroso na pelve.

Fibromas e cistos ovarianos

Estes são decorrência de um avalanche de energia contra a contração do útero e dos ovários, o que provoca o enchimento dos tecidos como se fossem um balão. Nestes casos, a pelve tem uma alta carga energética que está bloqueada em sua expressividade sexual adequada. A contração manifesta-se para impedir a energia sexual de ser sentida como sensação vaginal. Durante a menstruação este processo dá lugar a espasmos fortes que são vividos como cólicas menstruais. A mulher emocionalmente saudável não tem cólicas menstruais.

Condições gerais e variadas

Alergias

As alergias, incluindo a febre do feno, parecem apoiar-se em três fatores: uma proteína estranha, sensibilidade a essa proteína e um problema emocional. Todos três devem estar presentes para dar lugar à reação alérgica. Parece que a proteína estranha produz uma excitação (alérgica) excessiva no organismo, provocando uma expansão intolerável para o corpo. Ocorre uma contra-contração que bloqueia o escoamento de energia. É então que a energia aprisionada entre o excesso de carga e o bloqueio da mesma infla os tecidos. Surgem coceiras ou dores em função das sensações de prazer, além do limite de tolerância, quando a energia alcança a superfície da pele.

A fobia parece igualmente ser uma condição alérgica, mas restrita ao domínio emocional. Estão presentes aqui também um fator excitante resultante de excessiva energia e uma contra-contração que provoca uma tremenda ansiedade. Acredito que o mecanismo, tanto para a fobia quanto para a alergia, seja o mesmo ou outro muito parecido e já vi casos de se desenvolver uma fobia quando suas alergias foram tratadas com êxito. Vi também um caso em que aconteceu o inverso. Ou seja, o paciente teve uma alergia quando sua fobia desapareceu. Podem ambas estar presentes em determinados casos. Os indivíduos que sofrem destes problemas parecem ser excessivamente sensíveis, ou seja, com a pele muito delicada, ou ainda de tipo ectodérmico. São francamente sensíveis ao seu meio ambiente, que é muito ameaçador para eles. Tendem a se retrair, principalmente a nível dos olhos. Vai se formando uma raiva explosiva e destrutiva contra um objeto escolhido como perigoso, em geral simbolizante de medos incestuosos. A sensibilidade da pele e dos genitais que fazem parte da pele reaviva o problema edípico. A fuga a nível dos olhos provavelmente permite a projeção do medo sobre algum símbolo.

Câncer, leucemia e poliomielite

Estas três doenças são apresentadas juntas não porque sejam consideradas como semelhantes, mas porque suas origens são ainda matéria de controvérsia do ponto de vista da medicina clássica. Fazem-se cada vez mais sugestões tangentes à sua origem emocional, ou seja, devem provavelmente ser distúrbios do funcionamento biofísico do organismo. Trueta e Hodes, em *Lancet* (15 de maio de 1954), afirmam que produziram um quadro de doença essencialmente semelhante ao da poliomielite paralítica em animais experimentais, injetando substâncias irritantes, tais como Formol ou óleo de cróton nos membros desses animais, sem usar qualquer tipo de vírus. Com referência a esta afirmação, R. J. Dittrich, em carta ao *Journal of the American Medical Association* (11 de março de 1961, pág. 925), observa que, se estes resultados puderem ser verificados em escala maior, talvez se torne necessário rever nossos atuais conceitos da causa dessas doenças, dirigindo então nossos esforços para uma pesquisa que investigue outros fatores eventualmente operativos na gênese da poliomielite paralítica.

Greene[3] estudou por muitos anos os fatores emocionais presentes na leucemia e descobriu os denominadores comuns de todos os casos da doença: uma separação de um objeto ou objetivo significativo acompanhada de uma perturbação emocional concomitante[4]. *The American Cancer Society* (Sociedade Americana de Câncer), em seu relatório de 1959, esboçou os fatores emocionais como causas prováveis da leucemia.

Reconhece-se atualmente com alguma facilidade que a resignação é um dado de relevância nos casos de câncer e que o prognóstico depende em grande medida da presença de agressão no indivíduo. Os fatores psicológicos no câncer vêm sendo investigados por vários pesquisadores[5]. Gengerelli e Kirkner relatam que a inibição sexual é a causa de câncer, particularmente em pessoas incapazes de descarregar raiva. Os indivíduos com sérios conflitos de impulsos e treinados a inibir suas emoções reais são tremendamente suscetíveis ao rápido crescimento de um câncer. A pessoa "boazinha" não responde bem ao tratamento e a pessoa agressiva tem uma melhor perspectiva de futuro.

Reich realizou uma pesquisa consideravelmente cuidadosa e meticulosa a respeito de todas estas doenças, boa parte de cujo trabalho pude observar pessoalmente. Sua conclusão foi a de que todas as três eram primariamente devidas a distúrbios emocionais, sendo, portanto, adequadamente passíveis de serem rotuladas como biopatias.

Como observou Reich, a *poliomielite* acontece em pessoas jovens com uma alta carga de energia e com um severo bloqueio pélvico. O ímpeto energético mais violento é contrabalançado por um esgotamento de energia dos membros[6]. Parece provável que o

---

[3] Cf. William A. Greene e colaboradores, Department of Medicine and Psychiatry, University of Rochester School of Medicine, *Psychosomatic Medicine, Psychological Factors and Reticulo-endothelial Disease:* (1) "Preliminary Observations on a Group of Males with Lymphomas and Leukemia", vol. 16, 1954, pág. 220; (2) "Observations on a Group of Women with Lymphomas and Leukemias", vol. 18, 1956, pág. 284; e (3) "Observations on a Group of Children and Adolescents with Leukemia: an Interpretation of Disease Development in Terms of the Mother-Child Unit", vol. 20, 1958, pág. 124.

[4] A imprensa reportou recentemente um caso de uma moça com saudade da casa materna e sofrendo de leucemia e que apresentou uma remissão espontânea quando voltou para a família, na Irlanda.

[5] Blumberg *et al*, "Possible Relationship Between Psychological Factors and Human Cancer", *Psychosomatic Medicine*, vol. 16, 1954, pág. 278. Vide também J. A. Gengerelli e F. J. Kirkner, eds., *Psychological Variables in Human Cancer* (University of California Press, 1953).

[6] Cf. Trueta e Hodes, *Lancet*, 15 de maio de 1954 (vide págs. 998-1001). Parece haver razões para se assumir que a paralisia em animais experimentais resultou de um esgotamento da energia nos membros como reação à injeção de irritantes. Este resultado estaria completamente de acordo com a teoria reichiana.

sucesso do método de Kenny para tratamento desta doença (panos quentes e massagem) seja devido à indução desse fluxo de energia. Na paralisia dos membros superiores, a frustração oral também parece fazer sua contribuição.

A *leucemia* ocorre no mesmo tipo de indivíduo propenso à poliomielite e pode-se adiantar a suposição de que talvez seja uma reação alternativa. Indaga-se, por conseguinte, se a leucemia não seria agravada com um atenuamento ou prevenção da poliomielite. A medicina clássica ainda considera esta doença como uma forma de câncer; é verdade que há muitos aspectos para sustentar esta conclusão, mas há também uma diferença importante passível de ser notada e compreendida apenas se a pessoa interessada estiver familiarizada com o conceito de energia de funcionamento. A diferença consiste em que, na leucemia, as células vermelhas sofrem uma tremenda sobrecarga bioenergética, enquanto que, no câncer, as mesmas têm uma baixa carga energética e está sempre manifesto um certo grau de anemia. Ao mesmo tempo, as células vermelhas, na leucemia, são muito frágeis e desintegram-se rapidamente; são células doentes. A leucemia parece ser, em primeira instância, uma doença das células vermelhas e não das células brancas. O aumento dos leucócitos serve aparentemente para enfrentar o processo tóxico decorrente da desintegração das células vermelhas. Esta teoria recebe um certo apoio pelo fato de terem sido relatados alguns casos de leucemia a-leucócita (ou seja, casos de leucemia em que não acontece aumento das células brancas). Nas circunstâncias atuais, a radiação também é um fator desencadeante de leucemia, pois provoca uma intensa excitação de energia nas células vermelhas e, de fato, em todo o organismo (aumentando, assim, a carga energética contra o bloqueio pélvico).

Segundo Reich, o *câncer* é basicamente uma putrefação ativa do tecido. Enquanto na neurose estática o ímpeto de energia em direção centrífuga se mantém e os impulsos continuam fortes, mesmo sob a couraça, no câncer os próprios impulsos cessam, em alguns casos. Esta condição tem início com um aumento na quantidade de contrações de inibições plasmáticas da expansão. À medida em que os impulsos para uma expansão agradável vão se tornando cada vez mais raros, o fluxo de energia no organismo diminui. Isto quer dizer que, nos casos de câncer, o organismo desistiu de tentar fazer sua energia circular. Isto se manifesta como resignação emocional, a qual pode preceder o aparecimento do tumor canceroso em vários anos. Dado o término das tentativas para impelir a energia para fora e assim expandir o organismo, o câncer tem como desenvolver-se, já que os tecidos estão literalmente à míngua, sem prazer. O câncer localizado, decorrente de tecidos que não tiveram chance de expandir, é uma conseqüência do encolhimento do organismo e de uma economia sexual inadequada.

O elo de ligação entre a economia sexual e uma condição cancerosa reside no fato de que uma respiração precária provoca uma respiração celular interna precária a nível dos tecidos, seguida por um maior depósito de dióxido de carbono e por anoxia. A carga e a descarga orgonóticas do sistema autônomo, particularmente nos genitais, tornam-se automaticamente perturbadas, à medida em que a respiração é insuficiente. Seguem-se, lógico, os espasmos crônicos da musculatura e, por fim, estabiliza-se a impotência orgástica. O câncer tem mais probabilidade de aparecer em áreas específicas nas quais a pessoa concentra suas defesas contra a excitação, contraindo sua musculatura. Ou seja, o câncer aparece em regiões severamente presas dentro da couraça; as mulheres desenvolvem-no nos seios e no útero, com mais freqüência. A contração da musculatura anular é especialmente eficaz no entupimento da energia e o câncer aparece com alta incidência nas áreas onde há musculatura anular, como é o caso do pescoço, do ânus, do estômago, etc. O resultado geral do enrugamento biopático é a putrefação do sangue e dos tecidos; o tumor canceroso é apenas um dos sintomas desta putrefação. A célula cancerosa é o resultado e não a causa desta doença. O tumor deve ser removido cirurgicamente e é igualmente indicado um tratamento para atenuar a condição emocional cancerígena.

O que se passa em todas as três doenças é o seguinte: a medida em que as células tissulares se rompem, degeneram em vários níveis, chegando finalmente a configurar os bacilos T. (*Tod* ou bacilos letais), os quais incrementam o quadro patológico. Os bacilos T, que Reich demonstrou terem origem dentro do organismo, são, sem dúvida, aqueles mesmos que a medicina clássica chama de vírus e microplasma. Uma vez formados, podem ser transferidos para outros seres vivos, agindo como agentes tóxicos que provocam a destruição das células e a produção da mesma doença em outra pessoa suscetível. A célula cancerosa surge como célula patológica independente a partir da destruição e separação das células normais de seu tecido de origem. São capazes de proliferação por meio da divisão celular normal.

Acredito que a estimativa feita por Reich a respeito dos quadros destas doenças deveria ser seriamente considerada e estudada, como base de futuras pesquisas. As pessoas interessadas em mais do que estas breves citações dos quadros patológicos acima descritos deveriam consultar os relatos de Reich a esse respeito[7].

---

[7] Cf. Wilhelm Reich, *The Cancer Biopathy* (Nova York, Orgone Institute Press, 1948), *The Oranur Experiment* (Nova York, Orgone Institute Press, 1951), e "The Leukemia Problem, An Approach", *Orgone Energy Bulletin*, vol. 3, abril de 1951, pág. 2.

TERCEIRA PARTE

TRABALHO CARACTEROLÓGICO: A REMOÇÃO DA COURAÇA

14. Exame Inicial

História

A história do paciente deve ser concisa o suficiente para que se possa utilizá-la rapidamente; as histórias longas são desencorajadoras, cansativas de ler e contêm uma grande quantidade de material que jamais é usado. Não se deve fazer qualquer pergunta que não esteja diretamente relacionada à compreensão que o terapeuta deve ter do caso. Em outras palavras, o objetivo aqui não é acumular uma massa de informações mas, ao contrário, obter apenas os fatos necessários para fins diagnósticos.

São três os fatos necessários, em poucas palavras: o terapeuta deve saber do que o paciente se queixa, como é que estava funcionando antigamente e como está funcionando no momento.

Estas informações são suficientes para que o profissional componha um quadro geral da seriedade do problema apresentado pelo paciente e de sua capacidade para enfrentá-lo. Comparando-se sua capacidade com seu problema atual, pode-se ter uma certa idéia do que é possível realizar. Por exemplo, se o paciente nunca foi capaz de funcionar muito bem, pode-se esperar menos progresso do que se ele houver demonstrado uma boa capacidade no passado e estiver presentemente assoberbado por sintomas neuróticos. Se os sintomas são severos, por outro lado, e nem por isso o paciente deixa de efetuar um ajustamento razoável, ele é um melhor candidato para o trabalho terapêutico do que se se apresentar como um indivíduo totalmente incapacitado por uma neurose moderada.

Há três fatores a serem considerados quanto ao prognóstico de qualquer caso: a habilidade do terapeuta, a atual neurose e o indivíduo neurótico. Este último aspecto é de longe o mais importante, em termos prognósticos. Se for de boa constituição, tiver "estômago", e estiver decidido a curar-se, as perspectivas são boas mesmo nos casos mais graves. Por outro lado, aquele que desiste logo e tem que ser puxado pela mão só permite um prognóstico reservado.

Queixas

As queixas aparecem melhor, em geral, quando manifestadas espontaneamente pelo paciente, com suas próprias palavras. Em geral, eu pergunto: "Por que motivo você veio?" O modo pelo qual a pessoa me responde, bem como a queixa propriamente dita, são muito reveladoras. O compulsivo trará normalmente suas respostas todas alinhavadas ou escritas e desejará lê-las ou então, simplesmente, apresentará a folha para o terapeuta ler. O fálico fará comentários sarcásticos tais como: "Bom, esse é seu problema", ou então "Mas é isso que você vai ter de descobrir." O esquizofrênico não saberá o que dizer e suas queixas são vagas: "Não estou me saindo bem", ou talvez, "Não sinto que esteja fazendo nada com nada", ou ainda "As coisas não andam muito bem", ou mesmo, "Sinto-me estranho e acho estranho tudo à minha volta". O depressivo será lacônico: "Preciso de ajuda" e sua aparência dirá o resto.

Não aceito pacientes que não sintam por si mesmos a necessidade de ajuda para mudarem. Os que vêm simplesmente porque foram persuadidos por sua família e não acham que realmente precisem de tratamento não são candidatos adequados para terapia. Mesmo que aparentem precisar de tratamento, pode-se lembrá-los que têm direito a expressar suas próprias opiniões e depois dispensá-los. É comum a família achar que, assim que conseguem remeter para o terapeuta o seu problema, este deveria fazer o resto do serviço e, nestes casos, é lógico que a família irá se decepcionar e com muita razão.

A melhor ajuda para a terapia é o próprio sofrimento do indivíduo e seu desejo de melhorar. Sem estes pontos básicos, a tarefa é quase toda sem esperança alguma. Este é o motivo pelo qual tentar "vender" a idéia de uma terapia ou fazer tudo parecer cor-de-rosa é um erro. Pessoalmente, prefiro deixar que um paciente me convença que eu deveria aceitá-lo, apesar de eu o estar desencorajando.

Idade

Em geral, quanto mais velho o paciente, menos flexível ele é, mas este aspecto é altamente pessoal. Algumas pessoas são mais rígidas aos vinte anos do que outras aos cinqüenta.

Nível geral de funcionamento

Em circunstâncias normais, pode-se esperar mais de um universitário formado do que de alguém que interrompeu os estudos no primeiro ano do colegial. Poderá, no entanto, ter acontecido alguma coisa totalmente independente da capacidade do paciente e que forçou-o a não estudar mais, de modo que devem ser entendidas as circunstâncias de sua interrupção. É também significativo o modo como levava os estudos, se com dificuldades ou não. Um homem que tenha "batalhado" sua educação, fazendo o ginásio à noite, depois de trabalhar o dia inteiro, merece pelo menos tanto respeito quanto um outro que conseguiu sair de uma universidade, depois de quatro anos lá dentro, com o mínimo possível em termos de nota.

Pode-se ter uma certa noção do potencial do paciente comparando-se suas origens e educação com seu emprego. Um universitário formado fazendo um serviço de operário ou um formado no ginásio com um posto de responsabilidade nem sempre merecem o mesmo tipo de atenção, do ponto de vista terapêutico.

Para se descobrir até onde o paciente foi capaz de ir quanto ao seu ajustamento adulto, o terapeuta precisa entender o modo como ele se relaciona com as pessoas, se é mais retraído tendo poucos contatos ou se é muito sociável, se é casado e quantos anos tinha ao contrair matrimônio, se há filhos ou não. Ajuda saber se as crianças foram desejadas e por que motivo. Aqui também sempre é reveladora uma comparação da capacidade atual com os feitos anteriores.

Funções corporais

A atitude do paciente com respeito à comida pode ser normal, mas é provável que ou ele goste demais de comida ou então não tenha satisfação suficiente com a alimentação, que coma demais ou de menos. Se o comer é excessivo, pode ser que haja impulsos orais insatisfeitos ou então a necessidade de preencher um vazio no estômago; quando é deficiente, indica um caráter oral repressivo com concomitantes tendências depressivas, provavelmente.

Seu sono deverá estar normal se for deitar-se cansado e levantar descansado, ou então poderá sofrer um de dois tipos de distúrbio: 1) se fica cansado antes e depois de dormir, a indicação é de pouca energia e de uma exaustão geral, e o quadro é grave; 2) se está descansado na hora de ir para a cama e acorda cansado, está evitando entrar em contato durante o dia e lutando contra o relaxamento, ao mesmo tempo em que afrouxa sua couraça enquanto dorme. Esta é uma situação da qual os neuróticos comumente se queixam e incide no momento em que a couraça está em vias de ser desfeita ou então quando não é mais adequada para conter a ansiedade.

Os sonhos do paciente freqüentemente revelam em que direção se encaminha antes mesmo que isso se patenteie em seu dia-a-dia. Seu funcionamento melhora nos sonhos, antes que consiga aperfeiçoá-lo na vida em vigília.

Os hábitos de evacuação do paciente também são significativos. A constipação é determinada mais pela consistência do que pela freqüência propriamente dita. Um paciente pode queixar-se de constipação se não evacuar uma ou duas vezes por dia, enquanto para outro o normal é defecar uma vez por semana. O caráter com cólon espástico apresenta fezes de pequeno diâmetro devido à ansiedade (contração) da expansão, que provoca um espasmo e a ausência da motilidade. Nestes casos, está funcionando uma hiper-reação parassimpática para contrabalançar a contração simpática, como se dá também na asma. Quando as fezes são grandes e duras, o tipo anal contido parece ser o caso; esta condição associa-se à educação ao banheiro, envolvendo uma contração simpática sem a hiper-reação parassimpática. A diarréia indica extrema ansiedade, na qual o sistema simpático está paralisado e o parassimpático força o conteúdo intestinal para fora. Pode estar acontecendo, quanto à urina, uma freqüência similar à da diarréia; outro problema pode ser a incapacidade do paciente de urinar na presença de outra pessoa ou quando está em banheiro estranho, por força de um condicionamento neurótico.

Quanto às mulheres, as regras são raramente normais na ausência de saúde emocional. Poderão ser muito raras ou freqüentes, muito abundantes ou escassas, dolorosas ou deprimentes. Todos estes sinais indicam um bloqueio pélvico. Algumas vezes pode haver uma espécie neurótica de desgosto por causa da menstruação ou algum ressentimento.

O terapeuta deve também ter dados a respeito do funcionamento sexual do paciente durante sua meninice, puberdade e depois dessa época. A atividade pré-pubertária é normalmente confinada a masturbações e atividades lúdicas de cunho sexual. As informações sobre a puberdade deveriam incluir igualmente a presença ou não da masturbação, o modo pelo qual era realizada, a culpa que suscitava, o prazer e a culpa de quaisquer experiências homossexuais eventuais ou das heterossexuais. A primeira experiência homossexual ocorre com muita regularidade aos dezesseis anos[1]. Quanto ao período pós-pubertário, não há limite de pesquisa. Ajuda comparar o funcionamento sexual passado com o presente, quando tiver havido. Também contribui para a elaboração do quadro saber-se o grau de satisfação obtido com o atual parceiro

---

[1] Vide pág. 113.

e como é ela, em comparação com a situação vivida com outros parceiros. Uma idéia de quantos parceiros o paciente teve e se o sexo é mais um dever do que um prazer é muito útil; há os que consideram a masturbação preferível a ter que lidar com um parceiro sexual. O paciente poderá sofrer com ansiedade ou fantasias, ou então poderá achar necessário ter fantasias para poder desempenhar-se sexualmente.

É preciso muita cautela ao se fazer perguntas a respeito de questões sexuais, principalmente ao lidar com histéricos, e é um erro chegar a envolver-se em discussões muito profundas prematuramente. Na realidade, este tema deve ser adiado até que a terapia tenha tido algum tempo para se firmar, já que muitas das respostas podem ser inferidas a partir da conduta do paciente a respeito de outros assuntos.

Entretanto, é vital que o terapeuta tome conhecimento de quaisquer doenças físicas, incluindo asma, problemas da pele, alergias e assim possa levá-las em conta para tecer seu plano de tratamento.

Exame

O exame do paciente começa, efetivamente, desde seu primeiro telefonema ou carta pedindo uma entrevista. Há muitos pacientes que decido não atender no momento, e outros que acho melhor ver imediatamente, se parecerem mal ou em estado crítico. Mesmo os que mostram um ar indiferente, relutante ou meramente curioso devem recordar-nos de que procuraram alguém para terem ajuda, mas não estão bem prontos ainda para recebê-la. Depois de alguma prática, pode-se saber muito bem o que esperar da pessoa, antes mesmo de chegar a vê-la, a partir de seu tom de voz, de sua capacidade para esclarecer sua necessidade e a partir de sua nitidez ou confusão em esclarecer por que motivo deseja consultar-se.

O quadro vai ficando mais claro quando o paciente entra na sala. Pode apresentar uma das seguintes atitudes: natural, forçada, cortês, séria; neste último caso, pode-se aproveitar da rara oportunidade de dizer-lhe com satisfação que ele não precisa de tratamento. É mais provável, porém, que se manifeste ansioso, desconfiado, agressivo, confuso e fora de contato, deprimido ou tímido. Se sua disposição for agressiva, poderá tanto apresentar-se hostil, ridicularizando a decoração da sala, a aparência do terapeuta e assim por diante, ou então amistoso, sacudindo sua mão quase a ponto de separá-la do braço, chamando-o por um apelido comum, pondo os pés sobre a mesa e instalando-se para passar o dia, mais ou menos.

193

Fachada

Esta é a mais superficial das três camadas básicas da personalidade; é a superfície que o indivíduo apresenta ao mundo. A fachada do paciente pode parecer bastante diversa quando está no divã ou sentado à mesa. Sem dúvida, a diferença é devida ao fato de ter menos defesa à mão quando está deitado. A suspeita torna-se mais patente ou então evidencia-se quando antes não se manifestara. O indivíduo tímido e ansioso deita-se perto da borda do divã e longe do terapeuta. Quando a ansiedade é aguda, a pele está fria, úmida, as pupilas dilatadas. O paciente agressivo é quente, rosado e desafiador; tem uma atitude de "não me toque" e se põe na defesa com os punhos fechados, costas arqueadas e assim por diante. A contenção pode estar limitada a certas áreas ou então pode dar-se o caso de o paciente se enrolar todo como se fosse uma bola, como o faz o histérico com alguma freqüência. O esquizofrênico parece estar completamente espalhado em cima do divã e dá a impressão de ser difuso; às vezes, poderá dar a primeira impressão de uma estase simples, na primeira vez em que for entrevistado. Tanto as fraquezas quanto as defesas são mais aparentes no divã do que quando o paciente está sentado e a expressão dos olhos e do rosto exigem uma observação minuciosa. O traço central do caráter também deve ser isolado tão cedo quanto possível.

Divã

É muito importante o momento em que se torna oportuno mandar o paciente ao divã. O ansioso deve ser assegurado primeiro, ao passo que o agressivo deve ir tão cedo quanto possível, podendo esta posição tornar mais fácil controlá-lo. Se o paciente está desconfiado, é melhor trabalhar bastante as suas suspeitas, de modo que consiga atingir algum nível de confiança consciente; se o paciente está confuso, quanto mais cedo o terapeuta se ocupar dele e começar a trabalhar com os olhos para aliviar a confusão, melhor. É doloroso ao paciente deprimido o relato de sua história e é preferível deixá-la de lado tanto quanto possível, começando a trabalhar de imediato. O paciente servil pode ser enviado ao divã logo que estiver concluída a entrevista preliminar. Por outro lado, é preciso algum tipo de contato prévio de natureza afetuosa com um paciente tímido. Com os histéricos, é preciso ter cautela; sempre dá resultado deixá-los persuadir o terapeuta do que é uma boa idéia ir para o divã.

Abordagem inicial

Assim que a paciente estiver no divã, pode-se estabelecer um contato com ele perguntando coisas tais como "Você está com medo?", "Você entende a necessidade de estar no divã?"

Se o paciente respirar de boca aberta um pouco, isto fará com que seja eliminada a contenção consciente do queixo. Se, a seguir, puder juntar excitação suficiente para eliminar a contenção consciente do resto do corpo, por exemplo, se for cutucado nas costas, suas respostas involuntárias esclarecerão inequivocamente quais são suas defesas. Um histérico cutucado nas costas se encolherá para longe e o fálico ficará zangado e atacará de volta. O compulsivo provavelmente parecerá ter gostado e apresentará um sorriso, ao passo que o depressivo tolerará apenas o gesto. O esquizofrênico se afasta ou fica com medo, podendo ainda não dar resposta alguma.

Pode-se obter respostas melhores, na primeira sessão do que nas seguintes, quando o paciente está melhor preparado e mais familiarizado com o ambiente. Poderá dar a impressão de ser mais saudável do que na primeira sessão e deve-se adiar o diagnóstico definitivo por duas ou três sessões. É fundamental tomar conhecimento de tanto quanto seja possível no transcurso da primeira sessão, ao mesmo tempo em que se faz o mínimo possível para obter essas informações, pois um excesso de atuações por parte do terapeuta poderá fazer com que o paciente exagere em suas manifestações e depois se amedronte e fuja; poderá mesmo provocar uma aguda exageração dos sintomas, principalmente com esquizofrênicos. Antes do diagnóstico, todos os sete segmentos devem ter sido examinados com o intuito de verificar o grau de restrição ou de funcionamento normal.

Exames físicos gerais e de laboratório

Estes deveriam ser realizados rotineiramente sendo que, em alguns casos, são essenciais. Nem todos os sintomas são emocionais e há sempre o perigo de negligenciar-se uma doença física. Este é um aspecto importante no decorrer da terapia e, em caso de dúvida, deve-se consultar um especialista adequado. Tive muitas vezes de insistir com pacientes, que tudo consideravam como de origem emocional, para que consultassem um especialista para confirmar um cisto ovariano, um fibroma, uma úlcera péptica e outros problemas. Uma das minhas grandes preocupações é não deixar de lado uma doença orgânica urgente.

Princípios de enfrentamento das diversas atitudes

De modo muito sumário, sugiro agora alguns procedimentos gerais indicados para cada tipo de fachada apresentada pelo paciente.

Depois de confortar um paciente ansioso, o terapeuta deve fazê-lo manifestar sua ansiedade, parecendo amedrontado e gritando. A agressão posterior pode ser eliciada por socos e expressões de raiva, por parte do paciente. Na ansiedade, o movimento dentro do corpo vai da periferia para o centro e este deve ser invertido.

A atitude de desconfiança necessita manter-se às claras, e ser constantemente apontada e discutida.

Um indivíduo agressivo deve sofrer uma interrupção em suas condutas agressivas, pois que estas encobrem sua ansiedade.

Os pacientes confusos devem ter os olhos imediatamente mobilizados e os deprimidos precisam ser induzidos quase que a qualquer tipo de movimento. Segundo discutimos anteriormente, é mais aconselhável mobilizar o peito na depressão, de modo que o organismo terá maior quantidade de energia disponível e poderá, então, ser detido o processo de encolhimento. A mobilização torácica deverá liberar alguma parcela de raiva que o paciente tenha revertido para dentro de si e transformado em depressão.

O paciente servil precisa ser provocado a sentir raiva, a qual está encoberta; sempre é eficiente confrontá-lo com seu servilismo.

15. Princípios Terapêuticos Gerais

Assinalei anteriormente o fato de que este livro não é destinado a mostrar uma técnica terapêutica mas, sim, a apresentar de modo conciso um entendimento de caráter mais do que do modo de tratá-lo. Usar esta técnica, que é um processo complicado, exige um treino intensivo. Desejo adiantar aqui apenas os princípios terapêuticos mais evidentes no tratamento dos problemas humanos.

Requisitos para o terapeuta

O terapeuta deve ter um treino adequado e saber o que está fazendo. Sua primeira preocupação deveria ser sempre a de ajudar o paciente com um problema, ou seja, ajudá-lo a descobrir uma solução racional e capacitá-lo a enfrentar a vida e a si mesmo com menos temor. O objetivo sempre se coloca em termos de estabilizar a potência genital. Esta poderá ou não ser alcançada, mas nunca deveria ser esquecida. A terapia tem de ser funcional e não há uma regra sequer que sempre mantenha-se válida. Uma regra geral a seguir é a seguinte: a menos que se saiba exatamente o que fazer num caso particular, o melhor é aguardar sem fazer nada até que se torne clara a resposta.

Objetivo terapêutico

Independente dos motivos secretos que levaram o paciente a ir em busca de terapia, tanto ele quanto seu terapeuta devem deixar claro que há somente um objetivo: o auxílio terapêutico destinado a capacitar o paciente a tornar-se independente, inclusive do terapeuta. O paciente não veio procurar o terapeuta para tornar-se dependente dele e aquele que encoraja o paciente a tornar a procurá-lo, cada vez que acontece algum probleminha, não está cuidando do caso devidamente. O paciente não veio atrás de aliados por causa de uma briga em família, nem para conseguir um certo objetivo, como seja o marido querendo segurar a esposa em casa, ou vice-versa. Tampouco deveria o terapeuta envolver o paciente em seus problemas e ambições particulares.

A situação terapêutica

O terapeuta não deve hesitar em olhar o paciente para ver quem está à sua frente nem para ver o que terá de enfrentar. Se o paciente está esperando algum tipo de ajuda, o terapeuta tem direito a saber tudo que seja preciso para poder concretizar seus esforços. Dado que qualquer coisa poderá tornar-se significativa, a modéstia e a timidez por parte do terapeuta trabalham em direção contrária ao seu objetivo. O orgonomista tem a vantagem de ser capaz de fazer exames tanto psicológica quanto fisicamente, ao passo que o psicanalista tem de se contentar com o exame psíquico, "sem tocar". O psiquiatra mecanicista pouco se importa tanto com um quanto com outro tipo, valendo-se de máquinas e drogas para realizar seu trabalho, sendo que também ele "não toca". O orgonomista usa as palavras, poderá usar drogas se for preciso, mas enfrenta seu paciente e não tem medo de tocá-lo. Tem, em si mesmo, de vencer seu próprio medo das vibrações orgásticas e dos sons e movimentos naturais, de modo que, literalmente falando, nada que seja humano causa-lhe estranheza. Quanto mais souber, melhor poderá ajudar.

O paciente nunca dirá tudo o que lhe acontece até o final da terapia, e tentará constantemente seduzir o terapeuta para outros caminhos capazes de distraí-lo do propósito de levá-lo a se revelar. Mas o terapeuta é quem está no comando e o paciente espera ser orientado; é um direito do primeiro e, além disso, sua tarefa tratará de todos os problemas que surgirem. É possível, contudo, perder-se em meio aos sintomas, de modo que as atitudes do caráter devem estar sempre em mente. O terapeuta deve dizer a verdade, mas apenas a parte dela que o paciente tenha condições de aceitar. A demonstração de um conhecimento impressionante não ajuda e, freqüentemente, se transforma em um empecilho, ao invés de um estímulo. É desaconselhado igualmente prometer a salvação a qualquer custo.

Por último, o terapeuta não deveria tentar tratar de problemas nos outros que não soube ainda como resolver em si mesmo, como também não deveria esperar que o paciente faça coisas que ele não consegue e não tem sido capaz de fazer por si.

Escolha de pacientes

Não são todos os pacientes que deveriam ser tratados; alguns não passam de caso de destruição das defesas, sem qualquer capacidade de síntese. Outros sofrerão doenças físicas sérias se a terapia for muito violenta. Deve-se enfrentar a vida humana e seus problemas com respeito e cuidado. É melhor que o terapeuta escolha para pacientes aqueles que consegue entender, enviando para os colegas os demais. Por outro lado, assim que o paciente é aceito como um candidato adequado para a terapia, são necessários uma ousadia e um assumir de riscos consideráveis.

O paciente deve ser estimulado a manter normalmente as atividades de sua vida cotidiana, na medida do possível, e tomar decisões e sustentá-las, mesmo correndo o risco de fracassar. Também o paciente tem de se tornar ousado e se arriscar. A vida pede isto do paciente, se é que deseja fazer algo dela. O fracasso não importa, mas abandonar a luta, sim. Os pacientes que se sustentam financeiramente têm um melhor prognóstico do que aqueles que têm de depender dos pais ou de parentes para terem dinheiro. Além disso, a terapia será mais significativa para eles se estiverem pagando por ela.

Compreendendo o paciente

O fim básico, simples, da terapia é capacitar o paciente a usar seu organismo em toda sua extensão. Para tanto, são necessárias a mobilização e a direção de sua agressividade. Nos casos em que há uma restrição neste sentido, esta deve ser corrigida. Somente sua doença é que passa por um tratamento; a saúde que conserva só precisa ser mantida. Não pode fazer aquilo que contrarie seus princípios nem aquilo que não tenha condições. Por outro lado, não precisa ser forçado a fazer aquilo que tem condições. Não obstante, precisa de apoio e de encorajamento.

Em certos casos, poderá ser necessário ordenar-lhe que interrompa algumas coisas que esteja fazendo. Deve haver, contudo, sempre um bom motivo para esse tipo de ordem, jamais devendo basear-se apenas numa desaprovação do terapeuta com base em seus gostos e preferências pessoais[1]. Quando o paciente começar a tomar consciência de sua couraça significa que está rejeitando, e então são boas as perspectivas.

Se o terapeuta não consegue entender o paciente depois de seis a oito sessões, é provável que jamais venha a entendê-lo e o paciente deverá ser enviado para alguém que possa fazê-lo. Não há terapeuta que consiga entender todo mundo que lhe chega às

---

[1] Os pacientes manifestam muitas vezes algumas emoções apenas para agradar; o que parece uma explosão emotiva pode eventualmente não ter sentido.

mãos e nem se deve esperar por isto; não há nenhuma catástrofe nesse fato e nem o próximo terapeuta deveria sentir-se superior se conseguir entender aquele paciente. Seu caráter pode ser diferente o bastante para lhe permitir ver as coisas por um outro prisma.

Não se deve tocar determinados pacientes; outros têm de "amadurecer" por uns seis meses ou dois a três anos antes de aceitarem esse tipo de tratamento. Algumas vezes, o paciente não pode terminar a terapia, mas volta depois e ela pode ser então concluída.

Aspectos legais da terapia

É essencial que todo terapeuta conheça as leis que se aplicam à sua profissão. Com pacientes menores de 21 anos, é aconselhável obter-se a permissão de um responsável. Estes não deveriam ter permissão de executar coisas que possam complicá-los frente à lei ou levá-los a enfrentar problemas legais, a menos que haja razões muito convincentes e específicas por eles conhecidas e assumidas por seu responsável.

Os pacientes que insistem em continuar sendo criminosos não são candidatos à terapia, exceto nos casos de cleptomaníacos, de pessoas com desvios sexuais e de viciados em drogas. Estes tipos não são criminosos, mas sim doentes, no sentido médico do termo. O terapeuta, nestes casos, deve estar convencido da sinceridade e dos propósitos do paciente a ser ajudado. Os homossexuais não são, em geral, bons candidatos, não porque não possam ser ajudados, mas porque os motivos que os trazem não são bons em geral. É raro incomodarem-se com sua situação e apenas o estigma legal ou social é que os afeta.

Enfrentando problemas sérios

Os psicóticos, o paciente suicida, os impulsivos e aqueles cuja condição emocional causa preocupações especiais demandam grande habilidade e uma transferência positiva. A situação deve ser discutida aberta e livremente e o paciente deve mostrar-se compreensivo e desejoso de cooperar inteiramente. É melhor entrar em acordo com o paciente que, se a situação se tornar aguda, ele entrará em contato com o terapeuta. Tive pacientes psicóticos com dois tipos de alucinações (auditivas e visuais), que continuaram trabalhando normalmente, sem que ninguém desconfiasse de seus problemas.

Pode-se tratar de um paciente suicida que tenha concordado em prometer ao terapeuta avisá-lo antes de qualquer tentativa nesse sentido. É preciso compreender por completo a ameaça suicida. Toda e qualquer ameaça deve ser levada a sério mas, no caso de algum tipo de despeito tornar-se claramente evidente, pode-se tornar o paciente cônscio desta atitude maldosa, dizendo-lhe: "Obrigado por me telefonar; cancelarei sua próxima consulta." Antes de dizer qualquer coisa neste sentido, deve-se *saber* o que se está fazendo. Este método de enfrentar a ameaça suicida pode ser aplicado apenas quando o terapeuta estiver totalmente certo de o paciente estar ameaçando com base só em rancor, sem a intenção de concretizar realmente a ameaça. Se o paciente estiver efetivamente considerando a possibilidade de suicídio, ficará desesperado com a falta de compreensão e sem dúvida realizará seu intento.

Os pacientes com comportamentos impulsivos que arrisquem a vida de outras pessoas são mais causadores de nervosismo por parte do terapeuta mas, felizmente, são mais raros. É necessário que façam o mesmo tipo de promessa e, se possível, todos os membros responsáveis da família deveriam ser inteirados da situação.

Sonhos

Os sonhos não são importantes na terapia antes de a pessoa chegar à pelve, embora possam ser úteis para indicar o progresso e as tendências da terapia. Os sonhos anteriores à abertura do segmento pélvico deveriam ser interpretados do ponto de vista do ego, mais do que da perspectiva da libido. Os sonhos e as comunicações podem revelar complexos profundos, envolvendo a situação edípica, logo no começo da terapia, mas é um erro fazer interpretações muito profundas tão precocemente. Esse material profundo aparece só para encobrir problemas mais superficiais, porém, mais dolorosos para aquele momento existencial. Quando se está trabalhando com o segmento pélvico e com a genitalidade, os sonhos podem ser interpretados do ponto de vista da libido, sendo então aceitáveis e significativos para o paciente. Podem aparecer sonhos de queda e de incesto logo antes de irromper a ansiedade genital.

Por exemplo, no início da terapia de uma paciente, que sofria de vaginismo, surgiu o seguinte sonho:

Estava de pé na soleira da porta de minha casa, com meu gato de estimação. Um passarinho voou perto de mim e o gato agarrou-o, começando a matá-lo. Salvei o passarinho, que deitei no degrau, já quase morto. Finalmente, voou e o gato ameaçou capturá-lo, de modo que peguei o gato e matei-o. (Na vida real, ela era muito apegada ao animal).

A nível libidinal, o pássaro representa o falo e o gato, os genitais femininos. Ela mata sua genitalidade (vaginismo), não permitindo a entrada do pênis. Isto evita um ódio profundo e destrutivo do pênis. Se eu tivesse dado a ela esta minha interpretação, ela a teria apreendido intelectualmente, mas não teria tido qualquer significado emocional. Tê-lo interpretado deste modo só teria preparado suas defesas para mais tarde. Minha interpretação naquele momento foi a de que o gato era algo ligado à terra, enquanto o pássaro era livre; ela estava preferindo a liberdade e deixando de lado a segurança, aceitando, então, o objetivo da terapia. Isto ela entendeu de imediato, já que vinha se queixando anteriormente de não estar entendendo o que estávamos buscando fazer, e não sabia se queria continuar.

Um outro paciente, que entrou em terapia logo após a morte de seu pai, trouxe-me o seguinte sonho: sonhou que estava tendo relações sexuais com sua mãe. Conhecedor de psicologia, disse-me: "Imagino, doutor, que este seja o complexo de Édipo". Disse-lhe que não me importava se era ou não o próprio, perguntando-lhe se havia se tornado ou não o chefe da família quando seu pai falecera. Pareceu surpreso e perguntou-me como é que eu sabia disso, dizendo que, embora tivesse um irmão mais velho, este não teve condições de assumir a responsabilidade. Disse-lhe: "O chefe da família dorme com a mãe." (Ele havia tomado o lugar do pai.)

Uma terceira paciente, que vinha me elogiando profusamente pelo tanto que consegui ajudá-la, relatou-me o seguinte sonho: Eu sussurrava a seus ouvidos um termo técnico que ela não conseguia compreender. Quando pediu-me que o repetisse, eu lhe pedi que soprasse ao lado de minha cabeça. Ela disse imediatamente: "Este é um desejo de felação." Perguntei-lhe, não obstante, o que é que havia ao lado de minha cabeça e ela disse que era minha orelha. Então, perguntei o que é que ela havia soprado dentro de meu ouvido. Era óbvio que seria ar quente, o que significava que era apenas ar quente que ela vinha dizendo. Disse-lhe que este era um sonho de resistência e que ela deveria dizer-me que é que tinha contra mim e que encobria com tantos elogios. Finalmente admitiu que estava se ressentindo com o pagamento dos meus honorários.

Quando atinge-se a pelve e começam a despontar as vibrações nos genitais, o paciente começa a reagir negativamente em relação ao sexo e ao terapeuta. O sonho que se segue é típico deste estágio. O sonhador, um rapaz, estava na África. Um grupo de nazistas e de árabes estava planejando explodir o mundo. Ele, na qualidade de observador, sentiu medo. Um soldado americano bêbado dirigiu um caminhão para o grupo e matou-os. Então um ator, fantasiado de árabe, chegou perto e tocou seu braço. A cena muda e ele está agora na América do Sul, hospedado num hotel e este se chamava Hotel Não Hospitaleiro.

A primeira parte do sonho representa sua luta para manter o *status quo* e impedir sua rendição (a sensação de explodir ou de estourar). Sou o ator. Suas associações com o árabe eram que se tratava de alguém insidioso, espertalhão e não digno de confiança e também sujo. Toquei-o no braço, ou seja, a terapia. Admitiu que tinha começado a pensar que eu era um charlatão apenas interessado em sexo. O hotel, disse-me, era mobiliado como meu consultório. Antes do sonho, ele havia sentido fortes vibrações nos genitais que lhe eram novas (país desconhecido).

Ocasionalmente, os sonhos podem despertar-nos de uma atitude complacente, tornando-nos cônscios de algo que estejamos negligenciando. Um rapaz, que parecia estar progredindo bem em seu tratamento, dizia que funcionava admiravelmente bem em seu serviço, estava tendo um relacionamento cada vez melhor com sua namorada e com as pessoas em geral. Sentia-se muito bem. Começou a trazer sonhos de uma capacidade realmente marcante, tais como dirigir seu carro de modo excelente, fazendo curvas em alta velocidade, fazer trabalhos escritos com grande facilidade, ganhar corridas. Dentre estes, apareceu um sonho que deixei de ver claramente por causa de seus relatos tão gloriosos. Ele dirigia seu carro por uma estrada que conduzia ao cume de uma montanha, quando entrou numa inundação e teve de abandonar o veículo, continuando a jornada a pé. À medida em que ia subindo, a água transformou-se em gelo, mas ele chegou ao topo com o sucesso habitual. Não me sentia à vontade com sonhos de tanta facilidade, mas comentei apenas que ele dava a impressão de fazer as coisas maravilhosamente bem em seus sonhos. Fiquei a observá-lo até que o sonho seguinte esclareceu toda a situação. Ele guiava por uma autopista nas montanhas com sua namorada quando, dando uma rápida olhada para trás, viu uma inundação aproximando-se. Os outros motoristas da estrada não pareciam estar notando o acontecimento, mas ele sentiu imediatamente que deveria chegar a um local mais alto. Felizmente, seu carro era potente e ele começou novamente a subir a estrada da montanha por uma estrada lateral. Logo adiante, esta se bifurcava e, ao entrar pela ramificação da esquerda, logo divisou casas ao longo do caminho. Teve sorte pois, como descobriu mais tarde, a derivação à direita não tinha saída. Por fim, atingiu as casas e, em segurança, pôde descansar. (A estrada da *direita* teria levado o rapaz diretamente à inundação.) Ele estava bastante familiarizado com psicologia, de modo que lhe disse: "Você sabe o que a água representa, não sabe?"

"Sim", disse, "os sentimentos, as sensações".

Perguntei-lhe então: "Que é que você está fazendo com todo o seu sucesso?" Olhou-me muito surpreendido e disse-me: "Você agora estragou tudo." Ele estava afastando-se com alta velocidade dos sentimentos e sensações, com muito bom êxito e, ao mesmo tempo, impelindo-me a cochilar.

Os acontecimentos da semana seguinte esclareceram ainda mais a situação. Relatou-me que, após a última sessão, ele havia

203

ficado completamente impotente durante dois dias e que, ao voltar sua potência eretiva, as sensações estavam acentuadamente menores. Contou-me o seguinte sonho: estava com a namorada quando passaram por um homem. Ele disse para ela: "Este é o fulano de tal, lembra dele?" Quando acordou, lembrou-se de que não havia jeito de ela recordar-se de alguém que não conhecia e que, além disso, havia morrido antes de ela ter-se mudado para aquela cidade. O homem era um amigo antigo de seus pais. Perguntei-lhe: "Quem é que ele te recorda?" Evidentemente, lembrava-o de sua mãe, e, ao perceber isto, ficou muito chocado.

Abordagem das manifestações de afeto

Pode ser uma necessidade freqüente enfrentar expressões de afeto e demonstrações de amor por parte de mulheres. São ainda mais comuns quando o terapeuta é jovem e atraente e menos experiente. No início da terapia, ou antes da liberação do segmento pélvico, o terapeuta não deve sentir-se orgulhoso com essas explosões de afeto. Trata-se, na verdade, de respostas negativas do ponto de vista do objetivo terapêutico e destinam-se a seduzir o terapeuta para eludir os assuntos dolorosos, modificando a situação profissional num caso amoroso. Se se pudesse presenciar o desprezo manifesto pelos pacientes, cujos terapeutas caem nessa armadilha e ficam depois complicados dentro dela, não haveria necessidade de nenhum outro conselho adicional. Desprezam o terapeuta que sacrifica a situação profissional, bem como a oportunidade de o paciente recuperar sua saúde. Este não tem como sentir um verdadeiro amor, enquanto o segmento pélvico não for liberado, seja qual for o caso. A situação pode, em geral, ser enfrentada simplesmente denunciando o paciente de estar apaixonado por você. A negativa seguinte será vigorosa, feita de razões pelas quais nunca lhe seria possível pensar numa coisa dequelas. Poderá, inclusive, ficar hostil. Se seu amor for verdadeiro, admiti-lo-á honestamente. Uma parte do sentimento amoroso é estimulado pela sensação de alívio que a terapia confere, sendo mera gratidão, na realidade, de natureza muito temporária.

Quando é removida a couraça pélvica, entretanto, o paciente poderá começar a amar o terapeuta. Trata-se de um sentimento aberto e franco. A realidade é passível de ser determinada, porque o médico percebe a sinceridade do afeto e torna-se emocionado. É concebível que responda a esse amor, já que a saúde agora presente é algo a ser amado. A pessoa torna-se suave, séria e generosa.

Neste caso, o paciente deve ter a permissão de descrever na totalidade seus desejos. É preciso haver aqui muita franqueza e honestidade, para que ambos consigam manter sua lucidez. O objetivo mais importante ainda é a saúde do paciente e nada deve importunar a consecução desta. Não deve ser dispensado abruptamente ou seu amor se tornará ódio por causa da frustração e da impossibilidade de alcançar o fim desejado, sua saúde. Isto deve ser trabalhado até o fim. Devemos recordar que, na maioria dos casos, o que parece amor é gratidão pela ajuda trazida pela terapia, a qual resolve-se em si mesma, com rapidez. Mesmo o amor poderá ser temporário, podendo ser facilmente transferido para um parceiro conveniente. O terapeuta não deve se valer de sua posição vantajosa como aquele que confere alívio para fortalecer a atração que o paciente sente por ele; o objetivo seria mais de capacitá-lo a encontrar um companheiro adequado por seus próprios meios, podendo até ser preciso muito apoio e encorajamento para que consiga fazê-lo. Por outro lado, o terapeuta não deve recusar suas demonstrações de amor, dando a impressão de que, como pessoa, o paciente não é desejável; foi muito tarde que conseguiu tornar-se saudável e pode facilmente ser massacrado a nível psicológico. O paciente deve poder sentir-se desejável (como realmente o é) e que, para seu próprio benefício, deve encontrar amor por si.

Problemas da fase terminal

A fase final do tratamento apresenta o maior perigo à terapia, pois esta é a época em que o paciente vai para fora de sua casca e não pode esconder-se mais dentro dela, contraindo-se. Isto é especialmente perigoso se o paciente estiver enganchado nalgum problema: é aí que o paciente irá descomprimir. Um bloqueio persistente é motivo suficiente para abandonar a terapia. A fase final da terapia começa quando há um fluxo pleno de energia para a pelve, quando todos os bloqueios foram dissolvidos e a totalidade do organismo começa a entrar em funcionamento.

É aqui que os perigos aparecem de modo típico: se houver um problema tipo anzol, a energia não consegue passar pela curva. Não é a expansão que cria o perigo mas, sim, um súbito incremento de energia. Anteriormente, o organismo funcionava contendo energia; o perigo é a reação que este pode apresentar a um nível alto de energia, para o qual não está habituado. A criança com um baixo nível de energia ou a que é grandemente reprimida não é necessariamente delinqüente. Mas quando a energia não pode ser manipulada de modo racional, a pessoa entrega-se às urgências do momento, sem avaliar as conseqüências de seu gesto. Ao se dissolver o último segmento da couraça, dá-se um súbito incremento no nível de energia, podendo então aparecer conceitos errôneos de liberdade, como o da promiscuidade.

A ansiedade orgástica ocorre no final da terapia e o organismo deve estar preparado para enfrentar a ansiedade. De início, o paciente sentirá que voltou exatamente para o ponto de partida. Os sintomas reaparecerão, às vezes ainda mais fortes. O preparo para este momento deveria começar já no início da terapia, com a determinação feita nas primeiras sessões do ponto em que o paciente poderá vir a desestruturar-se. Uma fonte segura de perigo nos esquizofrênicos é um bloqueio tenaz do segmento ocular, por meio do qual o paciente não consegue desenvolver a capacidade de abrir os olhos. Aferrar-se a um certo tipo de bloqueio evidencia o local em que irá manifestar-se na fase final; por exemplo, um peito rígido. Se for para o problema surgir no diafragma, deve-se estar preparado para o aparecimento de sintomas somáticos e colapsos. Quanto mais tenaz o bloqueio, mais problemas haverá à frente. A anorgonia poderá reaparecer em forma mais severa quando se chegar à pelve, e é melhor não ter pressa em trabalhar esta região.

O bloqueio principal, ao lado da ansiedade orgástica, torna a situação insolúvel. Podem aparecer suicídio, psicose, mortes ou condutas criminosas. Estas possibilidades devem ser reconhecidas o mais cedo possível, e para tanto o médico deve possuir um mínimo, pelo menos, de sensibilidade orgonótica das vibrações genitais. Sente-se no próprio corpo quando, onde e como o paciente irá fugir do contato pélvico. É vital saber-se o que é que apavora o paciente e o faz sumir de vista e, a fim de sabê-lo, o terapeuta deve ter vibrações orgonóticas pélvicas.

Os seguintes sintomas precedem a ansiedade orgástica: retração da pelve. A energia sai da pelve para outro local do corpo e os sintomas reaparecem ainda mais acentuados. Deve-se novamente começar o trabalho pela cabeça como anteriormente; este procedimento poderá ter de ser repetido várias vezes. Deve-se estruturar a saúde do paciente e torná-lo mais capaz de suportar as sensações pélvicas. Aparecerá também uma sensação de explosão, a ansiedade de cair, uma precária coordenação das pernas e uma sensação de desmembramento; desorientação, sensação de vazio e de exaustão; medo de morrer (sensação de explodir a partir de uma expansão contra a contração, que dá margem ao medo de morrer ou ao sentimento de dissolução); medo de perder o controle e tornar-se psicótico (no ponto de dispensar o paciente, este poderá bloquear a energia e sentir uma vontade de estrangular; concretamente, o assassinato é uma irrupção semelhante); e também ocorrerá uma grave desatenção na fase terminal, dando inclusive a impressão de o paciente ser demente.

Estes sintomas originam-se na fase final do momento em que a pelve é tomada de assalto pela energia. Os sintomas orgânicos aparecerão igualmente e exigirão intervenções cirúrgicas: apendicite, cisto ovariano, etc. Pode-se desenvolver também um câncer. Sente-se, então, que os bloqueios são oriundos do exterior; a ansiedade orgástica sempre é vivenciada como algo que lhe fizeram, de fora. O problema final é estruturar a saúde do paciente, ou seja, mantê-lo em observação e dar-lhe assistência até que esteja a salvo da regressão.

Problema especial da puberdade

As crianças entre 8 e 16 anos deveriam ser tratadas cautelosamente, sendo preferencialmente submetidas apenas a medidas de emergência sem a preocupação de remover completamente sua couraça. Desta faixa etária, o incremento energético que acontecerá com o desenvolvimento pubertário torna inseguro desarticular a couraça. A criança não terá condições de manipular o duplo aumento de energia resultante da puberdade e da perda da couraça. Sua couraça lhe é *necessária*.

Liberdade e licenciosidade

Uma das maiores dificuldade para pacientes, pais e mesmo terapeutas é distinguir entre uma e outra. No momento em que o paciente apreende a noção de que a terapia serve para conferir liberdade, configura o seguinte quadro: "Agora posso fazer tudo o que eu quiser." Esta atitude aplica-se aos terapeutas tanto quanto ao mundo em geral, devendo ser imediatamente esclarecida.

Fazer tudo que se deseja é licenciosidade, pois não há responsabilidade alguma assumida. Por outro lado, liberdade sempre implica em se assumir alguma responsabilidade, não interferindo nos direitos dos demais, nem pondo a própria vida em risco. No que tange à terapia, a liberdade é mais importante em relação às necessidades naturais e não às sociais. Ou seja, pouco importa efetivamente aquilo que nos exigem através de costumes sociais, na medida em que tivermos liberdade para manifestar nossas emoções e satisfazer nossas necessidades naturais.

16. Terapia Orgonômica Biopsiquiátrica

Os exemplos a seguir são apresentados a fim de ilustrarmos a aplicação prática da teoria reichiana do caráter. É verdade que a escolha não representa o caso médio que a prática nos coloca à frente, na medida em que cada caso é caracterizado por alguma complicação em particular que torna a terapia mais difícil do que o normal, quando não impossível. Na realidade, estes casos foram escolhidos exatamente por este motivo: demonstram a eficácia da técnica na medida em que força o indivíduo a funcionar mesmo quando, como o ilustra o segundo caso, o paciente não consegue suportar esse funcionamento. O problema básico na terapia é a capacidade do organismo para suportar a elevação do nível energético obtido pela dissolução dos mecanismos contenedores da energia. Este é um problema especialmente difícil quando é removido o último segmento, o pélvico, e acontece um rápido aumento da energia. O organismo deve ser gradualmente preparado para esse aumento, desde o início da terapia.

Terapia não é apenas uma questão de se "trabalhar" o espasmo muscular ou de se produzir explosões emocionais dramáticas. Os esforços do organismo para se manifestar devem ser cuidadosamente levados em conta, ao mesmo tempo em que se lhe dá assistência, superando os obstáculos que se interponham à sua manifestação. As resistências são identificadas e eliminadas através da liberação do espasmo muscular, acelerando o ímpeto energético através dele, revelando as defesas caracterológicas, superando a ignorância e apresentando os problemas segundo uma perspectiva compreensível. É assim que, aos poucos, o organismo irá se aliviando da carga representada pelas restrições e manifestando suas emoções ocultas, desde as mais superficiais até as mais profundas, até que as repressões básicas que envolvem o complexo de Édipo sejam defrontadas e superadas. Os impulsos sexuais tornam-se aceitáveis e o organismo pode então funcionar como um todo integrado. Não obstante, a saúde recém-adquirida deve ser estruturada e o paciente não está em segurança enquanto não conseguir superar por seus próprios meios quaisquer tendências de reverter a seus antigos traços neuróticos e inibições descabidas. As tendências neuróticas estão profundamente enraizadas após anos de treino irracional e de um modo neurótico de viver, sendo fácil retomá-las enquanto o paciente não houver aprendido a viver espontaneamente a nova liberdade descoberta.

O caso típico pode ser grandemente beneficiado. Pode-se esperar com razão a remoção de todos os principais sintomas. Apesar disso, são poucos ainda os que atingem aquele ponto próximo à saúde que denominamos potência orgástica. Este é um objetivo sempre em mente e em direção do qual se trabalha e, apesar de não poder ser completamente atingido na maioria dos casos, pode-se chegar perto dele o suficiente para permitir que o paciente leve uma vida satisfatória, mais próxima da saúde em muitos aspectos que o assim chamado elemento "normal" de nossa sociedade. Nos casos em que a estase pode ser prevenida ou superada, e o meio ambiente pode sofrer uma adaptação satisfatória, pode-se contar que o paciente melhore durante ainda muitos anos após o término do tratamento.

Reich era de opinião que o orgonomista deveria fazer o possível para ver o paciente num máximo de duzentas sessões, para evitar uma atitude tipo *laissez-faire* resultando de tratamentos muito prolongados, tal como a que se encontra freqüentemente nos casos de psicanálise. Devo confessar que meus primeiros pacientes pareciam precisar de muito menos tempo do que o que tiveram, à medida em que os anos foram passando; em geral, precisam de menos de cem sessões. Reich dizia que isto era comum; aos poucos, vai-se percebendo mais elementos que precisam de correção e, então, toma-se uma atitude mais particularizante, ao mesmo tempo em que se tenta menos vigorosamente acelerar o andamento da terapia. Talvez uma idade mais avançada e a menor necessidade de fabricar milagres sejam os fatores responsáveis[1]. Não tenho certeza total, porém, de que este aspecto seja necessariamente uma vantagem para o paciente: algumas de minhas primeiras e mais breves terapias tiveram tanto êxito quanto tratamentos posteriores mais prolongados. Num caso, que teve apenas vinte e uma sessões, o paciente permaneceu bem durante dezoito anos. O fator importante é a capacidade de se atingir e sustentar uma vida sexual satisfatória, independente da extensão e da completude da terapia.

---

[1] Estou convencido de que poluição de nossa atmosfera é um fator a ser considerado, pois tende a imobilizar as pessoas e a tornar a terapia mais difícil.

Revi os prontuários dos primeiros cem pacientes com tratamento concluído no decorrer dos meus primeiros cinco anos de prática como médico orgonomista. Todos eles permitem ser acompanhados por um espaço de dez anos pelo menos, após o tratamento ter sido interrompido. Destes cem, nove interromperam-no cedo por força de reações negativas à terapia, dois continuaram sem melhoras após terem sido dispensados com dois anos de terapia cada um (um destes, um esquizoparanóide, passou para uma psicose ativa posteriormente, tendo de ser hospitalizado).

Cerca de 25% dos demais casos pararam quando tinham sido aliviados de sua miséria, mas, antes disso, senti que já havia feito por eles tudo que podia. Destes, quatro retomaram o ponto em que eu os considerei sem melhoras. Outro paciente, um esquizofrênico, desenvolveu subseqüentemente uma psicose e foi hospitalizado. Considero, portanto, que os dezesseis casos mencionados até agora não se beneficiaram do tratamento.

Interrompi o tratamento de uma mulher porque achei que ela não se recuperaria a não ser que desmanchasse seu casamento, algo que ela não estava em condições de aceitar. Por essa época, estava sentindo-se bem e havia aparentemente continuado a ajustar-se. Interrompi outro caso porque achei que não estávamos progredindo satisfatoriamente e a paciente foi para outro orgonomista. Houve um caso de casamento dissolvido e, por outro lado, salvou-se um casamento enquanto muitos outros foram recolocados sobre bases mais firmes, quando ambos os cônjuges estavam sendo tratados. Nove pacientes continuaram a me visitar para uma consulta esporádica, para prevenirem "escorregadelas" para os padrões neuróticos de novo; provavelmente não teriam sobrevivido de outro modo. Antes de eu tê-los visto, três deles haviam sofrido hospitalização, um durante oito anos, outro durante quatro e outro, um ano. Todos os três continuaram a fazer ajustamentos aparentemente satisfatórios, tendo encontrado sua satisfação de viver.

Quinze pacientes atingiram a potência orgástica. Foram pessoas que fizeram mudanças bastante definidas em seu modo de viver e que mantiveram-se sadias. Uma inclusive era esquizoparanóide que ficava psicótica a certos intervalos, durante a terapia.

Os outros quarenta pacientes estavam livres de sintomas mais graves quando foram dispensados do tratamento e estavam fazendo bons ajustamentos a seus meios, sendo capazes de ter experiências sexuais satisfatórias, mas sem um orgasmo pleno. Deles, três voltaram para um tratamento posterior após dez ou mais anos, com recorrência de sintomas[2]. Um destes três está descrito

---

[2] Vide "Estase", pág. 127.

na primeira história de caso a seguir. Soube depois que os outros três foram buscar tratamento com outros médicos que eram, em dois casos, também orgonomistas.

Quanto aos restantes, não tenho informações precisas a respeito das atuais circunstâncias de cerca de metade dos pacientes; não se queixavam de nada da última vez em que eu soube deles. Os outros continuaram a levar vidas satisfatórias.

Deste modo, cerca de 3/4 desta centena de pacientes permaneceu aparentemente isenta dos sintomas mais comprometedores ou graves desde sua terapia.

Este resumo demonstra, sem dúvida, que a orgonomia não pretende ser um elixir milagroso que cura todos os males. São muito numerosas as pessoas que nutrem uma atitude mística com respeito a esta terapia; são as que esperam ser salvas através da potência orgástica, ou então acusam-nos de exigi-la. Esta situação não decorre de quaisquer exigências que a terapia faça mas, sim, do caráter místico dos próprios indivíduos. A orgonomia baseia-se numa grande verdade, que é naturalmente percebida pela pessoa, mas algumas destas chegam lá de modo místico, ao invés de racionalmente. Somos, então, acusados de fracasso ou de sermos charlatães. Uma alma desiludida, vez ou outra, sai da visita completamente amargurada e continua tentando, nalgum outro lugar, encontrar sua salvação: fazendo ioga, zen-budismo ou astrologia.

Face a todas as nossas limitações, contudo (e tenho certeza que são devidas ao elemento humano, ou seja, ao paciente e ao terapeuta, e não à própria teoria em si), nossos resultados parecem traçar um quadro razoavelmente bom, se os compararmos com os trazidos por outras formas de terapia. Os cem casos mencionados não foram selecionados. Durante esses primeiros anos, aceitei praticamente todas as pessoas que vieram procurar-me. Posteriormente, tornei-me mais seletivo, não do ponto de vista dos problemas emocionais que apareciam, mas quanto à minha estimativa do paciente.

Retomando meus dez anos de atividade psicanalítica anteriores à minha familiarização com a orgonomia, estimo que apenas um de meus pacientes atingiu a potência orgástica.

A técnica orgonômica não depende tanto das verbalizações do paciente, sendo mais eficiente para atacar a estrutura neurótica, ao mesmo tempo em que leva menos tempo do que várias das escolas de orientação psicanalítica. Acredito que valha a pena ser estudada a sério por todos aqueles que conseguem superar seu próprio medo da vida e do movimento. O objetivo primário, no entanto, continua sendo a prevenção e não a cura dos já atacados. A esperança de uma prevenção reside na educação dos pais, com respeito ao seu modo de criar os filhos, para que cada vez mais aproximem-se da saúde. Mesmo que os indivíduos desta geração não consigam tornar-se saudáveis, podem pelo menos aprender a deixar que seus filhos atinjam um nível mais alto de liberdade emocional.

Caso de histeria com asma

Esta paciente era uma jovem, branca e atraente, de 22 anos. Havia se casado aos 17 anos, durante o último ano colegial, presa do ressentimento de um caso desfeito com outro rapaz. Era a mais velha de duas irmãs e havia sido criada por uma mãe gravemente neurótica que nunca saía de casa porque sentia muito medo. Uma tia materna havia se suicidado e um tio estava internado. O pai era quieto, paciente e manifestamente preocupado pelo bem-estar de sua filha. A irmã mais nova era indecisa.

Ao longo de toda sua vida havia s' to superprotegida, aconselhada a não dar ouvidos aos homens, estimulada a ficar em casa ao lado de sua mãe e observada pelo pai quando passeava. Dada sua boa aparência e alegre vivacidade, era muito requisitada socialmente e sempre era a alma da festa. Tinha muitos rapazes com quem saía, mas nenhum caso era sério; os rapazes nunca pareciam levá-la a sério, o que a aborrecia bastante. No início de sua adolescência havia sido empregada como modelo de um artista, após vencer um concurso de beleza. Neste serviço, tinha de posar nua muitas vezes e acabou desistindo quando o artista tentou seduzi-la.

Aos doze anos, coincidindo com o advento da menstruação, desenvolveu asma que se manifestava em ataques freqüentes até o momento em que comecei a tratá-la. A menstruação era dolorosa e irregular.

Até à época de seu casamento, não havia tido qualquer espécie de contato sexual, não tendo nunca ficado excitada. Casou-se não por amor, mas para provocar despeito num outro rapaz que imaginava amar. Na noite de núpcias ela chorou amargamente e chorou ainda a maior parte de sua lua-de-mel. A primeira relação sexual não lhe deu o menor prazer e ela achava que seria simplesmente algo a suportar, dentro do casamento. Tinha saudade dos pais. Ficou grávida quase imediatamente e submeteu-se a um aborto porque não se sentia capaz de aceitar a criança. Após poucos meses de casada, enamorou-se de um amigo de seu marido mas, por causa da culpa, desistiu e decidiu que só amava o marido.

O marido foi requisitado pelo serviço militar por volta desta época e, ao retornar, narrou-lhe os diversos romances que havia tido na Europa. Isto chocou-a muito e, durante meses, não conseguiu suportar que ele a tocasse. Finalmente, ficou grávida de novo e tinha uma filha de dois anos quando a vi pela primeira vez.

Logo após o nascimento da criança, ficou com insônia e ansiosa, tinha pesadelos e começou, por fim, a sentir-se perturbada por pensamentos dolorosos e desestruturadores enquanto acordada. Sentia-se deprimida, pensava constantemente em suicidar-se, não podia ser deixada sozinha e começou a sentir medo de sair de casa. O medo de morrer de uma hemorragia cerebral, de um ataque cardíaco, ou de matar o marido e a filha fizeram-na voltar em pânico para a casa dos pais.

Começou a pensar que tudo era morte e a sentir que não era responsável por seus atos. Seus sonhos passaram a ter um conteúdo agradável sobre os bons tempos do passado, mas os dias eram repletos de pânico, medo da insanidade e de morte súbita. Tinha de ser acompanhada a toda parte. Suas pernas pareciam automáticas e ela sentia medo de que se virassem para cima e dessem-lhe pontapés; era acentuada sua palpitação e ela sentia que algo pressionava sua mente. A vida não lhe dava a menor alegria e ela queria morrer, apesar de fugir aterrorizada da morte. Foi, enfim, internada num hospital geral, chegando a ser considerada a possibilidade de um internamento psiquiátrico.

Quando a vi pela primeira vez, estava deitada rigidamente na cama, evidentemente presa de um pânico agudo a despeito do pesado sedativo que vinha recebendo. Quando lhe expliquei que eu era psiquiatra, ficou extremamente contrariada e teve certeza de que estava sendo considerada insana. Depois de um pouco de tempo confortando-a, contou-me sua estória.

Ao citar os exames físicos realizados no hospital, garanti-lhe a origem emocional de sua problemática, certificando-a de seu bom estado de saúde geral. A catarse e o conforto acalmaram-na um pouco. O pânico abandonou seu rosto, ela segurou em minha mão para entrar em contato e sorriu fracamente, mas sua expressão continuava tensa e mecânica. Todo o seu corpo dava a impressão de se tratar de um manequim e não de um ser vivo. Os exames biofísicos determinaram uma acentuada espasticidade de toda a musculatura: o peito estava imóvel, os masseteres e os esternos mastóides projetavam-se à frente, contraídos, estando duros e apresentando-se doloridos ao toque. O abdômen parecia uma prancha de madeira, as coxas estavam rígidas e espásticas, enquanto a pelve mantinha-se imóvel. Um pescoço duro conferia-lhe uma expressão inflexível e orgulhosa.

Pedi-lhe que respirasse de boca aberta, enquanto comprimia manualmente seu peito e encorajava-a a gritar e isto ela fez, mas de modo contido. Dissolvi uma parte do espasmo em sua garganta e maxilares e pedi-lhe que deitasse de barriga para baixo, enquanto batia no divã, ao mesmo tempo em que eu pressionava os trapézios. O esforço era extenuante, mas ela se sentia relaxada e disse-me que sentia-se muito melhor. Adverti-a quanto à necessidade de um compromisso e sugeri-lhe que viesse ao meu consultório para fazer terapia. Tanto ela quanto o pai sentiam que isto seria impossível, pois ela morria de medo de ir a qualquer lugar, quando então instiguei-a a voltar para casa.

Três dias depois, seu pai marcou uma consulta e trouxe-a a meu consultório; a paciente havia desenvolvido a confiança suficiente para tentar a viagem. Quando entrou andando, parecia um autômato vivo: corpo duro, andar mecânico, braços rigidamente colados do lado do corpo, rosto imóvel, com expressão triste e ansiedade nos olhos. Sua cabeça mantinha-se alta e o pescoço rígido; parecia que estivesse andando para a forca.

Pedi-lhe que se deitasse no divã com os joelhos dobrados e que respirasse pela boca. Manifestamente passiva, continuava rígida, suas coxas apertadas fortemente uma de encontro à outra, os braços envolvendo as laterais do corpo. Conseguia inspirar apenas superficialmente, o peito estando fixamente mantido na postura inspiratória, sem se mexer. O propósito de liberar o peito provocou um ataque de asma que foi aliviado por meio de inspirações profundas. Encorajei-a, então, a concentrar-se na expiração enquanto eu exercia uma pressão considerável sobre o esterno. Havia algum movimento em seu peito, mas ainda subsistia muito chiado em sua expiração.

As intensas emoções enterradas no fundo desta moça estavam claramente patentes: a nível superficial, manifestava ansiedade, o choro também estava lá e a raiva nunca se ausenta dos quadros asmáticos. O problema era decidir qual delas devia ser liberada em primeiro lugar. Era provavelmente melhor que a raiva saísse primeiro, caso eu pudesse encontrá-la, já que as ações agressivas aliviariam a ansiedade e a contração rígida. Pedi-lhe que fizesse uma careta e ela fez cara de zangada. Pressionei os masseteres ao mesmo tempo em que ela continuou com a mesma expressão, além de fechar os punhos e rosnar como um animal. Dando continuidade a esta seqüência, pedi-lhe que ficasse de barriga para baixo e se deixasse soltar, enquanto eu exercia pressão nos músculos dorsais. Ela começou a gritar e a dar socos no sofá, ficando cada vez mais zangada, até que parou, exausta, e chorou. Seu peito movimentava-se facilmente e a respiração estava livre, sem chiados.

Comentou sentir-se particularmente solta e que um peso tinha saído de seu peito, mas estava envergonhada de haver-se soltado tanto, principalmente pelo fato de não haver motivo de zanga. Expliquei-lhe que ela nunca havia aprendido a mostrar seus sentimentos, de modo que haviam permanecido enterrados dentro dela ao longo destes anos todos e que deveriam ser postos para fora, caso ela quisesse ficar bem. Senti-a muito melhor e, no decorrer da semana seguinte, teve apenas dois pequenos ataques, mas continuou a se queixar de um medo de insanidade iminente.

Continuei o trabalho sobre a raiva, não dando a mínima atenção às queixas psíquicas. Nesta oportunidade, tornou-se praticamente uma selvagem em seus gritos e socos, gritando: "Odeio você! Odeio você! Foi você que fez isso comigo!" Quando, novamente, parou sua exaustão, explicou que havia sentido um súbito ódio por sua mãe, que havia interferido em absolutamente tudo o que havia desejado fazer e que havia limitado a filha dentro dos parâmetros de sua própria neurose. Ela não conseguia entender como seu pai havia podido suportar aquele casamento. Mais uma vez, seu peito estava solto e sua respiração livre.

Não obstante, telefonou-me à noite para dizer que havia tido um severo ataque de asma e que seu médico particular lhe havia prescrito adrenalina; estava segura de que o ataque fora provocado pelo vento. Quando saía de casa para a sessão seguinte, teve outro ataque ao ver as folhas balouçando nos galhos de uma árvore, por causa da brisa. Tinha absoluta certeza de que o vento nas árvores havia provocado o ataque, mas eu não entendi o significado deste fato senão muito depois. Dei-lhe a entender meu ceticismo, o que a zangou muito e fui acusado de falta de compreensão (o que era uma verdade). Eu não estava preparado para a tremenda ansiedade de cair que apareceu mais tarde.

Durante cerca de vinte sessões concentrei-me em seu peito, maxilares e costas, fazendo-a expressar sua raiva e indicando-lhe a atitude orgulhosa do pescoço duro, sua obstinação. Seus ataques de asma passaram a ser mais leves e menos freqüentes, até que, um dia, chegou extremamente bem-humorada porque o vento havia balançado um arbusto e não havia acontecido qualquer ataque. Sorri ceticamente e lhe disse que não podia mais ser chamado de profeta do tempo. Por volta desse período, seu peito estava liberado, não havia chiados em sua respiração e ela se sentia com muita coragem. Dizia que eu era um mágico por haver curado uma asma de tão longa duração, enquanto tantos outros médicos haviam fracassado. Mas persistia seu medo de ficar louca e, na verdade, ficou até pior. Começou a ter sonhos perturbadores de ir para a cama com todo tipo de homem, quando, na realidade, só queria seu marido.

Passei então para seu abdômen, coxas e pelve. Os chiados começaram imediatamente, mas estavam suaves e eu prossegui. Suas coxas começaram a tremer e ela ficou muito ansiosa e inquieta. Sentou-se finalmente e disse que queria ir para casa, que não conseguia suportar o tratamento e tinha dúvidas quanto ao meu conhecimento do que fazia. Ela ia acabar ficando louca e não era possível que eu conseguisse interromper o processo; além do mais, eu não havia curado sua asma, como a princípio pensara; talvez eu mesmo fosse um doido. Novamente fiz-lhe ver sua atitude obstinada, com o pescoço duro: ela teve de manter a pose e a dignidade a qualquer custo. Explodiu em lágrimas e sentiu-se consideravelmente aliviada, desculpando-se exageradamente por suas palavras, pedindo-me que não ficasse bravo e nem que a deixasse ir, porque eu era o único que conseguia ajudá-la. Tudo o que ela desejava era poder ficar perto de mim para que se sentisse segura.

Depois de mais umas três ou quatro sessões, ela surgiu com um problema de eczema severo, que se estendia em faixa ao redor do baixo ventre e costas, provocando coceiras intensas. Sua asma havia desaparecido. Seus temores haviam se atenuado, mas seus dias e noites eram ocupados com aquela coceira insuportável. Isto continuou durante seis semanas, quando suas coxas e pelve finalmente se descontraíram. Os impulsos respiratórios chegavam até a pelve, de modo que estimulei-a a respirar continuamente a fim de estabelecer o reflexo do orgasmo. Isto produziu imediatamente outro ataque asmático e ela me disse que se sentia como uma árvore curvada pelo vento. Consegui, então, entender finalmente o medo intenso dos movimentos e sensações pélvicas: tinha medo de ser curvada como as árvores sob o vento e não podia tolerar os movimentos. Havia-se tornado, portanto, como uma prancha de madeira (árvore).

Retomei seu peito, eliciando mais raiva e soluços que aliviaram sua asma. Concentrei-me a seguir em seu olhos, induzindo-a a expressar ansiedade e a olhar para mim. Nunca conseguia fazê-lo e, frente à minha insistência, ficou muito alarmada e sentou-se, dizendo que não iria mais suportar aquilo. Acusei-a de ter segundas intenções a meu respeito e confessou então que havia sentido um desejo violento de lançar os braços à minha volta e beijar-me.

Depois de reassegurá-la a respeito da naturalidade destes impulsos, perguntei-lhe se confiava em mim: estaria com medo de que eu me aproveitasse da situação? A paciente disse ter certeza de não ter medo nesse sentido mas, sim, medo de seus próprios impulsos. Conseguiu, depois, ficar mais serena, conseguiu olhar-me de frente e conversou mais livremente. Continuei indicando-lhe sua atitude altaneira, sua pureza virginal em contraste com a promiscuidade de seus sonhos e passei a trabalhar seu pescoço.

Começou a ficar descontente com o marido, com sua frieza, com sua vida sexual sem atrativos. Novamente trabalhei na pelve, que então movia-se livremente. Tinha vergonha de respirar profundamente, porque parecia com sexo na hora do orgasmo. Começou, enfim, a relatar sonhos de natureza sexual a respeito de vários homens, durante os quais sentia vibrações genitais e chegou, inclusive, a desenvolver algum sentimento pelo marido.

A paciente sentia-se bastante livre, começou a passear sozinha e a procurar com muita decisão alguém a quem amar. Queixou-se do fato de eu ser casado e indagava-se por que isto tinha de ser assim, já que eu podia tomar conta dela e seria um marido ideal. Apontei-lhe seu medo contínuo da sexualidade e ela propôs o seguinte acordo: se eu lhe encontrasse um homem, ela deixaria seu marido. Disse-lhe que este assunto pertencia à esfera social e que ela é quem devia aprender a enfrentar sua própria vida. A terapia progredia suavemente; seus temores se atenuavam, ela apresentava-se de modo bastante solto e havia sumido sua couraça.

Seus movimentos pélvicos tornaram-se mais suaves e às vezes até espontâneos, mas, um dia, entrou no consultório presa de uma aguda ansiedade. Disse-me que havia voltado exatamente ao ponto de partida; não conseguia mais sequer descer os degraus que levavam à porta ou mesmo andar pela calçada, pois ficava com medo de que fosse cair. Seus joelhos se dobravam e não possuía o controle de suas pernas; seu medo de enlouquecer voltou novamente. Incitei-a a respirar profundamente e encorajei-a a aceitar as sensações de prazer decorrentes, explicando-lhe que seu problema era a ansiedade de cair, um medo de derreter ou de entregar-se às sensações de prazer pré-orgásticas.

Isto continuou por várias sessões até tornar-se mais proeminente a situação marital. Ela não podia mais tolerar o marido e abandonou-o, voltando para a casa dos pais; no entanto, voltou para ele, já que morar com a mãe era ainda pior. Estimulei-a a encontrar um lugar para si e viver só, até que conseguisse saber o que queria realmente, mas a paciente não conseguia decidir-se a concretizar esse projeto. Disse-lhe então que se tratava de sua vida e que só dependia dela querer continuar a viver uma vida miserável. Diminuí o número de suas consultas para uma vez por mês. Queixava-se o tempo todo, mas não fazia nada de positivo, de modo que adverti-a a interromper a terapia, uma vez que só restava o aspecto social a ser resolvido, e que isto competia a ela fazer.

Finalmente, encontrou um apartamento para morar, arrumou um emprego e passou a depender apenas de seu dinheiro. Fez vários contatos superficiais com muitos homens, mas não se satisfazia com eles, mantendo um vínculo precário de relacionamento com o marido. Ela não o amava, sentindo apenas apreço por ele. Após quase dois anos, ela decidiu então parar com o tratamento, voltar para o marido e tentar fazer o melhor possível dentro dessa relação.

Embora tivesse vibrações genitais consideráveis e gostasse do ato sexual, não havia atingido sua potência orgástica total. Era biologicamente capaz disso, mas havia pouca probabilidade de que pudesse se entregar a esse ponto ao marido, para atingir esse fim. Sua terapia consistira em oitenta e cinco sessões.

Passaram-se quatro anos e ela continuava a ajustar-se bem do ponto de vista social, sem a recorrência da asma ou dos demais sintomas. Não obstante, o lado social impedia-a de atingir o objetivo último de sua saúde completa e, por isso, ela começou a acumular tensões. Telefonou-me, queixou-se de um bolo na garganta e a vi então seis vezes. Ela dizia que o bolo na garganta era algo longo e cilíndrico e, por fim, identificou-o com um pênis fantasiado, quando então o sintoma sumiu.

Depois dessa ocasião não ouvi nada a seu respeito, exceto quando lia as notícias de suas promoções.

Doze anos após ter interrompido seu tratamento, telefonou-me apavorada. Sua ansiedade estava tão intensa que começara a interferir em seu trabalho; não conseguia ficar sozinha nem sair desacompanhada, sentindo medo de fazer alguma coisa estúpida ou de ficar imóvel. Nessa ocasião, sua mãe estava às portas da morte, por causa de um câncer, e ela dispensava todo o seu tempo em cuidados à mãe. O que era ainda mais avassalador, do ponto de vista da culpa, era o fato de ter-se permitido entregar sexualmente a um homem casado, a quem amava fazia anos. Sentia culpa quando pensava no marido e na filha.

Ao vê-la, estava em ansiedade extrema. Mobilizei sua energia geral e fi-la gritar muito para exprimir raiva; respondeu bem, dando o máximo de si e sentiu-se extremamente aliviada; passei a atendê-la semanalmente. Enfrentou bastante bem a morte da mãe e começou a reagir rapidamente, saindo a passeios e sentindo-se cada vez mais segura. Não obstante, o problema de amar um homem casado continuava a ser sua principal fonte de preocupações. Este desejava divorciar-se para casar com ela, caso ela também consentisse em divorciar-se. Evidentemente, ela não amava o marido, mas não conseguia imaginar causar-lhe sofrimento. Além disso, achava que seria duro para sua filha, então com dezesseis anos. Sua culpa sexual, no entanto, diminuiu quando sentiu um alto nível de prazer e de descontração nos raros encontros com o amante. Quando estava com o marido, sentia-se anestesiada, submetendo-se ao ato apenas para satisfazê-lo. Viver com ele era monótono e empobrecedor, ao passo que se sentia muito mais animada ao lado do homem que amava.

Finalmente, decidiu que o único curso de ação razoável seria deixar o marido, fazer planos concretos para o divórcio e casar-se de novo.

Quando começou a aproximar-se a época de concretizar esses projetos, porém, tornou-se indecisa, passando a duvidar da sinceridade de seu desejo de casar-se com o amante. Recordei-a de minha sugestão, no sentido de que morasse sozinha como um primeiro passo para decidir-se e depois acrescentei, ousadamente, que ela não amava nem o marido nem o amante, pois que havia um terceiro homem interferindo na situação. Minha opinião era a de que ela não podia deixar o marido enquanto seu pai não tornasse a se casar. Este planejava casar-se imediatamente, apesar de a paciente se opor à mulher por ele escolhida. Ela concordou logo, dizendo que achava que iria magoar o pai se saísse agora, sentindo-se responsável por ele, porque sofria do coração, mas que se sentiria livre se ele tornasse a se casar. Disse-lhe que ela se sentia assim porque seu desejo era o de ter o pai para si. Ficou grandemente chocada, mas acabou admitindo que sempre havia se ligado muito a ele, *enquanto pai*. Eu respondi: "Não, é mais do que isso." Ficou então muito abalada e perguntou-me se deveria afastar-se dele, neste caso. Falei-lhe o seguinte: "De jeito nenhum. Por que é que você não se deixa conscientizar dos seus verdadeiros sentimentos a respeito dele?"

Antes dessa época, havia tentado ocultar do pai seu casamento infeliz, bem como suas relações extraconjugais. Discutiu, então, com ele abertamente a situação e descobriu que havia anos que ele sabia de tudo, só se perguntando por que é que ela não abandonara o marido antes. Ela, a partir daí, descobriu que seu pai conseguia tomar conta de si mesmo sozinho e que não precisava dela. Já havia coisas suficientes em sua própria vida para que ela cuidasse de outras mais. Era inconcebível continuar morando com o marido e, apesar de desejar-lhe um outro amor com outra mulher, iria de qualquer modo obter um divórcio.

Mesmo após ter tomado tantas resoluções, sentiu outra vez a dificuldade de deixá-lo e fazê-lo sofrer. Disse-lhe sobre sua necessidade de tomar conta da vida dos outros: de sua mãe, de seu pai, do marido e da filha, ao invés de cuidar da sua, como se não tivesse qualquer direito a fazê-lo. Respondeu-me que era exatamente assim que se sentia. Acreditava realmente que agora estava mais saudável do que em qualquer outro período de sua vida. Disse que, se acabasse perdendo o amante por causa de suas delongas, cessaria de preocupar-se pelos outros, pois não poderia dar-se ao luxo de perdê-lo. Sabia que sofreria uma recaída caso desistisse do amante e tentasse continuar com o marido.

Mais uma vez, só o tempo decidiria seu futuro.

Caso de intolerância da vitalidade

Uma das tarefas do médico orgonomista é acostumar o indivíduo a tolerar um nível de funcionamento energético mais elevado. Isto pode ser muito complexo e até mesmo desastroso em pacientes com carga elevada e pouca ou nenhuma habilidade para ajustar-se a isso.

Um caso deste tipo é o de uma dona de casa de 31 anos que se queixava de um nervosismo extremo e de sentir-se amedrontada de alguma coisa; ele não conseguia definir seus temores, embora estivesse há seis meses nessa situação. A coisa havia começado um mês depois do nascimento de seu quarto filho. No início do problema, havia percebido algo que subia lentamente, rastejando, pela parte de trás de seu pescoço, chegando a pensar que estava com tuberculose. Tinha uma sensação de pressão na cabeça e estava com medo de perder as estribeiras. Suas pernas eram fracas, principalmente de manhã, que era o período do dia em que ficava mais nervosa. Havia tido um som constante de campainha nos ouvidos, que desaparecera antes de ir me consultar. Ocorria também uma palpitação, dores de cabeça ocasionais e um apetite irregular. Tinha constipação intestinal, insônia, medo de machucar as crianças e estava continuamente preocupada pelo marido e sua segurança. Por fim, tinha um medo paralisante das tempestades e de chuva com trovoadas.

Já havia consultado vários médicos, tendo melhorado passageiramente mas, no decorrer da semana anterior à nossa primeira entrevista, seu nervosismo havia atingido um ponto tal que não conseguia mais ficar só. Seu marido teve de parar de trabalhar para ficar com ela; esta, por sua vez, sentia-se muito melhor quando ele estava presente. Seu casamento contava já com sete anos e eles dois conheciam-se há oito meses quando se casaram. Era o único homem que amava e insistia em que seu casamento era totalmente harmonioso. Ambos eram católicos, mas ela se dizia não muito devota, ao passo que ele, sim.

A nível sexual, sentia-se anestesiada desde o nascimento do último filho. Antes dessa fase, havia tido sensações genitais ocasionalmente e, antes do casamento, havia sentido um certo prazer no ato sexual, mas sem nunca ter atingido o clímax. Jamais tivera qualquer outro contato genital senão com o marido. Dentro do que conseguia lembrar-se, jamais havia podido masturbar-se. O ato sexual não era desagradável, só que não lhe conferia prazer. Devido a suas preocupações quanto ao fato de engravidar uma quinta vez, havia persuadido o marido a concordar em usar um contraceptivo (ou seja, um diafragma), apesar disso ir contra seus princípios.

Não tinha queixas quanto aos filhos, mas admitiu não sentir tanto prazer com eles como acontecia antes de ficar doente. O pai, a quem era muito ligada, morrera subitamente de um ataque cardíaco quando ela estava com dezesseis anos. Este havia sido um alcoólatra; já sua mãe, mulher dominadora e fria, estava viva e bem.

Estava muito amedrontada com seus problemas e extremamente ansiosa para ser ajudada, tendo-me impressionado com sua seriedade e honestidade; concordou de imediato em cooperar com qualquer tratamento que se mostrasse preciso. Era uma mulher de compleição grande, imponente, bem proporcionada, linda e com aparência de alguém do mundo de negócios. Ao deitar-se no divã, mostrou-se uma figura chocantemente rígida. Podia-se pensar em erguê-la pela cabeça sem que seu corpo se dobrasse. Os braços estavam colados às laterais do corpo, os ombros tensos, as pernas cruzadas e a cabeça espichada para o alto na ponta de um pescoço totalmente espástico. Os maxilares estavam firmemente apertados um contra o outro, os olhos arregalados e ansiosos, em pânico e ela não parava de me olhar com uma desconfiança acentuada. Suas pupilas estavam muito dilatadas, o pulso mostrava 96 batimentos, o rosto petrificado e o pescoço e as bochechas rosadas. Com exceção das coxas e pernas, que estavam frias, o corpo era relativamente quente. O peito mantinha-se erguido e sem se mexer. Os músculos espinais estavam duros e espásticos, a pelve imobilizada e as coxas, por ela mantidas firmemente unidas, estavam muito espásticas e sem tônus. Tudo indicava seu esforço para enfrentar uma tensão desmesurada: estava a ponto de explodir. Era extremamente arisca e pronta a redargüir a qualquer sugestão.

Estar no divã era-lhe muito embaraçoso e, além disso, queixou-se de não estar habituada a deitar-se na frente de outros homens com tão pouca roupa[3]. Recordei-a de ser médico e mostrei-lhe já ter tido quatro filhos. Sentia-se exposta e ameaçada do mesmo jeito, embora negasse sentir medo de mim. Rejeitando a idéia de que eu pudesse ter intenções de um ataque sexual, reconheceu a necessidade do exame físico. Por fim, admitiu que sua maior preocupação era seu abdômen não ser "liso" e que vinha se incomodando bastante com sua aparência desde o aparecimento dos filhos. Disse que não conseguia deixar de sentir-se embaraçada, mas que desejava cooperar e que faria qualquer coisa para ficar melhor; acrescentou que já havia sabido de muitas coisas a meu respeito, tinha completa confiança na minha capacidade e desejava continuar o tratamento. Sua testa e maçãs do rosto estavam duras e ela mal conseguia movê-las, mas, quando lhe pedi que fizesse uma careta, exibiu o ódio mais assassino que eu jamais vira naquele divã. Não obstante, dizia não ter o menor tipo de contato com aquela expressão, nem com a de desconfiança e, com esta, jamais tivera contato.

Pedi-lhe que mostrasse raiva. Enrijeceu-se ainda mais e disse: "Não vou fazer isso. É idiota." A mesma reação aconteceu quando lhe pedia que mostrasse qualquer tipo de emoção ou que fizesse qualquer som. Expliquei-lhe que, algum dia, teria de responder a tudo isso, se é que queria ficar boa e, se estava ficando muito pesado para ela, podíamos parar imediatamente. Estava determinada a prosseguir e pediu para que eu lhe desse tempo, que ela iria cooperar. Começou deste modo minha imensa batalha contra as defesas humanas, que demandou toda minha paciência,

---

[3] Neste tipo de terapia, em que são tão importantes os movimentos do corpo, o terapeuta deve ser capaz de ver todo o paciente e também de poder trabalhar nas retrações musculares. Portanto, os pacientes usam o mínimo possível de roupa: ou as roupas de baixo ou um traje de banho. Pode-se pensar que talvez fosse melhor se o paciente ficasse nu mas, como dizia Reich, o homem ficou cobrindo seus genitais por milhares de anos, e quem somos nós para pô-los a descoberto.

determinação e criatividade, ao longo de cento e dezessete sessões; e eu perdi.

Nas sessões seguintes fui-lhe explicando seu estado biofísico detalhadamente: sua alta carga energética, suas defesas contra as sensações que fluíam livremente, nosso objetivo de destruir suas defesas para liberar a energia. Disse-lhe que a energia liberada tinha de ser canalizada para fora através da manifestação emocional ou então resultaria no aumento de seu pânico e que este era o motivo de ela ter de aprender a entregar-se às suas sensações e sentimentos e manifestá-los. Confortei-a em sua ansiedade, indicando-lhe que, apesar de desagradável, era muito ativa e cheia de vida, embora com medo de sua vitalidade. Tentei repetidas vezes torná-la cônscia de sua desconfiança, mas ela negava tanto qualquer percepção quanto o próprio sentimento. Seu embaraço se mantinha e devo dizer que, exceto por breves intervalos, persistiu ao lado da desconfiança até o final, que foi amargo. Dava a impressão de compreender claramente tudo que eu lhe explicava e então sentia que, pelo menos, eu podia confiar no melhor de suas capacidades para ajudá-la. Portanto, pedi-lhe que respirasse profundamente até onde pudesse, acentuando a expiração, continuando embaraçada caso se sentisse assim, mas não deixando que seu sentimento interferisse em seu desejo de cooperar.

Opunha objeções até mesmo a respirar, menosprezando o pedido e dizendo que o achava estúpido; dizia o seguinte: "E o que é que isso vai adiantar, de qualquer modo?" Mostrei-lhe suas defesas, recordei-a de já ter esclarecido tudo isto antes e que não era minha intenção discutir com ela todos os pontos do tratamento. Acima disto, sua rispidez estava encobrindo o medo e a desconfiança a meu respeito; perguntei-lhe então se estava pensando que eu queria apenas fazer com que desempenhasse o papel de uma estúpida, pedindo-lhe para realizar só tolices. Ela prometeu ajudar e desafiou-me a continuar, fazendo esforços muito débeis para respirar, sem porém mexer o peito. Quando exerci um pouco de pressão no peito, ela ficou imediatamente muito aborrecida e tomou uma atitude beligerante. Disse que não iria suportar esse tipo de tratamento. Sentei-me então na minha cadeira e tornei a explicar tudo a ela, perguntando-lhe se queria parar. Houve então novas promessas de cooperar e a determinação de continuar. Todos os passos que se sucederam tiveram um padrão evolutivo semelhante, até que chegou a se tornar um hábito dizer: "Vamos ter de entrar de novo no fogo cruzado."

Finalmente consegui mobilizar seu peito razoavelmente bem e consegui com que ela emitisse sons de suspiro, apesar de suas objeções iniciais, porque era algo "muito sexual". Opôs-se igualmente à posição em que ficava no divã, porque parecia muito sexual. Quando comecei o trabalho no sentido de descontrair seus maxilares, músculos espinais e pescoço, a coisa realmente virou um problema. As costas e os ombros recusavam-se a ceder e eu apontei sua atitude orgulhosa, sua noção de ter sempre razão, sua necessidade de fazer-se forte, sempre culpando os outros e sendo incapaz de aceitar a sua parte nas coisas; tratava-se de uma perfeccionista. Admitiu, ao final de muito esforço, que era sua opinião ser uma fraqueza mostrar os próprios sentimentos e sensações. Recriminava-me de tentar fazer dela um animal, e sentia medo disso porque não era um animal. Retruquei, dizendo que, na minha opinião, os animais eram mais racionais que os seres humanos e que, se suas crenças não lhe permitiam ser apenas um animal humano, eu não tinha condições de ajudá-la, sendo melhor que parasse o tratamento. Ela disse que sua saúde contava mais do que a religião, de modo que prosseguimos.

Tentei, a seguir, fazer com que demonstrasse medo por meio de gritos, mas deparei-me com um bloqueio completo; ela ficou totalmente arisca, passou a menosprezar tudo e disse que não faria isso de jeito nenhum. Perguntou-me se eu queria que os outros começassem a pensar que ela era louca. Disse-lhe que não aceitaria "não faço isso" e que, se era assim, pararíamos ali mesmo. Tratando-se, porém, de uma questão de "não consigo" eu entenderia a situação, e teríamos só que descobrir por que. Finalmente, e com grande dificuldade, ela admitiu que realmente não conseguia gritar, não veio som algum. Ela não sabia como fazer e a mera idéia de gritar a punha em pânico.

Concentramo-nos na mobilização de sua testa e olhos, principalmente por meio de olhares ansiosos de um lado para o outro, e tentando entrar em contato com suas suspeitas. Encorajei-a a respirar às golfadas, e repetidas vezes procurei fazê-la gritar. Simplesmente não conseguia. Tudo que consegui foi torná-la ainda mais desanimada, sem a menor descarga. Quando seu rosto não estava petrificado, continuava a exibir o mesmo ódio assassino, de modo que decidi ser isto que primeiro deveria ser enfrentado; achava que seu pânico era, em parte pelo menos, devido ao medo de seus próprios impulsos assassinos. Tentei acostumá-la a esta expressão; ela configurou-a muitas vezes e eu a imitava, mas ela se queixava de que ainda não conseguia senti-la. Por fim, fiz com que emitisse sons com aquela cara odiosa enquanto induzia-a a socar o divã. Seus socos eram tímidos. Tudo isso foi feito debaixo da chuva de protestos usuais, de comentários depreciativos e de "não vou fazer".

A fim de irritá-la, disse-lhe que ela era muito educada para odiar, que deveria ser forte e conter todas as suas emoções, que não era um animal. Ao cabo de algum tempo tornou-se brutalmente zangada, bateu em mim, cada vez mais forte até eu estar severamente contundido. Permiti-lhe que continuasse porque, neste caso, pelo menos, ela estava conseguindo alguma coisa positiva e eu não pretendia desencorajá-la. Ela bateu em mim por várias sessões, torceu meu braço, socou o divã e mordeu uma toalha; sua preferência era bater em mim. Cada uma destas explosões era seguida de tremores que a embaraçavam. No decorrer de uma sessão, lembrou-se subitamente de que, quando tinha oito ou nove anos, estava sentada sozinha numa sala quando viu de repente a cara de um homem na janela. Ficou muito assustada e então identificou-a como a expressão que vinha fazendo. Mas continuou a expressão assassina em seu rosto, dando prosseguimento à raiva e aos xingamentos mais agressivos contra mim. Parecia sentir prazer em fazê-lo. Disse-me que eu não a compreendia, que estava tentando transformá-la num animal, e assim por diante.

Finalmente, comecei a suspeitar que isso continuaria indefinidamente se lhe fosse permitido, assim como sua expressão de ódio estava encobrindo algo ainda mais profundo. Ela se enraivecia e gritava, mas seu pescoço e ombros continuavam tão rígidos como antes. No entanto, as pupilas não estavam mais dilatadas e o pulso continuava pouco acima de oitenta batimentos. Disse-lhe ser minha opinião que já havia liberado raiva suficiente, sendo provável que ela a estivesse usando para encobrir outra coisa, e que era minha vontade que ela acabasse com aquilo.

Continuei apontando-lhe sua necessidade de ser forte, seu medo de mostrar-se fraca, sua competição com homens e o ressentimento para com eles, suas atitudes ríspidas, comentários depreciativos, tentativas de tornar-me ineficaz com seus "não faço", suas castrações contra o marido, obrigando-o a ficar em casa e tornando-o uma babá. Ela continuava negando a validade de meus comentários, queixando-se de que, na verdade, ela era fraca ou então seria capaz de ficar só, que tudo que desejava era superar sua ansiedade, de modo que pudesse tornar-se boa esposa e mãe. Soluçava freqüentemente mas procurava abafá-los todas as vezes, ficando muito irritada consigo mesma por ser tão fraca. Discuti minhas preocupações pelo fato de ela achar tão difícil ceder às próprias emoções, e eu não sabia até onde lhe seria possível ir. Sua invariável resposta: tenho que melhorar.

Apesar do tempo decorrido, não havia conseguido fazer qualquer progresso no pescoço e ombros mas, a despeito disto e descontadas algumas falhas, passei à mobilização de sua pelve e coxas. As objeções aqui tornaram-se praticamente ferozes. Apertou as coxas firmemente uma de encontro à outra e disse que não se submeteria a esse tipo de tratamento. Novas explicações, novo resumo dos objetivos da terapia, nova lembrança de que poderia interromper o tratamento quando quisesse; novamente prosseguimos. Para minha grande surpresa, quando suas coxas se descontraíram, pescoço e ombros cederam espontaneamente e sua respiração era muito mais fácil; os impulsos iam direto até a pelve. Fiz com que golpeasse o divã com a pelve e procurei fazê-la perceber o ódio que se concentrava ali para que o trouxesse para fora.

Passou então a acusar-me de ser uma besta sexual. Disse-me que eu só pensava em sexo e que estava tentando induzi-la à mesma atitude. Com grande embaraço e depois de fortes recriminações, admitiu estar começando a sentir-se sexualmente excitada no divã. Discutimos detalhadamente sua vida sexual. Ressentia-se de sua educação puritana, achava que deveria ter tido mais experiências sexuais, ressentia-se da grande devoção do marido e do fato de ter tido que forçá-lo a um controle de nascimento, contra sua religião. Ela não ousava olhar para outros homens, embora os considerasse atraentes e interessantes como objeto de conversa. As sensações genitais começaram a despontar, pela primeira vez, desde o nascimento de seu primeiro filho.

Sugeri-lhe que seus temores de ficar sozinha e de sair à noite poderiam ser medo de imoralidades, e que precisava do marido para protegê-la de si mesma. Em nível mais profundo, tinha medo de entregar-se. Perdeu a suspeita que habitava em seus olhos e foi aos poucos sentindo-se atraída por mim. Seus lábios começaram a tremer e fiz com que se entregasse a esse impulso buscando entrar em contato externo e manifestando seus desejos. Admitiu que estava apaixonada por mim, mas esclareceu que eu não deveria ter a idéia de que ela estivesse querendo ter um caso comigo. Sentia-se muito melhor, ficou mais à vontade, passou a ficar só em casa e a ir à cidade sozinha. O contato genital com o marido tornou-se agradável e ela chegou a relatar um orgasmo, algo que nunca lhe havia acontecido antes.

Depois de um breve intervalo de poucas semanas, porém, sua ansiedade retornou. Seus temores de insanidade tornaram-se agudos; estava se aproximando o verão e com ele seu antigo medo dos trovões reapareceu. Disse-lhe que este era o medo de suas próprias vibrações e ela se lembrava de ter sentido o mesmo medo quando criança. Sua mãe também sentia medo dos trovões. Não conseguia mais sair de casa, temia morrer de repente, e apareceu um medo incrível de cair. Mesmo quando andava no rés do chão, tinha de apoiar-se em cadeiras. Não ousava sair à rua e subir escadas era efetivamente um problema. Não conseguia ir para o andar de cima da casa, a menos que o marido a acompanhasse. Expliquei-lhe o mecanismo da ansiedade orgástica e encorajei-a a ceder, quando estivesse tendo relações; ela percebia que ia enrijecendo e segurando a respiração, à medida em que as sensações tornavam-se mais intensas. Quando estava na situação sexual, tinha medo de fazer barulho, isso seria coisa de louco. Segurei sua cabeça para trás e estimulei-a a entregar-se a seu corpo; ela se debatia como alguém que estivesse se afogando momentaneamente, mas, por fim, respirou livremente e apareceu o reflexo. O pânico sumiu de seu rosto e ela estava radiante, além de estar leve. Relaxei e suspirei profundamente; até este ponto, a terapia havia percorrido noventa horas de amargas batalhas.

Este estado perdurou dois dias; durante esta fase, a paciente sentiu-se animada e bem, cheia de confiança, sem ansiedade. Subitamente retornou seu estado anterior e nunca mais consegui fazê-la progredir novamente o mesmo tanto. Ela havia batido às portas da saúde mas não tinha podido entrar. Considerando o caso retrospectivamente, parecia que eu a havia forçado em cada etapa do processo e que ela parecia igualmente despreparada para todos eles. Nada do que participara havia sido por sua própria e livre vontade, mesmo face à sua persistência em continuar. Nunca havia dado a impressão de entrar em contato efetivo com o que lhe acontecia. Sua ansiedade tornou a surgir ao lado da desconfiança, do olhar assassino de seu rosto, da atitude ríspida e depreciativa e do pescoço duro. Não havia mais nada a fazer, embora permanecessem as vibrações genitais, senão começar tudo de novo, lembrando sempre e principalmente da necessidade de entabular um contato real. Nunca percebera suas suspeitas, nem tivera contato com seu embaraço. As explicações sempre repetidas, as discussões e sua própria experiência terapêutica jamais lograram encurtar as duras lutas necessárias a cada passo. Em poucas palavras, havia atravessado noventa sessões sem ter aceito coisa alguma.

Concentrei-me em suas suspeitas e seu pescoço duro, em sua atitude não complacente e discuti minuciosamente sua vida sexual, seus pensamentos e suas fantasias. Nada aprendi de novo; amava o marido, não havia a mínima queixa a seu respeito, ele era exemplar. Sem dúvida, já o teria abandonado caso não o amasse, não seria detida por motivos religiosos, nem ficaria mantendo o lar unido apenas por causa dos quatro filhos. Queria ficar boa e, na realidade, tinha de melhorar porque não agüentava mais viver tão mal.

Fiz a discussão então retornar ao seu pai. Ela adorava falar sobre ele, mas estas discussões eram igualmente improdutivas. Era a pessoa que mais admirava na vida e havia casado com seu marido porque, em muitos aspectos, parecia-se com o pai: era terno e atencioso e ela se sentia segura ao seu lado, do mesmo modo que se sentia segura com o pai. Lembrava-se de muitos momentos maravilhosos quando viajava com o pai, de muitas noites deliciosas passadas conversando com ele; ressentia-se de sua mãe que parecia sentir ciúme de seu companheirismo. Quando seu pai morreu, repentinamente, ela ficou extremamente transtornada. Embora tivesse sido um alcoólatra, não havia uma única coisa sequer que se lembrasse de ter sido desagradável por força desse fato e era consistente nela a atitude de minimizá-lo. Não conseguia lembrar-se de ter tido quaisquer pensamentos ou sentimentos de natureza sexual a seu respeito; apenas admiração e uma sensação de contato. Na realidade, não se lembrava de sensações genitais fortes senão pouco antes de enamorar-se do marido. Conseguia fantasiar um contato genital com o pai, mas com nojo, ao mesmo tempo sem sentir nada, insistindo que nunca havia tido esse tipo de desejo em toda sua vida.

Enquanto estávamos a meio caminho desta discussão, sua sogra fazia planos para visitar a família durante um mês. À medida em que ia se aproximando a época da chegada, ela foi ficando cada vez mais zangada, falou de muitas idéias amargas a respeito de toda a família do marido e, finalmente, atacou o próprio. Continuou zangada até que a sogra foi-se embora queixando-se muito de que seu marido não tinha vontade própria, que parecia mais preocupado com a mãe e seus sentimentos do que com ela, que não era homem suficiente para mandar a mãe embora e percebesse o quanto a incomodava a visita, que insistia em levar a mãe à igreja todos os domingos e que ela tinha de ser afastada com firmeza para não haver muitas cenas desagradáveis na família. Acabou, então, decidindo que ia deixar o marido. Finalmente percebera que nunca o havia amado, mas sim que o tolerara porque se parecia com o pai. Sentia-se emocionalmente muito melhor. Conseguia agora ficar sozinha de novo, preferindo, na verdade, muito mais essa situação do que a companhia da sogra.

Saía de casa o quanto podia para fugir à mulher que tanto odiava e até vinha para a terapia sem o marido, algo que era realmente novo para ela. Olhava para outros homens para admirá-los e houve um em especial que a excitou sexualmente. Começou a perder a vontade genital pelo marido, embora o desejo persistisse e continuasse insatisfeito; não sentia vontade de se masturbar, embora negasse quaisquer objeções a fazê-lo. Durante seis semanas passou, portanto, por um período relativamente confortável, mas sexualmente incompleto.

Finalmente sua sogra foi embora e novamente começou a enxergar o marido sob uma luz mais favorável, começando novamente a negar o ódio que havia manifestado a seu respeito. Tinha certeza de amá-lo e de que havia sido o único a quem amara a vida toda. Apesar disso, perdeu rapidamente suas sensações genitais e, por fim, encontrava-se tão anestesiada quanto antes. A ansiedade tornou a subir com intensidade cada vez maior; mantinham-se inalteráveis o pescoço duro e as desconfianças. Persisti em meu trabalho com sua desconfiança e pescoço rijo, apontando-lhe seguidamente sua sensação de ter sempre razão, seu perfeccionismo, sua necessidade de ser forte e seu modo de deixar o marido, apesar dos ressentimentos a seu respeito. Começou a revoltar-se contra mim: eu estava procurando desmanchar seu lar, não passava de um maníaco sexual, não havia sabido manipular convenientemente sua transferência, tendo passado por cima dela com muita rapidez e má vontade porque não a compreendera como devia e não ia deixá-la falar a esse respeito o suficiente.

Em resumo, só me interessava transformá-la num animal e nada mais.

O problema da transferência veio à tona várias vezes e achei que ela tinha razão em dizer que eu não havia enfrentado convenientemente a situação; apesar disso, não conseguia saber melhor onde é que eu havia errado. Suspeitava do fato de ela não aceitar seu fracasso nas tentativas de me conquistar, mais do que o modo pelo qual conduzi a coisa. Como estava bastante preocupado com seus problemas, sugeri-lhe uma consulta com Wilhelm Reich. Ficou se recusando decididamente a vê-lo, mas, quando este mudou-se para o Maine, aceitou a sugestão; depois disso, ficou me aborrecendo insuportavelmente porque eu não havia feito o possível para arranjar-lhe uma consulta com ele. Expus-lhe abertamente minhas reservas quanto ao seu estado e sugeri-lhe que fosse procurar outro terapeuta que pudesse ver onde eu havia ficado cego, mas cada sugestão era recebida com objeções. Ao mesmo tempo, vivia compelindo-me a fazer o que quer que fosse.

Discuti sua situação e falei que não sabia se ela poderia ficar boa, embora conseguisse entrar em contato com a saúde e com a genitalidade plena. Não obstante, me abstinha de dispensá-la simplesmente por força de sua extrema ansiedade e de seus sintomas perturbadores. Ao invés de cederem, como eu esperava, os sintomas tornaram-se mais intensos conforme os dias iam se passando; temia morrer subitamente, sentia que ia explodir, estava segura de ficar violentamente maluca e teve uma tontura severa. Continuei a confortá-la e a explicar-lhe sua ansiedade orgástica e ela continuava a insistir que amava o marido. Finalmente, disse-lhe que ela teria simplesmente de entender o que lhe acontecia e ceder, entregar-se a seus sentimentos e sensações como já fizera certa ocasião e tomar a decisão de enfrentar sua vida cotidiana apesar de sua ansiedade.

Depois disto, aumentei o intervalo entre as sessões, primeiro para duas consultas por mês e, depois, uma por mês. Esta situação perdurou por mais um ano inteiro e, para minha surpresa, adaptou-se razoavelmente bem, dizendo a cada vez que não sentia-se mal senão um ou dois dias antes do dia marcado para a consulta. Sugeri, com base nisso, que continuasse por si e só me telefonasse se realmente tivesse necessidade.

Nos seis meses seguintes vi-a duas vezes. Telefonou-me, então, para uma consulta. Veio, sentou-se e disse que não queria ir para o divã. Perguntou o que é que eu pretendia fazer com ela, já que vinha me vendo há muito tempo e não estava nada melhor. Disse-lhe que não podia prometer nada e que jamais lhe prometera coisa alguma; sugeri-lhe que fosse consultar outro especialista. Queria saber se poderia ver Reich e eu lhe disse que poderia arrumar uma consulta se ela consentisse em fazer a viagem até Maine. Pediu uma entrevista na semana seguinte e, desta feita, deitou-se no divã. Seu pescoço estava tão espástico como nunca, sua estase era considerável e os músculos do rancor estavam rijos e moles; indiquei-lhe sua atitude de desconfiança e sua hostilidade, tendo conseguido soltar seu rancor e dissolver boa parte do espasmo do pescoço. Na verdade, o pescoço ficou bastante descontraído e ela se sentiu muito melhor depois da sessão.

Depois disso, não soube mais dela durante um intervalo de dois meses, quando o marido me telefonou. Disse-me que a mulher estava muito mal, que tinha de ficar em casa com ela, que não poderia afastar-se indefinidamente de seu trabalho, que ela havia depositado uma enorme confiança em mim, tendo me consultado por um longo tempo sem melhoras. Haviam então decidido, acrescentou, que ela deveria ir ver um bom psiquiatra, que estavam pagando quinze ou dezesseis dólares a sessão, taxa que ele mal-e-mal conseguia pagar, de modo que achava terem sido porcamente ludibriados. Disse-me que ela comentara eu ter falado, em certa ocasião, em devolver-lhe o dinheiro, caso ela o quisesse, e ela agora o queria. Perguntei-lhe se ela, por acaso, não lhe teria igualmente contado o resto da estória: que no dia em que ela fez um comentário corrosivo, a respeito da terapia, eu lhe perguntei se não queria o dinheiro de volta e interrompesse a terapia, e que ela havia recusado a sugestão, continuando o tratamento. Perguntou-me que sugestões eu teria, pois eu não havia concordado com a sua. Respondi que ele é que deveria decidir, pois eu não estava numa posição muito privilegiada para estar fazendo sugestões. Marcamos uma entrevista para os três juntos, para discutirmos a situação.

Nesse encontro, ficou claro que ela era o elemento dominante do casal, ele se sentou muito reservado e nada disse, a não ser quando diretamente solicitado por ela, para apoiar-lhe as opiniões. Os olhos da mulher estavam escancarados e desconfiados e seu rosto exibia só ódio, enquanto me falava dos péssimos resultados do tratamento que fizera comigo. Disse que eu já fora um analista respeitado, recomendado por médicos de todo o Estado e que ela tinha vindo até mim cheia de confiança, esperando ser analisada e que, ao invés disso, eu a tornara uma cobaia daquela terapia do orgone. Havia desperdiçado seu tempo e dinheiro, sem tê-la auxiliado em nada; o mínimo que me cabia fazer era restituir-lhe o dinheiro. Agora, via-se forçada a procurar outro psiquiatra para analisá-la. Este dissera que a terapia iria durar um ano e que, se eu não fosse restituir o dinheiro, pelo menos devia pagar seus honorários. Recordei-a de jamais ter-lhe prometido curá-la, que ela havia pago não pela cura, mas por meu tempo e experiência, que lhe havia cobrado apenas as taxas comuns, proporcionando-lhe sessões mais longas do que o habitual, tendo-lhe feito o máximo dentro de minha capacidade. Além disso, expliquei-lhe que não me sentia obrigado a fazer absolutamente nada a seu respeito, embora estivesse realmente triste por não ter sido capaz de ajudá-la. Disse-lhe que minha pretensão não era ajudar a todos. Respondeu-me que levaria o caso às mãos da justiça e eu lhe falei ser este um direito seu. Depois disso, não soube mais deles.

Este caso, então, tratou de uma mulher muito cheia de vida, com uma alta carga de energia e com um bloqueio pélvico insuperável que, por meio da terapia, foi cada vez se aproximando mais do nível da genitalidade saudável, por ela sentida como intolerável. Sua única saída, portanto, era revoltar-se contra mim que a havia deixado nesse estado deplorável, tentando destruir-me. Havia muitas coisas certas em seu ataque dirigido contra mim: talvez ela tivesse passado bem melhor se eu a tivesse recusado como paciente. Acho que, se tivessem sido piores os resultados deste tratamento, eu estaria numa situação melhor do seu ponto de vista. Hesito em pensar no que teria ocorrido, caso tivesse me saído ainda melhor. A princípio, não percebi esse problema mas, conforme o tempo foi passando, tornei-me mais e mais cônscio da gravidade do problema; sabemos que o organismo tem suas justificativas quando se recusa a quebrar seu sistema defensivo.

Minha primeira impressão a respeito desta mulher é que se tratava do tipo fálico normal, cujas defesas estavam começando a fraquejar, mas o problema não era tão simples assim. A maioria dos indícios para interromper o tratamento, segundo os ensinamentos de Reich, estavam ali presentes, principalmente na tenacidade e na persistência dos bloqueios. Durante sua terapia, percebi que devia acautelar-me contra eles, mas todos os seus problemas e sua determinação em ficar implorando para ser tratada fizeram-me continuar. Era, sobretudo, difícil admitir um fracasso. Poucos pacientes tiveram de mim tanto empenho e devo acrescentar que, conquanto difícil como pessoa, pessoalmente eu gostava dela e a respeitava.

Soube ter sido tratada por pelo menos dois outros psiquiatras depois da interrupção do nosso tratamento.

Caso de bradicardia

A bradicardia é freqüentemente uma decorrência de doença orgânica do coração. Neste caso, todos os exames do órgão deram negativo, exceto pela presença da baixa taxa de batimentos. Segundo o relato de sua história, esta condição havia se instalado após uma infecção diftérica da meninice. Era o primeiro caso de bradicardia que eu tratava e eu não saberia dizer de que modo seriam as reações. Portanto, consultei Reich. Ele estudou a história e os dados físicos, incluindo um exame biofísico e concluiu que, neste caso, a bradicardia era de origem biofísica, ou seja, devida à couraça e que iria reagir positivamente à terapia.

Era sua opinião que a própria bradicardia fosse provavelmente uma incapacidade de chorar, de modo que, ao engolir a emoção do choro de volta pela garganta, a pessoa estaria simultaneamente engolindo algo pelo esôfago; sendo assim, ocorre uma pressão sobre os órgãos do peito e do diafragma, através de um empurrão constante dos elementos inferiores da boca e garganta. Uma vez que o nervo vago, que age como nervo depressor do coração, desce da base do cérebro pela medula oblonga, ao longo do esôfago e da traquéia, a constante pressão exercida sobre estes órgãos afetaria muito provavelmente o vago, de modo indireto, causando, desse modo, a bradicardia. A superação deste sintoma estaria, então, condicionada à obtenção de uma plena capacidade para chorar, que eliminaria a pressão.

A paciente era uma professora primária de vinte e sete anos de idade, casada, cujo interesse central pela terapia não era tanto sua baixa taxa de batimentos cardíacos mas, antes, a resolução de uma ambivalência em sua vida.

O pai saíra de casa quando ela estava com 12 anos e, desde esse tempo, achava-se dividida entre os pais. Na realidade, embora tivesse permanecido com a mãe, amava mais o pai. Desde a separação estava vivendo num clima doméstico em que a mãe não parava de se queixar de ter sido abandonada pelo marido. Isto deixava a menina indecisa e infeliz, presa de um sentimento vago de insatisfação existencial e de raiva por ambos os pais.

Havia sido tratada periodicamente por psiquiatras, aos três, seis e, novamente, aos dezesseis anos. Segundo sua opinião, nas duas primeiras vezes, os problemas teriam sido acessos de birra e constipação intestinal. Aparentemente, este último tratamento teria sido uma tentativa por parte da mãe de efetivar uma separação emocional entre filha e pai, que não teve êxito.

Havia sido submetida muito precocemente ao treino ao banheiro, do que resultara a constipação enquanto criança. Já quando adulta, sofria ainda do mesmo problema toda vez que se mudava de casa. Casou-se aos vinte e um anos com um homem a quem conhecia desde os dezessete. Disse que o amava e que tinham uma boa vida sexual juntos. Era freqüente experimentar o clímax. Sua primeira experiência heterossexual ocorrera aos treze anos, mas não sentira nada a nível genital antes dos dezoito. Tinha sonhos recorrentes de ser esfaqueada pelas costas, tendo passado algum tempo com medo de morrer.

Biofisicamente era bem desenvolvida e ligeiramente acima do peso normal. A pressão sangüínea era normal, a pulsação com 44 batimentos, temperatura e respiração normais. Apresentava muito pouca couraça muscular, mas queixava-se de dor quando se fazia pressão no nó acima do esterno ou então dos músculos lombares. Os esternocleidos mastóideos, os dorsais inferiores, os lombares e os músculos das coxas estavam tensos e tenros. Havia um espasmo no esôfago e no diafragma. A respiração profunda produzia vibrações em todo seu corpo num tempo bastante curto. Quando empurrei delicadamente o maxilar inferior para trás e os músculos submentais para cima, explodiu em soluços por causa da separação dos pais. Esta explosão provocou fortes correntes por seu corpo que duraram ainda muito tempo depois de a sessão ter acabado. Esta moça era muito cheia de vida e ágil, cuja defesa principal era fugir. Dentro da terapia, este traço manifestava-se principalmente por seu modo de afastar os olhos, de falar e rir e de vacilar quanto aos seus objetivos e quanto à própria terapia.

Quando voltou para a segunda sessão, não conseguia respirar adequadamente e, embora eu tivesse feito vigorosos esforços para estimulá-la, permaneceu imóvel praticamente, com exceção de um pouco de choro que havia sido abafado por meio de um enrijecimento na garganta. A irrupção anterior havia acontecido porque eu a havia tomado de surpresa e estava despreparada. Já, nessa entrevista, havia apresentado suas defesas contra uma resposta tão completa. Portanto, pedi-lhe que discutisse sua história pregressa e se lembrasse de algum incidente da época em que teria três anos de idade. Estava sendo ameaçada por uma mulher de vassoura na mão, escada abaixo, tendo corrido para os braços de seu pai, totalmente amedrontada. Por volta da mesma época, lembrava-se de estar sentada numa banheira com um menino examinando a diferença de seus genitais, quando desejou muito ser um menino. Recordava-se vagamente de seu pai explicando-lhe a diferença.

Neste instante, começou a respirar livremente, sentiu as vibrações por suas coxas e genitais. Subitamente deteve-se, pôs as mãos no rosto, cheia de embaraço, e disse que estava se sentindo muito excitada sexualmente, experimentando o desejo no epigástrio. Havia se detido porque esse desejo só pertencia ao marido e ela não estivera pensando nele.

No decorrer da terceira sessão foi capaz de respirar bem e isto provocou um choro suave, um tremor parksoniano bastante acentuado e uma sensação de constricção na parte de baixo do pescoço. Este era seu principal bloqueio e voltava toda vez que as sensações atingiam o ponto da intolerância. Os esternocleidos e os músculos espinais superiores estavam descontraídos e pedi-lhe que gritasse. Inspirou muito profundamente e começou a demonstrar movimentos de sucção com os lábios, que foram ignorados, pois pareciam prematuros. Ao invés de notá-los, pedi-lhe que fizesse uma careta; ela cerrou os dentes e os punhos e sentiu-se frustrada, ficando irritada o suficiente para exprimir raiva e pedi-lhe que mordesse uma toalha com toda sua força. Ela assim o fez, mas não entusiasticamente, começando, então, a sentir falta do pai, estendendo os braços à frente e dizendo que ele era um homem de amplos horizontes, ao passo que todos os outros, incluindo o marido, eram muito tacanhos. Sugeri-lhe que seu pai lhe representava a liberdade, algo além de seus bloqueios.

Esta moça, com pouca couraça, com uma tendência a fugir e evidentemente impaciente, tentava o tempo todo aprofundar-se em camadas menos evidentes, mas prematuramente.

Voltou muito cautelosa para sua quarta consulta; o peito não se mexia e ela apresentava-se passiva e imóvel. Contou-me o seguinte sonho: tratava-se apenas de uma pergunta — "Pode-se ter relações sexuais com o próprio terapeuta?" Duvidei de que se tratasse de um sonho, sendo mais seu modo oblíquo de fazer perguntas e de fugir dos objetivos da terapia. Pedi-lhe que falasse a respeito do que sentia por mim. Respondeu que gostava muito de mim e estava começando a sentir uma transferência. Planejara suas viagens e tinha querido vir. Esquivou-se do assunto duas ou três vezes, começou a fazer movimentos de sucção com os lábios e disse sentir desejo nos lábios e na parte superior do peito. Tratava-se, obviamente, de um convite a ser beijada, além de uma tentativa de fugir da ansiedade criada pela terapia. Achei que ela não poderia, no entanto, estar tendo sentimentos atrás daqueles movimentos evidentes de sucção, pois seu peito praticamente não se mexia, sua musculatura do pescoço estava espástica e os olhos duros e distantes.

Mobilizei seu peito, os músculos espinais e os do pescoço, fi-la mover os olhos e encarar-me. A seguir, pedi-lhe que fingisse estar vomitando e depois que mordesse uma toalha. Sentiu-se muito melhor e estava completamente tonta quando se levantou. Esta tontura indicava uma mobilização energética que ultrapassara seu limite de tolerância, respondendo à terapia. Ao discutir sua atitude em relação ao tratamento, disse que tinha a idéia, bastante comum, de que a "terapia iria fazê-la ter um orgasmo". Expliquei-lhe que, embora esperasse que a terapia a tornasse capaz de ter um orgasmo total, ainda não havia feito isso. Até este ponto, o tratamento era mais ou menos geral em termos de mobilização de sua energia, eliciando respostas emocionais e tomando consciência das reações de seu organismo.

No decorrer da semana seguinte, sentiu-se zangada e irritadiça e, na sessão seguinte, fizemos uma tentativa de reproduzir esta raiva, mas sem consegui-la. A única coisa que aconteceu foi ela ter se sentido desamparada e frustrada, mostrando um ar de súplica. Sua incapacidade de tolerar e de manifestar seus sentimentos e sensações criava raiva que também não podia ser manifesta, resultando em frustração e desespero. Sua testa estava imóvel e ela não conseguia arregalar os olhos. Dei atenção a este segmento, dizendo-lhe que tinha a tendência de começar algo e depois seguir a coisa tangencialmente, sendo conveniente que tomasse consciência disso. Seu pulso continuava um pouco acima dos quarenta batimentos.

Continuou ainda brava e irritada em casa toda a semana seguinte, tendo voltado bastante imobilizada. O peito não se movia, os dentes estavam cerrados e o pescoço espastico. Mobilizei estas áreas e tentei irritá-la; sentiu raiva, mas não conseguiu demonstrá-la. Não tinha condições de arregalar os olhos, mas melhorava a cada tentativa, o mesmo acontecendo com os gritos. Finalmente, irrompeu num choro amargo, depois berrou a plenos pulmões e abriu bem os olhos. Sua respiração estava solta agora e ela ficou muito tonta. Trabalhamos sua fuga e eu lhe mostrei como o fazia, imobilizando a testa e os olhos. Assumiu uma postura contrita e disse: "Detesto-me. Não consigo obedecer ordens. Não estou indo a parte alguma desse jeito, mas é por minha culpa." Tratava-se, novamente, de uma crítica esquiva ao fato de eu não estar ajudando o suficiente.

Compareceu irritada à próxima consulta e, quando se descontraiu, fugiu da situação com tagarelice. Mostrei-lhe isto e ela adotou uma atitude desamparada. Pedi-lhe que olhasse para mim e entrou em pânico, gritando: "Não posso, não posso. Comprei uma porção de vestidos e fico fingindo que os visto para você; estou fingindo que me apaixonei por você." Comentei o seguinte: "É, isso tá bom", a fim de que ela soubesse que não levava a sério aquilo tudo, mais do que ela se levava a sério.

Depois disto, começou a sentir mais raiva e, quando provocada, torceu timidamente meu braço e socou o divã com mais energia. Quando lhe apresentei um lençol todo enrolado, usou-o para bater no divã, no chão e nas paredes; finalmente sua raiva estava emergindo. Depois de algum tempo ficou com medo e parou, mas sentia-se relaxada e sua respiração estava livre no centro de seu abdômen. Disse que se sentia melhor; como de costume, isto seria só passageiro. Na semana seguinte, retornou com um bloqueio severo na garganta e, depois que foi aliviada com reflexos de vomitar e com vômitos, ela se queixou de um aperto na parte de baixo do peito. Gemeu e suspirou, tentando trazer a coisa à tona. A irritação dos músculos costais e espinais superiores liberaram o peito e ela ficou muito impressionada, dizendo que finalmente havia acontecido alguma coisa relevante. Este seu comentário surpreendeu-me porque eu achava que já tinha havido acontecimentos mais provocantes, mas aparentemente seu contato era mais acentuado nesse momento.

Não obstante, achou difícil respirar durante a semana que passou, brigou com o marido, e percebeu-se extremamente cuidadosa durante a relação sexual. Sentia alternadamente amor e ódio pelo pai, e dizia que seu cérebro estava separado de suas emoções. No decorrer da sessão, engoliu todas as emoções que iam aflorar até que a testa e os músculos occipitais se mobilizaram; este fator desencadeou uma ansiedade considerável e ela gritou aterrorizada. Respirou depois sem empecilhos, e o impulso ia direto até a pelve, vibrando aquele segmento. A caminho de casa, sentiu-se subitamente muito só e abafou todos os sentimentos e sensações. Perdeu interesse pela terapia inclusive, por tudo que a rodeava e sentiu-se muito só e retraída.

Na próxima sessão estava sem seu reflexo de vomitar, a testa lisa e os olhos endurecidos. Fiz com que mexesse a testa e pareceu amedrontada; isto deu margem a um tique do lado direito da boca. Quando exagerou esse tique, deu início a um movimento de sucção com os lábios, começando a soluçar muito fortemente. Estava tomando consciência de uma sensação peculiar em seu rosto, que não conseguia descrever; continuou sugando com os lábios e, então, espontaneamente, começou a apertar os olhos e a enrugar o rosto. Isto lhe fazia sentir prazer em todo o corpo e ficou muito tonta e trêmula ao se levantar.

Nesta altura do tratamento, interrompeu-o durante uma viagem de férias com o marido, de quatro semanas de duração, tendo relatado coisas excelentes ao voltar. Havia visitado o pai, mas tinha sentido o clima muito pesado para agüentar por muito tempo, o que a cansou. Manteve os olhos fechados durante essa sessão; quando os abria, parecia estar muito longe dali, como se estivesse olhando para o espaço. Estava com dificuldade de manter o contato. Mobilizei seus olhos e então segurei levemente em sua garganta; ela engasgou, mostrou uma intensa ansiedade e, então, começou a soluçar profundamente. Disse que, por um momento, tinha achado que nunca mais ia poder respirar e quase caiu inconsciente; sentia ter deixado o corpo e se ocultado atrás dos olhos. Lembrava-se de alguns sonhos esporádicos de ser sufocada, mas havia mais sonhos de ser esfaqueada na região lombar.

Continuou a fugir das situações durante toda a semana seguinte por meio dos olhos, tendo tido períodos de raiva e ressentimento. Na sessão seguinte, a irritação a nível dos músculos intercostais fez com que tivesse um típico ataque de birra, segurando sua respiração até que ficasse cianótica. Tão logo acabava com um, começava outro. Mobilizei sua testa e fi-la simular um olhar amedrontado, o que deu, por resultado, a descontração na respiração. Sua garganta, a parte superior do abdome e as coxas tornaram-se quentes, mas permanecendo frio todo o resto do seu corpo. Disse que sentia medo de ceder à sua raiva porque podia estourar. Ao mesmo tempo, sentia-se genitalmente excitada. Disse que seu casamento tinha que continuar; que não tinha nada em comum com a mãe. Estes sentimentos apareciam consistentemente toda vez que ela ia em busca da saúde.

Sentiu um bloqueio na garganta no transcorrer da semana, teve dores de cabeça na região dos olhos, além de um tique no olho esquerdo. Voltou desanimada e mal-humorada, tendo tido um número ainda maior de acessos de birra. Percebeu que chegava perto das coisas na terapia e que depois fugia; disse que sentia isto tão agudamente que queria aumentar o número de sessões, após dizer que o marido havia notado uma grande alteração no seu comportamento. Continuava mal-humorada e queixosa, contudo, indagando-se se eu sabia o que estava fazendo, já que ela parecia não estar melhorando nada. Negava consistentemente todas as outras evidências de resistência. Depois de ter sido consideravelmente provocada, começou a bater em mim e no divã, depois passou a me fazer gozações, a rir, e pareceu descontraída. Sua respiração ia direto até a pelve e sua pulsação subiu para 64 batimentos; esta havia sido a primeira vez em que havia subido dos quarenta e demonstrava então a correção das deduções de Reich.

Ela disse que achava que o marido estava atrasando sua vida por ser tão limitado e ela estava retraindo-se a seu respeito, a nível sexual. Por outro lado, seu pai era muito dominador e difícil de conviver; a mãe era desinteressante. Nesta altura, sua manifestação sexual consistia basicamente na masturbação, associada à fantasia de mulheres masturbando-se entre si. Quando tinha cinco anos, havia se masturbado no banheiro, mas pensou que o chão tinha olhos e sentiu muita culpa. Aos sete, ela e uma amiguinha haviam se masturbado uma à outra; aos oito, um homem a masturbara e, embora fingisse não estar acontecendo nada, havia gostado. Sempre tivera curiosidade a respeito da vida sexual de outras pessoas.

Sua garganta continuava bloqueada e ela engolia de volta todas as emoções. Continuava a relação pesada com o marido, dependendo dele, fazendo dele uma mãe. Admitia ter sentimentos sexuais a meu respeito, mas continuava contraindo a pelve. Desenvolveu, nessa fase, uma apendicite aguda, tendo sido operada. Durante a operação, foi descoberto um cisto ovariano do tamanho de uma laranja; não havia nada desse tipo três meses antes, quando havia sido rigorosamente examinada por um ginecologista. A energia tinha se infiltrado pela pelve e ela a bloqueara ali, o que provocou o surto cirúrgico. A operação era para ela uma descontração pélvica, tendo emergido uma grande dose de calor e de formigamentos em toda a região pélvica. Perpassavam ondas através da pelve, acompanhadas de surtos de riso incontroláveis, na primeira noite de seu pós-operatório. Doía demais, e ela não podia se controlar. A sensação era associada a um sonho, de correr com muitas crianças em cima de um carrinho de escorregar na neve, acima e abaixo nas montanhas, atirando comida para criaturas que estavam morrendo à míngua, até que ela e as crianças ficaram sem comida. Isto era uma representação da ansiedade de cair, ao lado de uma sensação de dar. No terceiro dia

pós-operatório sentiu intensos desejos sexuais e se masturbou.
Depois da alta hospitalar, teve o seguinte sonho: encontrara-se com uma severa diretora das moças, na faculdade onde estuda. Todos os homens saem, rindo. A diretora começa reprovando-a com uma relação de todas as coisas que começou e nunca terminou. Depois, está sentada ao lado de sua amiga e, de repente, lhe ocorre que esta seria uma excelente companheira para um rapaz que ela conhece, mas pensa: "Estou errada; isto seria um incesto. Ele é irmão dela."

Suas associações foram as seguintes: sua madrasta tinha vindo visitá-la no hospital e pensaram que elas eram irmãs; disse que, depois disso, tinha ansiado pelo pai, amando-o muito abertamente. Pensava que a diretora brava do sonho era sua mãe, mas achei que a coisa aplicava-se mais a mim, bem como o fato de os homens saírem rindo também era um comentário onírico depreciativo dirigido a mim, já que a forçava a reconhecer seus desejos incestuosos.

Continuava a dizer que não amava o marido, só tinha pena dele e não queria magoá-lo. Parecia muito cheia de vida, mas um pouco ansiosa; mobilizei seus olhos e testa, o que teve por resultado o aparecimento de um bloqueio no pescoço, na altura da glote, além de um sentimento de pânico. Dizia que a masturbação provocava sensações convulsivas na cabeça.

Depois disso, teve uma recaída, sentindo-se desamparada e cheia de dúvidas. Provocações vigorosas fizeram-na sentir vontade de matar, mas não conseguiu expressar essa emoção. Continuava desencorajada, desamparada, infeliz, fraca; sua garganta e parte de baixo do pescoço continuavam bloqueadas e ela tinha medo de fantasiar amor pelo pai. Durante muitas sessões, a única resposta emocional que apresentou foi choro.

Depois, instruí-a a não chorar mais e simplesmente respirar. Achava que seu choro estava-lhe servindo como fuga. Lutou desesperadamente contra as instruções, tentou chorar, sentiu-se frustrada e abandonada quando não lhe permiti que o fizesse. Sua pulsação foi para 76 batimentos, a cor melhorou e pedi-lhe que vocalizasse o som ahhhhhhhh. Sentiu formigamento na língua, no pescoço, na parte superior do peito e este foi gradualmente espalhando-se em direção das pernas e braços. Temporariamente, seu pulso atingiu 80 batimentos, mas permaneceu em média entre 72 e 76. Um aumento na tonalidade da voz produziu um espasmo imediato em sua garganta e ela fugiu do contato por meio dos olhos, sentindo-se abandonada.

A semana seguinte teve o registro da pulsação entre 60 e 72 batimentos; a garganta estava livre, mas a porção superior do peito encontrava-se enrijecida e ela sentia um pouco de dor do coração irradiando-se para o braço esquerdo. O rosto, o pescoço e o terço superior do peito tornaram-se rosados. Continuei a fazê-la vocalizar, aumentando a intensidade da voz até chegar ao grito; neste momento, a parte de baixo do pescoço novamente entrou em espasmo. As mãos e os pés ficaram frios e ela sentiu novamente o abandono.

Na sessão seguinte, ela estava fora de contato e inquieta. Sentia-se zangada e, ao mesmo tempo, relutante em respirar e vocalizar, com medo de que fosse estourar. Começou uma tímida vocalização, depois expandindo-a, quando sentiu medo e parou. Sua pulsação oscilava entre 72 e 80 batimentos.

Quando voltou, parecia muito cheia de vida e bem disposta; fiz com que vocalizasse e respirasse. Seu organismo cedeu quase completamente, mas ela ocultou o rosto e se recurvou. Recusava-se a me olhar, sentindo-se evidentemente culpada, mas não falava a esse respeito. Negava quaisquer fantasias a meu respeito, mas contou os seguintes sonhos: 1) estava no Pólo Norte; estava passando um longo trem cheio de defuntos, em pilhas altas, e sua mãe era um deles; 2) um homem mais velho foi abatido a tiros por outro, mais jovem, mas este foi quem caiu morto. Aqui, ela se livrava tanto da mãe quanto do marido.

Em sua próxima visita, apareceu alegre, olhando-me com relativa facilidade. Fiz com que mexesse os olhos e tentasse mordiscar meu dedo; ficou muito embaraçada para fazê-lo entusiasticamente. Riu, fez gracinhas de meninota e disse que sentia-se embaraçada caso viesse a sentir desejo sexual por mim. Uma vez que eu era seu terapeuta, não podia acontecer uma coisa dessas, pois era errado. Era errado também ter certos pensamentos a respeito de seu pai. Contou-me de um passeio recente que havia dado nos bosques quando sentira a ansiedade da região lombar, lembrando-a de estar sendo escorraçada escada abaixo e de atirar-se nos braços do pai. Não podia ser mais expressivo e cheio de desejos seu olhar e ela conseguia ir em busca de seu objeto exterior com esses desejos, mas, quando alguma coisa tocava-a profundamente, ela ria para fugir e bloqueava seu diafragma. A situação foi aliviada com eliciação repetida do reflexo de vomitar. A pulsação continuava por volta de 72 batimentos.

Comecei, a seguir, a mobilizar sua pelve, descontraindo as coxas. Disse que lembrava-se agora de ser castigada por molhar a cama, ao mesmo tempo em que tinha medo de ter contrações intestinais e vesicais, caso se soltasse. Abraçou as pernas com os braços (pendurando-se à sua mãe[4]), mas mostrava desejo tanto nos olhos quanto na boca, e ficou enjoada. Neste ponto, insistia que seu casamento era bom (novamente dependurando-se na mãe que odeia). Ela tinha que se valer de pessoas a quem odiava, impedindo-se de entrar em contato com pessoas que amava. Havia aqui

---

4 Descobri, nos casos terapêuticos, que esta postura significa agarrar-se à mãe, como uma criança que abraça as pernas da mãe, pendurando-se nelas.

um anzol entre a birra de seu pai deixando a casa e a birra mais anterior ainda do treino dos intestinos. Se ela se solta, vai "cagar" na cabeça daqueles que odeia.

Voltamos às vocalizações; isto deu margem a uma forte ansiedade e seu epigástrio ficou gelado. Ela ficou bastante brava comigo, mas nada podia fazer a esse respeito; tinho medo de sentir e mostrar raiva de mim. Ela dizia que a raiva era uma emoção nova para ela. Depois disto, seus olhos ficaram mais calorosos e iluminados, outra experiência nova, que se seguiu imediatamente de uma contração ansiosa e de cólicas cardíacas e epigástricas.

Na sessão seguinte, ela estava extremamente distante. Sua pulsação estava em 54. Mobilizei seus olhos e fiz com que vocalizasse, através de uma estimulação generalizada. Ficou muito zangada — "Mais do que em qualquer outro momento da minha vida" — mas não conseguiu expressar-se. Passei, então, para sua região lombar, o que provocou uma raiva e uma ansiedade bastante intensas, mas conteve-se a nível do diafragma. Tinha medo de deixar sua ira explodir porque temia fazer cocô nas calças. Ao lhe ser pedido que golpeasse com a pelve, ficou imobilizada, de modo que encorajei-a a chutar com as pernas. A seguir, ela foi instruída a encarar-me e esquentou sua região pélvica, embora cerrasse os dentes e se retraísse, dando a impressão de alguém que estivesse retendo as fezes.

Em sua próxima visita, apresentou-se novamente contraída, sua pulsação desceu para 52, estava muito retraída e bastante desvitalizada. Sentia-se cindida e não tinha sentimentos ou sensações. Insistia que seu casamento era bom e que amava o marido — toda vez que se retraía, agarrava-se ao marido ou à mãe. Quando se sentia solta, seus sentimentos dirigiam-se todos para o pai. Depois que reconheceu que seu marido representava o obstáculo à sua saúde, trouxe o seguinte sonho, o qual explicava seu retraimento: um homem forte estava com o braço passado às suas costas, mantendo-a junto dele; sentia-se profundamente excitada em todo seu corpo e acordou com o coração batendo forte.

Em primeiro lugar, mobilizei-a, mas ela ficou indisposta e pensou que seu coração fosse parar; fugiu do contato através dos olhos, que estavam embrutecidos e morosos. Pedi-lhe que estirasse os braços à frente; ela o fez, mas dentro de uma atitude suplicante, chorando então muito amargamente. Depois disso, sentiu-se mais em contato e eu lhe falei que o homem forte era seu pai, pedindo-lhe que o imaginasse com o braço passado à sua volta. Disse rapidamente: "Não posso, não posso — mas me excita. Nunca pensei que a ansiedade em minhas costas pudesse ser prazer."

A seguir, continuou assim por vários dias, teve cólicas intestinais e dor na altura do coração. Não se permitia ter sentimentos nem sensações. Havia se fechado contra ter sensações eliciadas pelo pai, ou seja, a luta corriqueira pela manutenção dos ensinamentos morais da meninice.

Fiz com que chutasse e golpeasse com a pelve, ao mesmo tempo em que vocalizava e sua pulsação subiu para 80. Disse que queria o pai, mas tinha medo dele; ele era demais para ela. Ela sempre tinha discutido com ele nas vezes em que o visitara e sentia medo de ceder aos sentimentos que nutria por ele. Sabia que havia sentimentos incestuosos atrapalhando o caminho, acrescentando que estes chegavam a interferir inclusive quando tinha relações sexuais com o marido. Havia tido uma infância muito infeliz, segundo ela, e que sua mãe nunca lhe dera muito amor. Pedi-lhe que ela deixasse suas fantasias emergirem e ela ficou muito ansiosa, disse que seria errado e fechou a garganta.

Na semana seguinte ela estava retraída e os olhos preguiçosos. Quando os olhos e o corpo ficaram mobilizados, sentia-se vibrando na parte inferior do abdome. Seu corpo sentia-se aquecido e confortável, mas como se pertencesse a uma outra pessoa; seu "eu" (*self*) tinha se destacado e estava fora de contato. Disse que o ato sexual com o marido era muito agradável, mas ela se contraía perto de atingir o clímax (ansiedade orgástica) e, ao sair dessa sessão, estava muito tonta.

Sentia-se mais em contato no decorrer dessa semana, experimentava desejos consideravelmente intensos; sentia-se ainda ansiosa perto do clímax e ficava com medo de morrer ou de espatifar-se em mil pedaços. Planejava separar-se do marido, mas acabou reatando seu relacionamento sexual com ele; as atitudes tacanhas por parte dele, contudo, interferiam no amor e no respeito que ela pudesse sentir por ele. Estava bastante delicada em todo seu corpo, mas quando eu me levantei para sair, ela pareceu desconsolada. Voltei; explodiu em lágrimas e agarrou-se a mim.

Na semana seguinte, estava novamente imóvel e pedi-lhe que se aprofundasse à frente com os olhos, a boca e os braços. O pulso ficou fraco; por algum motivo, ela não conseguia localizar a emoção que estava a um palmo de seu nariz. Não obstante, começou a vibrar em toda a extensão de seu corpo; a sensação perdurou depois da sessão com vigorosas respostas sexuais.

Continuei mobilizando sua pelve e o reflexo apareceu, mas ela percebeu estar contraindo o reto, deixando de ter sensações nos genitais. Pedi-lhe que se contraísse e relaxasse alternadamente a nível de soalho pélvico e ela ficou muito envergonhada, não se deixando levar por esse sentimento, porque tinha medo de arrotar. Quando respirou profundamente com o reflexo, apareceu um espasmo em sua garganta.

Contou-me o seguinte sonho, na vez seguinte: estava fora do mundo, como Afrodite; viu um rapaz muito bonito e desejou-o intensamente com seus genitais. Ele lhe disse que devia procurar outra pessoa. Ela disse: "Percebi que era meu pai." Havia se sentido muito bem durante toda a semana, mas contraíra os ombros. O estirar-se à frente provocou choro, gemidos e desespero; disse que não conseguia suportar seu desejo. Havia decidido abandonar o marido e sentia-se muito só.

Na sessão seguinte estava ainda retraída, os olhos embrutecidos e não sentia coisa alguma. Era o primeiro dia de sua menstruação e sentia dores consideráveis. As coxas e a pelve estavam espásticas, bem como os ombros e o pescoço, ao mesmo tempo em que os olhos estavam sem brilho e sem vida. Estava fora de contato. Aliviei o espasmo dos ombros e pescoço e mobilizei os olhos. As cólicas menstruais cessaram e ela se sentia bem e muito melhor, no final da sessão. Disse-lhe que deveria permitir-se sentir amor pelo pai; ela se lembrava de ter sentido uma excitação sexual uma vez, quando andava de cavalinho em seus ombros, na época em que era bem pequenininha. Apesar disso, sentia medo de se permitir a manifestação de sensações e sentimentos sexuais por ele e perguntou-me que é que lhe sucederia caso isso acontecesse. Eu respondi que não sabia, mas que ou bem ela encarava isso ou bem teria de continuar fugindo pelo resto da vida para o lado da mãe e do marido para obter proteção do perigo que a ameaçava de dentro. Respondeu: "Meus sentimentos por meu pai são tremendos."

Entretanto, depois desta consulta, sonhou estar praticando a orgonomia como esporte e acrescentou: "Estou lutando comigo mesma." Não sentiu nada durante a semana. Mobilizei-a em geral e ela começou a ter sensações agradáveis no soalho pélvico, ficando envergonhada; disse que fantasiava o pênis do pai entrando por sua vagina. Era doloroso e ela sentia dor na região inferior das costas, na zona lombar. Quando aliviei o espasmo destes músculos, ela ficou muito ansiosa e começou a gemer. Havia efetivamente aquecido em toda a extensão de seu corpo com exceção dos braços, de modo que eu lhe disse que necessitava estirar-se à frente em direção daquilo que queria.

Na semana seguinte sentia-se muito bem, a pulsação oscilou entre 64 e 72 batimentos e ela estava suave e agradável. Fiz com que buscasse algo com os braços e ela sentiu vibrações genitais percorrerem todo seu corpo, até os dedos dos pés, exceto nos braços. Disse que estava sentindo um desejo sexual a meu respeito e que não deveria estar sentindo isso; eu falei que deveria aceitar tudo o que sentisse, e que o que fazia a esse respeito era algo diferente. Trabalhei a seguir a nível de seus ombros e braços e ela começou a formigar até os dedos da mão. Estirou-se à frente desembaraçadamente, com ímpeto e com movimentos de sucção da língua e lábios, até que a garganta fechou para baixo e eu a detive. Disse que sua pelve parecia estar mais para a frente e a seguir sua garganta se bloqueou; ela disse que se sentia triste, porém confortável. Uma vez que seu principal bloqueio era a garganta, era consistente que se manifestasse quando se expandia além de seu nível de tolerância.

Novamente fugiu; os olhos ficaram duros e ela parecia distante. Sua testa estava lisa e disse que todo o topo da cabeça parecia estar longe; parecia desamparada. A pulsação caiu para 44 e ela fez um espasmo que cobriu quase todo o corpo. Mobilizei-o como um todo, fiz com que se estirasse à frente e novamente vocalizasse. Disse que estava distante porque seus sentimentos e sensações tinham se tornado intensos demais; acrescentou, porém, que não estava preocupada porque ainda havia muito de saudável dentro de si.

Neste momento, divorciou-se do marido pelo simples fato de ter amadurecido mais do que ele. Ficou mais séria, com menos tendência a fugir. Tornou-se igualmente mais consciente de sua fraqueza principal, de "não querer dizer exatamente isso", a eterna ambivalência e fuga de um contato o mais completo possível, ao lado de um desamparo subjacente. Descrevia essa situação interna como uma brisa entre a vida e a morte; às vezes sentia-se transportada por um movimento e um fluxo correntes em seu interior, experienciando, então, um tremor muito intenso na maior parte do tempo, sentia-se com a cabeça muito clara, quente, feliz e muito "na dela", com sua própria força interna.

Interrompi as sessões regulares, mas continuei mantendo contato com ela, consultando-a em entrevistas esporádicas. Continuou a desenvolver-se e a sonhar abertamente de incesto com o pai. Teve vários episódios de náusea e ânsia de vômitos com explosões de raiva e uma rendição final ao diafragma, unindo totalmente as metades superior e inferior de seu corpo.

Ficou conhecendo e apaixonou-se por um rapaz com que casou-se mais tarde. O ato sexual era extremamente agradável, mas ela começou a bloquear seus olhos, tornando-os pesadamente duros, desenvolvendo um tensionamento dos globos oculares e uma sensação de ficar louca e de estar perdendo sua realidade. Isto não durou muito tempo e o ato sexual tornou-se, enfim, segundo suas próprias palavras, um ato involuntário, suave, uma vibração maravilhosa de aprofundamento recíproco e de envolvimento na intensidade cósmica.

Continuou bem por mais dez anos, após o que a perdi de vista. Sua pulsação continuou por volta de 70 batimentos. A terapia consistiu em cinqüenta e duas sessões.

Caso de depressão crônica com bloqueio severo (anzol)

A depressão crônica é um dos mais difíceis problemas que o terapeuta deve enfrentar para poder esperar a cura. Sua repressão precoce e severa torna a mobilização adequada um sério desafio. Se a este quadro associar-se um bloqueio severo, um anzol, temos à frente um problema considerável. É extremamente raro a presença de um anzol em depressivos crônicos por causa da pouca energia que os caracteriza. Neste caso, porém, o nível de energia era surpreendentemente alto e, portanto, não se encontrava a contração usual. A depressão do paciente não era óbvia, mas já havia sido anteriormente e voltou durante a terapia. O caso era realmente sério. Há dez anos apenas teríamos considerado seu problema fora do alcance de uma terapia biofísica profunda.

Revendo os conceitos: o anzol é uma situação na qual, em presença de um alto nível energético, a pelve estava livre antes de terem sido liberados os bloqueios, principalmente o maior deles, situado na parte alta do corpo. Quando são atacados, o organismo não consegue suportar o aumento da carga e reage com psicose, com suicídio ou com sérios distúrbios físicos. O organismo deve ter tempo para ajustar-se lentamente ao incremento energético, necessitando de uma contenção conveniente a nível pélvico, até que venha a se acomodar ao maior nível de funcionamento. Mesmo quando isso acontece, dá-se um aumento de funcionamento, quando a pelve é desbloqueada, que põe em perigo a saúde, em circunstâncias ordinárias. Este caso em particular teria sido impossível de ser tratado se não fosse pela extraordinária possibilidade de compreensão e de cooperação do paciente.

Este era um homem solteiro, de 31 anos de idade, branco, engenheiro, que foi criado na parte oeste do país. Queixava-se de inadequação sexual, o que o impedia de manter um relacionamento sério com mulheres; queixava-se também de uma sensação de falta de valor, de desamparo e de um desejo de estar morto que poria fim ao problema de enfrentar a vida. Não conseguia concentrar-se nem absorver informações. Achava que, se demonstrasse algum interesse sério por alguma moça, ela esperaria que ele a procurasse sexualmente, e não conseguia suportar a vergonha de mostrar a inadequação que vivia. Só conseguia ter uma ereção parcial. Se chegava ao ato sexual, sua precocidade o faria ejacular antes mesmo da penetração na mulher. Suspeitava de estar abrigando tendências homossexuais e, à semelhança dos tipos fálicos de caráter, sua potência sexual era-lhe indispensável à sobrevivência. Sem ela, não era nada. Por outro lado, seu trabalho era mais do que satisfatório e as mulheres sentiam-se muito atraídas por ele. Na verdade, um de seus problemas era conseguir com que elas não ficassem esperando muita coisa dele, pois jamais pensara em ofendê-la ou magoá-las.

Quando criança, vivia num meio extremamente rígido. Embora fosse gentil, era frio e austero e esperava-se dele que se comportasse como um perfeito cavalheiro. O pai, fazendeiro e criador de gado, teve pneumonia e morreu quando o paciente tinha três anos de idade. Nesta época, foram viver na casa de uma tia, sentindo-se, então, rejeitado pela mãe. Tinha um irmão e uma irmã que eram gêmeos e sete anos mais velhos que ele. Embora houvesse sido bom aluno, sempre o comparavam com o desempenho superior do irmão mais velho, principalmente nos esportes; seu pai era-lhe retratado como a imagem da perfeição. Este havia sido bem sucedido, muito instruído e escrevera artigos bastante importantes sobre criação de gado. O paciente nunca havia se sentido capaz de fazer frente aos feitos tanto do pai quanto do irmão, sentindo-se praticamente um fracasso.

Na realidade, contudo, era excelente em corridas e tornou-se um bom atirador, com ótima mira.

Sua irmã fornecera-lhe a única relação realmente afetuosa e terna de sua meninice. Além disso tudo, esta época fora repleta de medos. Eram comuns as cascavéis, as *copperheads* (outro tipo de cobra venenosa do Norte dos EUA) e os leões da montanha; na área em que vivia, era sempre advertido a este respeito, e lhe contavam estórias de como eram animais perigosos. A família vivia numa fazenda com sanitários fora da casa, sendo um problema realmente complicado usá-los à noite. Cada passo era uma saga de terror, preenchida pela expectativa de um ataque de leão ou de cobra. Sobretudo, fora condicionado a não respirar enquanto estivesse no banheiro, por causa do medo de que o odor o fizesse adoecer. Portanto, segurava a respiração.

Quando acabou o colegial, foi para a Aeronáutica e serviu como artilheiro numa fortaleza voadora, até o final da Segunda Guerra Mundial. Certa vez, quando voltava para casa depois da dispensa, foi assaltado e espancado no rosto por um grupo de marinheiros, sem o menor motivo aparente e chegou muito abatido em casa, sentindo-se miserável, e foi recebido pela irmã, que lançou seus braços à sua volta. Isto amedrontou-o e ele a repeliu. Tentou retomar o contato com uma moça que admirava havia anos e que viera a conhecer por intermédio de sua irmã, mas viu-se incapacitado de procurá-la. Sentia-se deslocado e fugiu dela literalmente, pensando que ela jamais lhe daria atenção. Achava também que, enquanto estivera na Força Aérea, suas pernas tinham endurecido e ele não conseguia mais correr como antes. Sua mãe tivera um derrame enquanto estava no serviço, morrendo antes de seu retorno.

Após a saída da Força Aérea, começou a cursar uma faculdade, pretendendo formar-se em zootecnia, tornando-se criador de gado como o pai. Incapaz, porém, de tolerar a imaginada competição, foi para a engenharia civil. Durante a faculdade, teve alguns casos experimentais. Era sexualmente potente, mas ligeiramente consciente de que as moças pelas quais se interessava lembravam-lhe sua irmã. Ficava muito zangado quando tentavam fazer as coisas por ele, achando que devia se defender de relacionamentos sérios.

245

Durante o curso, foi severamente punido por um professor, por causa de algo que não tinha culpa. Nessa noite tinha um encontro com uma moça em seu apartamento; estava muito indisposto e aborrecido e, depois do ato sexual, pediu-lhe que o deixasse. Finalmente, levou-a para casa e, na volta, ficou muito doente, com cólicas abdominais, diarréia, dor de cabeça e febre. Foi internado num hospital por duas semanas. Desde aquela época vem se sentindo diferente, mais ou menos do modo como se descreveu na primeira vez em que veio ver-me. É mais do que provável que esta série de incidentes marque uma regressão de aparente estágio fálico bem sucedido para uma depressão crônica.

Procurou terapia e foi tratado por outro orgonomista durante vários meses, antes de vir me procurar.

Biofisicamente, era um rapaz bem desenvolvido, sério e de quem se gostava imediatamente. Sentia-se nele um caráter de retidão exemplar e, dentro de toda sua problemática, tinha um razoável senso de humor. Seu rosto era rijo e imóvel, os olhos parados, os maxilares espásticos e tensionados, pescoço saliente, mas contido como se inflado por uma pressão interna e não por uma contração muscular; os ombros e os braços eram tensos. Exceto pela cintura escapular, seu peito era solto e livre, o abdome suave, a pelve livre de couraça e movendo-se à vontade. Dava a impressão de uma contenção intensa da cintura escapular para cima. Parecia a ponto de explodir e liberar a energia da parte inferior de seu corpo que era macia, mas pálida e sem vida. Era muito evidente que havia aqui um anzol e que ele estava fazendo o possível para manter-se vivo. Admitia, na realidade, ter medo de ficar louco e se considerava esquizofrênico. Expliquei-lhe seu estado, disse-lhe que a terapia deveria ser lenta e que seria extremamente difícil mas que, com seu auxílio, poderíamos fazer o que fosse possível. O objetivo era reduzir gradualmente sua contenção superior, esperando que a pelve começasse a formar novamente uma couraça, e que, ao mesmo tempo, o organismo passasse a tolerar cada vez mais o movimento. Não havia como sentir-se seguro enquanto não estivesse solto até o peito, quando então devia esperar que estivesse com couraça na parte inferior de seu corpo, caso a terapia tivesse sido conduzida adequadamente. Daí em diante, a terapia só trabalharia com os problemas comuns, mas, até esse ponto, a psicose ou mesmo um suicídio eram possibilidades concretas.

Reagia agudamente a qualquer estímulo por causa de sua alta dotação energética e do severo bloqueio. Pedi-lhe que respirasse e passeasse os olhos em volta da sala. Ele soltou um grito de pânico, enrijeceu-se ainda mais, inclusive as pernas, e logo seu rosto tornou-se azul. Fiquei com medo, pedi-lhe que parasse e conversei com ele um pouco, a fim de restabelecer o *status quo*. Adverti-o a manter sua garganta aberta, mas ela logo se fechou num espasmo, seu rosto voltou a ficar azul, depois tornou-se cinzento e verdadeiramente ameaçador. Isto tudo se fazia acompanhar de um suor frio. Na realidade, este suor frio apareceu na maior parte de tempo de seu tratamento. A cada vez, buscávamos novamente a calma antes de continuarmos tentando e eu o encorajava todas as vezes e deixava que sua voz saísse cada vez mais forte. Pedia-lhe, depois, que abrisse os olhos. Isto produziu pânico de novo, mas sua voz e expressão facial começaram a demonstrar raiva. Isto implicava numa oportunidade de descarregar um pouco de energia e eu lhe sugeri que fechasse os punhos e socasse o divã. Fez estes movimentos inicialmente de modo um pouco mecânico, mas rapidamente conseguiu deixar-se livre o suficiente para ficar em pé e socar o divã com toda sua força, ao mesmo tempo em que fazia sons que lembravam rugidos. A despeito de todos os socos, contudo, a coisa nunca chegava a satisfazê-lo.

Continuamos através de seus olhos, testa e occipital, mobilizando-os gradualmente e um pouco mais de cada vez, manifestando raiva com socos. Lembrou-se de que nunca conseguira encarar pessoa alguma sem perder a vitalidade do olhar e também se recordou de que, quando ia ao banheiro à noite, jamais olhava para os lados, fixando invariavelmente seu olhar apenas à sua frente, aguardando o ataque de algum leão. Enquanto ficava no banheiro, tinha sempre de ir depressa porque estava segurando sua respiração; inspirava profundamente antes de entrar e retinha o ar até ir novamente para fora. Tinha também medo de cobras que porventura estivessem tocaiadas no banheiro e que o morderiam quando ele estivesse sentado no vaso sanitário. A descontração de seu nariz era quase tão importante do ponto de vista terapêutico quanto a liberação dos olhos, para produzir sensações.

Foi aos poucos tomando ciência de que, ao abrir ou mover os olhos, atravessavam seu corpo correntes de sensações de prazer e ele só conseguia sustentá-las durante alguns instantes. Vieram-lhe à mente muitas recordações de infância, tais como a saída da casa materna aos três anos, a tristeza e a solidão que sentia ao sentar-se à mesa com a família e o tio, todos frios e bem educados, as exigências de sua mãe para que fosse um bom aluno para que seu pai pudesse orgulhar-se dele, caso estivesse vivo, as espionadas às atividades de sua mãe e irmã, o tio espancando desapiedadamente o cão da casa e cortando fora os pescoços dos frangos. Chorava de mansinho muitas vezes, mas só nos olhos. A maior parte do seu choro era parecido com o de um bebê zangado, chamando a atenção de alguém para si, sem nunca obtê-la.

Conseguiu finalmente suportar os movimentos dos olhos e pôde respirar, sem cianose, tendo seu rosto ficado rosado. Neste momento, pedi-lhe que começasse a me olhar. Isto lhe era difícil e o enchia de culpa. Achava que eu iria descobrir quão sem valor ele era e disse que devia estar morto, que desejava morrer. Havia pensado muito e concluído que a única coisa racional a ser feita era suicidar-se e acabar com aquilo tudo. Jamais teria algum valor para uma mulher. Depois, afinal de contas, como é que eu poderia esperar curá-lo se era esquizofrênico e poderia acabar ficando maluco de vez? Nesse momento, disse-lhe que não era esquizofrênico, mas que estava deprimido e sentindo pena de si mesmo e que isso não iria ajudá-lo de modo algum. Não acreditou em mim e não tinha certeza se eu não estava querendo admitir a sua esquizofrenia ou se não conseguia vê-la por meus próprios olhos.

É evidente que seu medo de ficar louco era fundamentado, mas esse temor era, ainda, mais uma expressão do seu medo de perder o controle; no seu sentido mais profundo, era a ansiedade orgástica. Começou a duvidar de minha habilidade, pensava que eu não era assim tão capaz e admitiu ter-se desapontado comigo em nossa primeira consulta, pois eu não era tão grande e forte quanto ele pensara que seria, à semelhança do porte de Reich. Estava disposto a continuar, embora achasse que eu não poderia ajudá-lo, já que, provavelmente, ninguém poderia mesmo. Ele prosseguiria até ficar claro que só lhe restava a alternativa de suicídio. Houve alguns breves interlúdios de lucidez, durante os quais relatava ver as coisas mais claramente, como quando criança; relatou igualmente relâmpagos de sensações de prazer pelo corpo e de sentimentos de vitalidade.

Começou a falar mais compreensivamente de seu tratamento que, a princípio, havia sido inteiramente mecânico. Conseguia começar a sentir a realidade da energia e do movimento de seu corpo. Eu também estava precisando desses bons momentos, pois o tempo corria e já haviam transcorrido cem sessões sem que eu tivesse podido ultrapassar o nível dos olhos. Finalmente, consegui perceber que estavam bastante soltos; moviam-se sem obstáculos e os movimentos não incomodavam seu organismo. Conseguia entrar em contato comigo e com outras pessoas, embora logo desviasse o olhar para os lados ou para baixo.

Começaram a se manifestar sensações de querer morder e decidi passar para o segmento oral. Descontraí os masseteres e pedi-lhe que gritasse e berrasse. Seu rosto voltou a ficar cianótico, os olhos imobilizaram-se e ele começou a olhar para mim do mesmo modo que durante as cem primeiras sessões. Retomamos o trabalho com os olhos, fizemos mais mobilizações e tentamos novamente. Desta vez, pedi-lhe que mordesse um lençol. Começou a engasgar imediatamente, ficou cianótico e fugiu do contato a nível dos olhos. Era preciso manter seus olhos movendo-se ou qualquer outro trabalho posterior não teria a menor serventia. Portanto, todas as etapas com os maxilares eram iniciadas movendo-se ou abrindo-se os olhos, mexendo a testa ou fazendo pressão nos músculos occipitais. Todo e qualquer movimento dos maxilares resultava num grito de pânico e num erguer espontâneo dos braços, como se quisesse proteger-se. Os braços eram mantidos tensos. Fiz com que rosnasse, socasse o divã e mordesse um lençol, torcendo-o. Embora fizesse com determinação e boa vontade tudo que lhe pedia, engasgava, ficava azul, segurava a respiração e fixava o olhar depois das tentativas iniciais. Ao mesmo tempo, esgotava toda a vitalidade do maxilar e nada acontecia, ao passo que qualquer movimento nessa região com contato produzia-lhe pânico. Comecei a perceber que seu queixo levaria outro ano para ser mobilizado.

Esperava mentalmente que cada segmento seguinte não viesse a demorar tanto, mas, pelo menos, seus olhos estavam mobilizados e ele estava suportando sua movimentação. Ao mesmo tempo, eu estava contente ao ver que suas pernas estavam ficando cada vez mais tensas. À medida em que o tempo ia passando, seus braços tornaram-se mais ativos, embora ele os mantivesse tensos e enrijecidos. Os braços executavam movimentos de golpear a cada grito. Era difícil discernir se seriam ou não socos restringidos, como pareciam, ou um esforço para manter o equilíbrio, como se fosse cair toda vez que o movimento do queixo descontraído liberasse energia. Apesar disso, retirava toda a energia do queixo, ao mesmo tempo em que, movimentando-o livremente, nada ocorria. O contato nesse ponto deixava-o cada vez mais zangado. Aparecia, às vezes, uma raiva assassina; isto o assustava e ele decidiu que realmente detestava todo mundo e queria se matar.

Lembrava-se de atirar em aves quando mais jovem e recordava-se de ter a fantasia de torcer seus pescoços. Lembrava-se de lhe terem contado que seu pai atirara num leão da montanha perto de casa. Tinha também muitas recordações do tempo da fazenda, do seu tio, e de como seu tio o espancara por causa de crueldade com o cão quando tinha três anos. Depois da surra, tinha andado à roda do tio, como um cão. Noutra ocasião, tinha dado uma mordida no rosto do tio, arranhara-o e foi severamente castigado. Seu tio significava muito para ele enquanto fora jovem. Tinha medo dele, mas achava que era tão estúpido quanto sua mãe. Seu pai tinha sido um homem muito capaz e a inteligência era a única coisa que importava. Às vezes, seus olhos se enchiam de lágrimas e ele chorava momentaneamente.

Nesta época, suas pernas tinham se tornado bastante espásticas e dolorosas ao serem tocadas. Comecei a descontraí-las pouco a pouco, ocasionalmente, para habituar gradualmente o segmento pélvico ao movimento da energia vinda de cima. Isto preocupou o paciente, pois não entendia por que motivo eu estaria trabalhando, se pretendia que a pelve se encouraçasse. Não obstante, seu nível de energia era tão elevado que, quanto mais seu organismo conseguisse absorver e tolerar, melhor seria. Dado que suas pernas haviam formado uma couraça tão facilmente, a coisa parecia salva o suficiente. O trabalho nas pernas criou uma grande ansiedade.

Seu queixo acabou por tornar-se macio; o paciente começou a perceber-se conversando mais facilmente com as pessoas, conseguindo, inclusive, ficar zangado com seus colegas de trabalho e demonstrando seu sentimento para eles. Prestava atenção às moças do escritório que, sem dúvida, já haviam-no notado há muito e começou a sair de vez em quando. Ainda tomava muito cuidado em não permitir às moças com quem saía que formassem qualquer idéia de compromisso, dizendo-lhes que não tinha nenhuma intenção de casar-se. As moças aceitavam a situação, acreditando que conseguiriam convencê-lo. Ele também tomava cuidado para não sair freqüentemente com nenhuma delas por medo de que viessem a esperar dele atitudes ousadas no plano sexual, o que o denunciaria.

A seguir, passamos para o pescoço, onde acontecia um problema particular. O pescoço, principalmente na parte acima do esterno, projetava-se à frente e, não obstante, os músculos descontraíam-se com facilidade. Parecia que uma pressão interna o estivesse inflando como um balão, para fora. Pensei que deveria haver uma quantidade razoável de gritos escondidos ali e fiz com que gritasse repetidamente. Seus olhos imobilizaram-se e seu queixo contraiu-se. Era preciso voltar a eles seguidamente. Seus braços tornaram-se mais ativos e ele começou a talhar o ar com as mãos, ficando cada vez mais bravo. Sugeri-lhe que elas se pareciam com as garras de um pássaro e ele disse que se sentia como um gavião. De súbito, os braços começaram a abanar como as asas de um pássaro, algo que eu já identificara com base em casos anteriores de pessoas criadas em fazendas; ele era uma galinha com a cabeça decepada. Quando o movimento, enfim, cedeu, perguntei-lhe como havia sido a vivência de seu ponto de vista, dizendo-me que tinha visualizado seu tio cortando as cabeças das galinhas e que se tornara uma delas, aguardando a vez de ser igualmente decepada. Reconheceu esta fantasia como medo de castração e, a seguir, a saliência em seu pescoço desapareceu. Sugeri-lhe que começasse a imitar engasgos todo dia de manhã. Este é um dos mais importantes procedimentos para conseguir-se dissolver a couraça e para se impedir o corpo de tornar a formar outra.

Neste momento, estava basicamente livre a nível dos três primeiros segmentos. As vibrações genitais iam até as pernas, provocando algumas sensações mesmo no pênis. A cada novo avanço, recorriam as couraças destes três segmentos, mas eram fáceis de serem dissolvidas. Exatamente quando ia iniciar o trabalho em seu peito, foi fazer uma escalada de montanha com uma amiga e quebrou o braço. Veio para a terapia com o braço e o peito engessados, mas havia conseguido desforrar-se bem. Pouco pude fazer com sua cintura escapular, principalmente com os braços que sempre haviam se mantido tão tensos. A terapia foi suspensa por seis semanas. Nesse período, entrou numa depressão severa; estava desesperançado e não via o menor sentido em esperar coisa alguma. Ofereceram-lhe uma promoção no escritório, mas recusou-a, dizendo que pretendia largar o emprego. Queria voltar para casa e jamais conseguira sentir-se à vontade na parte leste do país. Jamais sararia e, em última instância, era um esquizofrênico. Lembrei-o de que era um depressivo, que seu braço quebrado não fora acidente mas, sim, uma tentativa efetiva de se castrar e que, agora, estava querendo fugir. Disse-lhe que poderia fugir se o desejasse e perguntei-lhe: "Mas, e daí?" Ele continuou a vir. Eu conseguia somente concentrar-me na consolidação dos progressos feitos a nível dos três primeiros segmentos.

Acho que me senti mais aliviado do que ele quando tirou o gesso e pudemos novamente prosseguir. Não ousei pedir-lhe que desse socos no divã, durante algum tempo, questionando-me quanto ao grau de comprometimento que a imobilização no gesso teria ocasionado. Continuamos cautelosamente, embora aqui ele estivesse se arriscando mais do que eu. Começou a respirar e a fender o ar com as mãos em forma de garra. Atravessou-me de repente a idéia de que seus braços rígidos seriam a expressão das pernas de um animal. Disse-lhe isto e ele concordou. Realmente, os braços se parecem com ... sentia-se como um animal, na verdade ... sim, sentia-se como uma onça parda esperando para dar o bote nas pessoas. Isto continuou por várias sessões e ele começou a sentir prazer na sensação de força e na agressão. Sua cintura escapular descontraiu-se, mas a parte inferior de seu peito continuava reprimida. Abaixo da linha dos cotovelos, as mãos e antebraços continuavam tensos e mecânicos.

Fiz com que girasse os antebraços e abrisse e fechasse as mãos. Isto deu margem a uma ansiedade notável e ao suor frio. O epigástrio esfriou. Suspeitei que essa constricção fosse uma negativa da masturbação, mas continuamos, embora ele parecesse menos interessado nesse procedimento e o interrompesse a todo instante para falar ou fazer outra coisa qualquer. Evidentemente estava fugindo. Nessa altura, estava relacionando-se com mulheres mais freqüentemente, tendo ficado muito atraído por uma delas. Queixava-se, porém, de que, embora ela fosse muito animada e encantadora, era muito jovem para ele, de modo que não deveria levar a coisa tão a sério. Logo em seguida, ela partiu para uma viagem de férias e sua ausência deprimiu-o mais do que ele desejara admitir. Voltou suas atenções para uma outra moça, porém, com a qual foi se envolvendo mais a fundo. Mas como ainda estava indeciso, queixou-se de que ela parecia ser burra e que lhe lembrava sua irmã. Começou a falar de ter sensações genitais e de estar se masturbando vez ou outra. Seus braços estavam razoavelmente soltos e ele os mexia de modo diferente quando respirava: começava movendo-os livremente pelo ar e dizia que, de repente, começava a se sentir como um bebê abanando os braços e isto era gostoso.

Estavam descontraídos agora os primeiros quatro segmentos e o diafragma, felizmente, não tinha feito sua couraça. Permaneciam, então, apenas o abdome e a pelve para serem trabalhados. Esta situação era o quadro exatamente inverso daquele por ele apresentado no primeiro dia de consulta: nessa ocasião, os dois segmentos inferiores estavam descontraídos e a parte superior do corpo estava dentro da couraça. O anzol havia sido superado. Nestas condições, pensei induzi-lo a estender os braços à frente, mas decidi depois não fazê-lo por causa do ódio que eu sabia estar retido ainda na pelve. Estava, por esta época, mantendo relações sexuais com mulheres, com uma potência eretiva satisfatória e um prazer considerável.

O abdome não representava problema. Uma pressão profunda mas delicada sobre a parede abdominal dava início a fibrilações e relaxamento. Começou a sentir coceira na região do períneo.

Comecei, a partir daí, o trabalho pélvico, dividindo-o em regiões anal e genital, devendo a zona anal ser liberada antes. Quando soltei o espasmo nas pernas e nas nádegas, ele começou a erguer e baixar as pernas um pouco e dentro de um tensionamento considerável. Pedi-lhe que desse chutes e ele assim o fez, mas não muito à vontade de princípio, embora depois reagisse cada vez mais. Suas pernas começaram a tremer e começou a falar de sensações de queimação no períneo, que, por fim, acabaram tornando-se agradáveis. Falou também de masturbação com excitação anal.

Apareceram sensações de separação do occipital e a nível do sacro e ele disse que, quando olhava ou cheirava de verdade, sentia-se zangado. Queria matar com os olhos e, às vezes, escondia o rosto, sentindo que algo estava para acontecer ali. Protegendo-se, podia olhar para o mundo a partir da segurança de seu "buraco de fechadura", lembrando-se de ter espionado pela primeira vez sua irmã. Conseguia matar com os olhos e, ao mesmo tempo, olhando de cara, nada acontecia. Notou que, quando alguém lhe escrevia coisas amorosas, ele ficava zangado. Este sempre tinha sido o seu modo de reagir, por toda sua vida. Toda vez que uma moça fazia algo para ele, ficava bravo.

Aos poucos os maxilares juntaram-se aos olhos para matar, manifestando o desejo de morder; seus braços também queriam bater. Começou a socar e a chutar, sentindo que, se realmente se largasse de vez, poderia matar. Mordeu e unhou até ficar com uma dor enorme no piloro. Os maxilares começaram a tremer. Neste momento, contou dois sonhos:

Eu estava visitando a casa de minha namorada, que era colorida em parte e tinha grandes seios. Sua mãe e o irmão menor estavam lá; o irmão na parte dos fundos. A mãe era branca e só usava um roupão, que eu vi estar aberto e expondo seus pêlos pubianos. Desviei o olhar muito embaraçado. Nisso, minha namorada, que não estava pelada, fez esforços para se cobrir. O sonho mudou e minha namorada e o irmão foram nadar. Tinha consciência da ausência, no sonho, de sensações sexuais.

Estava dando um passeio a pé quando um cachorro grande veio correndo para o meu lado. Não parecia estar doente, mas eu o deitei ao chão com as mãos. Caiu entre as raízes de uma árvore e parecia morto. Não obstante, levantou-se de imediato e vários outros cães vieram e começaram a me atacar. Estavam com raiva e tentaram me morder. Saquei dois revólveres e mantive-os à distância. Um homem e uma moça vieram numa charrete e eu os chamei com a mão, para que pudesse salvar-me dos cães. Alegremente ofereceram-se para me levar. Estavam sentados atrás e eu fui para a frente, onde me vi alojado sobre jardineiras, de modo que me mantive em pé. A charrete transformou-se numa carroça a motor. Chegamos a um restaurante e o homem disse que iam parar ali para comer. Colheu algumas flores que pensei serem para a jovem que o acompanhava, mas o homem disse que eram para sua mulher e afastou-se para entregá-las à esposa. A moça e eu entramos para comer.

No primeiro sonho, a moça era sua irmã que, sexualmente, lhe era proibida (colorida parcialmente). Todas as moças por quem se apaixonara eram morenas como a irmã, com grandes seios. Havia dormido no mesmo quarto que a mãe e a irmã até os seis anos de idade, e procurava espionar a irmã, que era sete anos mais velha do que ele. Seu segundo sonho era a terapia. Os cães eram seus problemas, aos quais conseguia enfrentar melhor agora, pois era mais potente (revólveres). Eu era o motorista e trouxe comigo uma moça e depois deixei-a com ele (desenvolvi seu interesse por mulheres). Está emergindo do estágio anal (sentado nas flores). De início, a terapia fora lenta (charrete), mas começou depois a ir mais rápido (carroça a motor).

Disse que, quando era mais jovem, era muito apegado à irmã e que, na realidade, era ela a única com quem havia mantido contato. Nunca houvera um contato real entre ele e sua mãe e ele tinha medo do tio. A única por quem sentira um apego maior, em toda sua vida, tinha sido a moça apresentada pela irmã quando era adolescente. Transferiu para ela todos os sentimentos que tinha pela irmã até ter de fugir dela quando voltara finalmente da guerra. Sentira que ela jamais chegaria a importar-se com ele. Sua mãe lhe dera uma grande dose de atenção, mas sem afeto. Sua irmã provira-o de afeto e era provável que tivesse tomado conta dele quando era pequeno. Não podia permitir-se imaginar quaisquer pensamentos sexuais a respeito dela, pois isso seria errado.

Disse que, na realidade, o sexo é sujo e nojento (com base em sua postura anal-erótica) e não conseguia compreender por que é que as demais pessoas não sentiam do mesmo jeito. O sexo faz com que a gente acabe se envolvendo, explicou, e, sem ele, somos independentes dos outros. Tinha pensado em extrair os órgãos sexuais pela raiz; seria um grande alívio. As mulheres já os têm cortados: são inclusive recortados. Tinha pensado em voltar para a casa e viver com a irmã; seria confortável e não haveria sexo. Havia recebido há pouco uma carta da irmã, dizendo que ela o tornara responsável oficial pelas suas duas filhas. Disse-me que, em certo sentido, era como se tivesse filhos, sentindo-se responsável por eles. Relutava em pensar sobre sexo com a irmã e sentia-se sem vida em toda a extensão do corpo. Acrescentou que relutava em aceitar minha interpretação de seus sonhos e que não gostava de ver a irmã metida no meio. Indiquei-lhe sua forte relutância como uma necessidade imperiosa de fugir de novo. A progressão lógica da terapia nos havia posto frente a frente com o cerne de seu problema: a barreira do incesto, a situação edípica. A atividade sexual de apenas poucos meses de duração foi interrompida porque perdera o interesse pelo sexo.

Depois disso, sentiu dores no abdome e lembrou-se de que as tivera quando criança e, mais adiante, no tempo da faculdade. Seu rosto estava parado e ele sentia-se inibido. Tudo parecia inútil; sentia-se como um bebê deixado só. Perguntava: "Será que não estou sofrendo claramente o bastante para você chegar mais perto?" com todo seu rosto. A mobilização dos olhos e testa provocou o desaparecimento da dor, mas ficou zangado. Disse: "Sinto estar brigando, numa luta de morte com minha mãe; não vou produzir movimento algum seja lá quanto ela massagear meu períneo." (Ela o fizera para aliviar sua constipação quando era criança.) Sendo assim, ele havia dito "gostaria de destruir alguém cagando na cabeça da pessoa". Pedi-lhe, portanto que desse chutes, o que fez e gostou, dizendo sentir-se melhor.

Depois disto, relatou mais dois sonhos:

Estava num quarto com três camas com minha mãe e irmã, como costumávamos dormir quando era menino. Minha irmã estava dormindo na cama de minha mãe. A do meio não estava arrumada e eu me dirigia para dormir com minha mãe. Do lado de fora, por uma janela grande, pude observar as árvores que tinham sumido e que o rio se tornara uma inundação que passava pelos fundos da casa. Estava andando em sentido errado.

A janela era a que utilizava para espionar sua mãe e irmã quando iam ao banheiro e para escutar enquanto urinavam. Parecia diferente dos homens e elas o faziam rapidamente (inundação) e escorriam a urina em sentido contrário. Seus genitais eram cortados fora (não havia mais carvalhos).

254

Estava andando de carro com meu tio. Outro carro passou zunindo ao nosso lado, deixando-nos para trás, e saiu da estrada e capotou. Saímos da rodovia para ver o acontecido e senti medo de capotarmos também. A cabeça do homem no carro, que estava de ponta cabeça, estava achatada como se o tipo tivesse sido decepado.

Sugeri que a pessoa "rápida" perde a cabeça (é castrada). Depois disto, meu paciente começou a sentir prazer no soalho pélvico, mas só na parte de trás, não nos genitais. Sentia-o solto, como se seus intestinos fossem cair por ali, no chão.

Depois, teve o seguinte sonho:

Estava numa festa onde havia muitas moças. Escolhi uma delas por sentir que poderia arriscar-me a tocá-la mais intimamente, mas questionei-me se valeria ou não a pena fazê-lo. Ela foi para o lado de fora, mas acompanhada por duas moças a quem reconheci como minha irmã e como a namorada dos anos de adolescência. Então não podia chegar perto dela e deixar que as duas outras me vissem.

Este sonho indicava que sua irmã era a responsável ainda por mantê-lo afastado das moças. Ficou com raiva, começou a chorar de ódio e a estender os braços à frente. Disse-lhe que devia parar porque achava que havia algo faltando. Notei que ele nunca havia soluçado realmente durante a terapia e, na minha opinião, isto estava funcionando como um obstáculo. Ele sempre achara que, se pudesse soluçar de fato, não poderia mais parar e quereria morrer. Disse-me que pensava estar aprisionado no queixo e notei que o soalho de sua boca e língua estavam rígidos. Fiz com que vocalizasse la-la-la e então, espontaneamente, começou a estender os braços à frente, com vontade. Seu abdome esfriou consideravelmente e ficou dolorido; isto trouxe uma nova sensação inesperada: ele se sentia como um peixe e movia seu corpo como um peixe nadando, abanando graciosamente os braços. Disse que costumava fazer muitas pescarias e que o peixe, ao fisgar o anzol, começaria a contorcer-se para se livrar do anzol pelo maxilar inferior e pela língua; língua de peixe é dura. Parecia que estivera receoso de ser fisgado pela boca. Disse que costumava bater no peixe pela parte de trás da cabeça ou então quebrar seu pescoço para matá-lo ao invés de deixá-los sofrer. Começou a sentir dor na parte de trás da cabeça e disse que se sentia como se tivesse levado uma pancada bem ali. Amedrontou-se e gritou aterrorizado.

Depois disso, seu pescoço parecia como se tivesse guelras que se abriam e fechavam; sentia-se, ao mesmo tempo, levando uma pancada e batendo no peixe na parte de trás da cabeça. Começou a abanar os braços e parecia estar ao mesmo tempo segurando um peixe e batendo nele; quando respirava, tinha a sensação de cair de costas por causa de uma pancada na parte de trás da cabeça. Disse que costumava competir com seu tio, mas depois que este o surrara nas nádegas e pernas, ele só podia competir em pescarias e tiro, nunca diretamente (o incidente da surra havia surgido na terapia no início do trabalho de imobilização da pelve). Tinha tido, na ocasião, vontade de bater no tio, na parte de trás da cabeça, ou então de atropelá-lo pelas costas.

Depois de aproximadamente uma semana, ocorreu-lhe que não era um peixe e que, portanto, poderia permitir o ar entrar pelos pulmões sem que se sufocasse. Percebeu que sustentava o pescoço duro para fechar o peito e os braços. Quando respirava com as mãos, sentia-se forte e desejava estrangular, arranhar e bater. Não me deixava ser alguém em quem pudesse expressar-se nessa movimentação por temer até que ponto chegaria, mas sabia que era mesmo a seu tio que pretendia destruir. Acrescentou que também desejava ser delicado com as mãos.

Começou a oferecer seus braços e a chorar como um bebê. Fora da terapia, contava estar mais ativo socialmente, sendo capaz de realmente divertir-se. Teve, então, sensações de cair quando se deitava. Achava que sua cabeça iria pular fora e que algo ia sair de dentro dele, caindo ao chão. Sempre tinha sentido medo de cair pelo buraco da privada quando criança, em sua casa, principalmente quando saíam as fezes. Sentia que uma parte dele estava caindo e que o ânus então se contraía fortemente, ficava doendo, e que os braços lançavam-se à frente para se segurar em equilíbrio, impedindo-o de ir pelo buraco. Achava que deste modo conseguiria salvar-se. O buraco era profundo e escuro e disse que, quando achava que estava caindo, sentia-se contrair (o sistema vegetativo se contrai). Neste ponto, fi-lo começar a golpear com a pelve. Sentiu o soalho pélvico se enrijecer, de modo que o detive e o virei sobre seu lado. O reflexo apareceu. Gritou e contraiu-se, mas disse que era agradável.

Depois disto, começou a sentir que queria soluçar, mas não conseguia: haviam-no chamado de bebê chorão quando criança, mas ele só chorava baixinho; tampouco chorara depois de ter crescido, sequer demonstrara qualquer sofrimento pela morte de seus parentes. Achava que chorar era uma fraqueza e que, se soluçasse, gostaria de morrer. Disse-lhe que, na minha opinião, se soluçasse, ficaria resolvido seu problema de contato.

Achava que nada valia a pena; ele não servia a ninguém e estava fora de contato. Pensava que não devia chorar; não conseguia suportar o contato e estava muito contraído e imobilizado. Este estado perdurou por dois ou três dias quando perguntou-se a si mesmo por que não deveria chorar. Descobriu que, quando mexia os olhos e as pálpebras ou quando algo em seu nariz cedia, sentia vontade de chorar. Lembrava-se de ter ficado muito triste quando seu irmão foi para a faculdade; embora fosse sete anos mais velho do que ele, eram bons amigos, mas nunca havia pensado nisso antes. Aumentou o sentimento de estar em busca de algo, afetivamente, a nível dos olhos e disse que não se sentia deste modo desde quando era menino. Reconheceu o fato de que se mantinha tenso para se impedir de chorar e, finalmente, explodiu numa onda de soluços mais intensa do que em qualquer outro momento, sentindo-se mais descontraído do que em muitos anos.

Chorar e estender-se à frente tornaram-se mais fáceis e ele começou a sentir-se mais genuíno do que nunca. Disse: "Sou realmente eu." E também: "É a primeira vez que estendo os braços com a expectativa de tocar algo com minhas mãos. Antes eu só buscava alcançar a nível dos olhos e debatia-me com os braços."

As sensações se intensificaram e ele contraiu conscientemente o queixo para controlá-las. Quando o soltou um pouco, só sentiu algo na base do pênis. Entretanto, continuava a evitar aceitar as pessoas, conseguindo momentaneamente aceitar-me apenas a mim como pessoa e, ao fazê-lo, ficava muito perturbado. De seu ponto de vista, eu era apenas um terapeuta; um contato completo implica numa pelve solta.

No decorrer da semana seguinte, teve sensações no escroto e na base do pênis. Estas sensações iam e vinham. Quando se manifestavam, seu corpo sentia-se livre. Sentiu inclusive um desejo por sua namorada, no pênis (aquela de que falara primeiro, que estava passando uma longa temporada de férias), reconhecendo a outra moça como substituta. O fato de que os desejos podiam ser sentidos no pênis era, para ele, uma novidade.

No divã, o paciente parecia bastante inquieto e ansioso e falava que a parede exterior de sua coxa esquerda estava fria e tensa. Esta era a superfície voltada para mim. Sugeri-lhe que isto era uma ameaça e ele admitiu que tinha medo de mim; disse-lhe que ele não me permitia ser uma pessoa, não por causa do que ele possa fazer por mim, mas por causa do que eu poderia fazer com ele. Pedi-lhe que dobrasse o joelho e descontraí a contenção de suas coxas; seu pescoço relaxou espontaneamente e sentia-se solto. Suas pernas tremeram e ele começou a estender os braços, dizendo que não mais se sentia passivo, querendo encontrar algo que buscar.

Sentia vibrações à base do pênis, mas seu soalho pélvico contraiu-se dolorosamente e disse estar achando que eu não queria que ele sentisse o pênis. Continuou mexendo os pés porque, quando os mantinha parados, as sensações eram muito intensas nas pernas e ele começava a querer buscar algo com o pênis, querendo ter uma ereção.

Sugeri-lhe que, entre as sessões, ele praticasse contrair e descontrair o soalho pélvico para acostumá-lo ao movimento da energia. Uma vez que sentia uma certa dificuldade em manter contato com o soalho pélvico, percebeu que estava impedindo o pênis de ter sensações; quando contatava a pelve, porém, seu corpo parecia solto. Já o havia feito golpear com a pelve anteriormente e, dessa vez, ele disse que queria fazê-lo. Antes não tinha querido fazê-lo, quando eu lho pedira mas, acrescentou, ao golpear não tinha entrado em contato com seus genitais, apenas com suas nádegas. Trabalhei em sua musculatura das coxas, na área suprapúbica e nos músculos iliopseos. Depois disto, começou a ter algumas sensações no pênis, principalmente comichões na área de sua circuncisão. Observou que alguns meses antes tinha tido uma considerável atividade heterossexual, sentindo muito prazer e só uma ou outra vez é que tinha sido prematuro.

Era patente agora a alternância de passividade e atividade, dizendo o paciente que a sentia muito vigorosamente. Disse também que as partes individuais de seu corpo pareciam querer alcançar algo por si mesmas, principalmente seus genitais. Comentou que tinha medo de ter uma ereção e eu não aprovar. Desejava sua namorada, a moça cheia de vida que estava distante ainda, nesta época. Não obstante, ainda hesitava, dizendo que, se a desposasse, poderia morrer deixando-a só com filhos pequenos. Sempre pensara que ia morrer cedo, como seu pai. E acrescentou uma observação interessante: sempre se considerara descendente de irlandeses, como sua mãe, mas ultimamente vinha se considerando de procedência inglesa. Seu pai era de descendência inglesa. Com respeito a casamento e morte, eu lhe disse que, na vida, temos que nos arricar e que ninguém sabe o que o futuro nos reserva. A parte posterior do soalho pélvico estava agora completamente relaxada, mas a parte anterior, principalmente a base do pênis, continuava a fazer espasmo depois de um relaxamento passageiro.

Suas mãos tornaram-se novamente o ponto central porque as sensações tornaram-se mais fortes e começaram a coçar. Lembrou-se de que sua tia costurava os bolsos de suas calças quando era pequeno para impedi-lo de segurar os genitais; ela também o ameaçara de cortá-los, caso se tocasse ali. Sexo era muito ruim, para ela; era uma solteirona velha, aterrorizada com os trovões.

Ele queria sentir sua pelve e queria que eu trabalhasse nela e descontraísse, o que era encorajador. Havia conquistado o contato com seu organismo, sentindo sua couraça como um corpo estranho e repressor, desejando livrar-se dela. Não se preocupava mais com sua potência eretiva, nem mais tinha o menor medo dos genitais femininos, apesar de ainda não ter obtido prazer completo no ato sexual e ficava se enrijecendo no momento do clímax (ansiedade orgástica). Podia-se esperar que seu prazer aumentasse um ou dois anos ainda depois do término da terapia.

Depois deste ponto, a terapia prosseguiu suavemente. As contenções remanescentes cederam; há uma espécie de serviço de limpeza a ser feito nas retrações que não cedem enquanto a pelve não começa a funcionar. Por exemplo, emergiu uma expressão mais intensa de morder, querendo morder os seios de sua namorada e finalmente os seios de sua mãe. Isto foi seguido por um desejo violento de mamar. Apareceram soluços cada vez mais intensos, acompanhados por uma vontade de urinar. Dentro de sua casa, mencionava-se o ato de urinar pela expressão "derramar uma lágrima". Isto foi seguido por uma ansiedade uretral intensa, que chegou a transformar-se em sensações de prazer na uretra. Tinha medo de fazer xixi no divã. Recorriam também períodos de depressão, sentimentos de insignificância e impotência.

Certa vez apresentou-se irritado e de mau humor, queixando-se de que seu escalpo e as costas de seu pescoço estavam tensos. Sua cabeça parecia ter sido pressionada de cima para baixo. Descontraí seus olhos. Ergueu os braços com os punhos cerrados, juntos, e emitiu sons de grunhidos especiais. Olhou-me como um bebê desesperado e perguntei-lhe se se sentia como um bebê. Disse que não. Estava vivenciando uma cena do início de sua meninice, na qual observara seu tio castrando bezerros. As pernas fronteiras do bicho estavam amarradas juntas, bem como as pernas traseiras; uma outra pessoa segurava a cabeça do animal e o tio castrava-o. Seus braços pareciam como as pernas dianteiras do bezerro. Os bichos se enrijeciam e grunhiam à medida em que o escroto era cortado, grunhindo novamente quando a base dos testículos era decepada. Havia-lhe sido dito que não olhasse mas, por meio de um buraco na porta do celeiro, ele espiava. Ficava fascinado, mas não tinha sido capaz de identificar os bezerros antes, nem o conseguia agora, como o fizera quando se sentira como um peixe. Acrescentou: "Por que é que sempre tenho que me identificar com o animal que está sendo ferido?" (Numa ocasião ele não o fizera: quando houvera o devaneio da onça parda.)

Depois disto entrou noutra depressão e quis novamente voltar para o oeste. Passou a adotar uma atitude crítica com respeito à sua namorada e expressava uma grande dose de ódio pelo leste. Não se sentia em casa nessa parte do país e achava que jamais encontraria ali seu lugar. Descobriu que ele não conseguia suportar a liberdade do leste, desejando a vida mais pacata de seu meio ambiente repressor. Não queria ver nem admitir a beleza do leste. Não ousava tomar parte dele. Como luta ardentemente o corpo humano, acostumado à couraça, contra a rendição ao livre fluxo da vida humana: o leste era o adolescente querendo viver; o seu lugar de origem, o adulto com couraça, quieto e seguro.

Um dia trouxe o seguinte sonho:

Tinha um machucado no corpo, na perna, o lugar era indefinido. Era uma proeminência como se fosse um enxerto. Tinha uma bandagem sobre a parte afetada. Eu estava tentando tirar essa bandagem. Veio junto um pouco da carne. Falei, casualmente, que um pouco de mim tinha vindo junto. Havia uma mulher ali.

O sonho recordava-o de sua circuncisão. Acha que talvez tenha sido circuncidado quando tinha três anos. Lembrou-se novamente com muita clareza de sua tia cortando flores com tesouras. Ela disse que cortaria seu pênis caso ele o tocasse de novo.

Fiz com que mobilizasse os olhos e descontraísse o rosto. Notou que conseguia interromper qualquer sentimento ou sensação imobilizando sua cabeça e retraindo seu queixo para trás. Foi ficando cada vez mais temeroso, sentindo um terror progressivamente intenso. Finalmente, pensou que seu medo era o de ter uma ereção, quando então seu pênis seria cortado.

Observou que sentia os olhos mexendo-se e pareciam diferentes de antes. Tinha também mais consciência das sensações em seus braços. Estes continuavam a erguer-se quando respirava, como se os estivesse usando para manter seu equilíbrio. De repente, veio-lhe a idéia de que ele realmente se equilibrava desse jeito quando costumava espionar sua irmã, porque tinha de andar por toda a varanda às escuras. Havia muitas pranchas de madeira apodrecendo e ele tinha medo de fazer ruídos. Ele segurava a respiração e andava cambaleante, segurando os braços junto ao corpo para manter o equilíbrio. Tinha ereções antecipando o seu ato de espionagem. Na sessão, portanto, tinha medo de ter uma ereção que eu desaprovasse. Talvez eu fosse cortar seu pênis ou então masturbá-lo delicadamente, o que seria de qualquer modo muito ameaçador.

Sua tia lhe contara que, aos seis anos, recebera um castigo por ficar espionando, que consistia em esbugalhar os olhos. A despeito disso, ele não conseguia resistir à urgência de espionar. Esta ameaça tornou-se efetivamente concreta com o tempo e achou difícil olhar de frente para moças. Mesmo naquela época era-lhe difícil olhar de frente para sua noiva quando estava nua. Tinha receio de que suas espionagens se pusessem à mostra. Quando olhava para as pessoas, abaixava logo os olhos para o chão, envergonhado. Sempre sentiu muita vergonha de espionar.

Depois disso, começou a sentir-se muito jovem e imaginou que conseguia ouvir uma respiração pesada. Estava de volta em casa quando bebê e ouvia seus pais numa relação sexual. Tinha medo de que sua respiração entrasse no ritmo da que estava escutando e que assim seria descoberto. Depois disto, sentiu prazer pelo corpo, coisa que havia anos não sentia, nem mesmo durante o ato sexual. Descobriu que conseguia prender o ar fixando os olhos.

Na sessão seguinte, falou o que tinha experimentado fazer em casa, sentindo uma forte ansiedade quando estendeu os braços no ar do mesmo modo que fazia quando andava na ponta dos pés para espionar. Durante a terapia, o movimento de seus braços havia se tornado livre como o de um bebê. Disse que, quando olhava, as coisas pareciam mais claras do que nunca e que conseguia sentir excitação diretamente nos genitais.

Na sessão seguinte, queixou-se de tensão na região occipital e no soalho pélvico. Descontraí os músculos occipitais e fiz com que relaxasse os olhos. Seus braços começaram a se mexer de modo mecânico e irregular. Pedi-lhe que simplesmente deixasse-os pender soltos porque os estava usando para conter os ombros para trás. Disse-lhe para trazer os joelhos para o alto e deixar que os ombros viessem para a frente. Aconteceram fortes impulsos em direção da pelve, mas eram irregulares, devido à contenção. Começou novamente a mover os braços de modo errático e visualizou seu tio segurando o cachorro pela perna de trás, batendo nele. Identificou-se com o cão e teve medo de que sua perna esquerda fosse torcida para fora do corpo. Sempre tivera medo de que a perna esquerda caísse da virilha. Achava que a perna do cão seria arrancada toda vez que seu tio o segurava ali. Ficou muito bravo com o tio, mas tinha medo de dizer o que quer que fosse. Nesse instante, deixou o divã e bateu nele com toda a sua força, fantasiando que ali estava seu tio. Depois disto, seus braços sentiram-se mais descontraídos do que jamais pudera senti-los.

Esta fase foi seguida por uma curta depressão que acabou num ataque de raiva com vontade de agarrar e de arranhar. Lembrava-se, com satisfação, de haver arranhado o rosto do tio e de ter mesmo chegado a querer enterrar suas unhas em seu rosto. Continuou a trazer seu braços à frente e eu pude observar novamente que seu movimento impelia os ombros para trás. Trouxe-os para a frente manualmente a cada respiração, instruindo-o a deixar os braços relaxarem. Fluíram fortes impulsos até à pelve e seu rosto ficou tenso. O relaxamento de seu rosto deu-lhe a consciência de que estava evitando sensações que começavam a emergir do pênis. As sensações genitais causavam-lhe intensa ansiedade, fazendo-o sentir que estava caindo no espaço, primeiro pelos pés (ansiedade de cair). O que agora restava era apenas desenvolver sua tolerância pelas sensações genitais decorrentes de uma total entrega orgástica. A maior parte dela, porém, seria seu trabalho pessoal. Este é um processo que continua muito tempo depois de a terapia ser interrompida. Relatou uma ocasião em que conseguiu enxergar com uma verdadeira visão binocular.

Este paciente tem-se mantido em contato comigo pelos dois últimos anos e tem continuado a consolidar sua saúde. A terapia constou de trezentas e cinqüenta sessões.

QUARTA PARTE

COMO ENFRENTAR O CARÁTER:
PREVENÇÃO DA COURAÇA

17. Cuidados Natais e Pré-natais

Quem quer que venha a trabalhar seriamente com o problema da doença emocional, tanto a nível de prevenção quanto de cura, deve estar preparado para ser violentamente atacado pelos elementos que representam a sociedade, pois estará enfrentando e manipulando o problema sexual. Em termos gerais, os homens podem ser englobados em duas categorias: os que obedecem aos costumes sociais, de um lado, e os que são esmagados pelos mesmos, de outro. É evidente que também os primeiros adoeceram por causa da sociedade mas, na defesa de sua própria ansiedade sexual, devem esmagar tudo o que excite dentro deles seus sentimentos e sensações naturais. Trata-se dos carateres de praga emocional, discutidos acima. Os elementos compreendidos na segunda categoria são forçados a se submeter às regras impostas pelos primeiros, nunca porém incorporando-os em suas estruturas. São os neuróticos simples e são raros os que conseguiram manter sua saúde em dia. É sempre mais fácil criar uma criança reprimida do que uma outra saudável que afirme a sua independência e exija seus direitos. Todos têm conhecimento do modo pelo qual Freud foi perseguido por esse motivo e condenado ao ostracismo. Provavelmente são poucas as pessoas que tinham a informação de que Brill, o psicanalista que introduziu na América esse sistema, foi ameaçado de prisão e de perda de sua licença médica por um grupo de médicos de mentalidade atrasada. Ouvi pessoalmente um neurologista famoso dizer numa reunião: "Dr. Brill, mantenha suas mãos imundas longe de nossas crianças." São históricos já os ataques que Margaret Sanger sofreu. Reich também passou por experiências semelhantes. A sexualidade natural é o maior "não mexa nisso".

Mas, para que a miséria do mundo possa acabar um dia, a sexualidade natural deve ser aceita e enfrentada, principalmente no que tange às crianças e adolescentes. Tratar neuroses não basta. O processo é lento e infindável, e o número de terapeutas nunca chegará a ser suficiente. Só a prevenção pode ser uma solução bem sucedida e, enquanto tal, ela implica na aceitação do funcionamento genital natural.

Preparação para o parto

Objetivando a prevenção da neurose, dei início há quinze anos a um projeto orientado por Reich de atendimento a gestantes, preparando-as para o parto e para cuidar do bebê. O projeto previa ainda, nos casos em que isso fosse possível, o acompanhamento da criança através de entrevistas realizadas periodicamente. Desejava verificar o que era possível fazermos para educar as crianças de modo natural, segundo nossa concepção a esse respeito, bem como para averiguar o grau de êxito por elas demonstrado em seus ajustes à vida.

O objetivo do programa de preparação para o parto consistia em aumentar a capacidade da gestante para aceitar o parto e o bebê, não para efetuar uma cura de sua neurose. A preparação incluía aconselhamento sobre economia sexual, medidas higiênicas de rotina, afastamento de certas práticas difundidas e que prejudicam o embrião (tais como o uso de cintas apertadas, a ausência de descarga orgástica durante a gestação, e assim por diante). Foram também realizados exames cuidadosos a intervalos regulares, testando o comportamento bioenergético do organismo, em geral, e da pelve em particular. Dava-se uma atenção especial aos olhos, na intenção de se prevenir o alheamento e a possibilidade de desenvolvimento de tendências psicóticas, durante o parto. Estabeleceram-se igualmente respiração correta e expressão de emoções (gritos, choro, raiva). A pelve foi mobilizada para permitir o relaxamento uterino e o crescimento do feto, a fim de facilitar o parto. A paciente era encorajada a deixar suas emoções saírem sem empecilhos, no ato de dar à luz, a fim de evitar contenções. Nos casos em que isso foi possível, foi visto como desejável a minha presença na sala de parto, para ajudar a paciente, caso surgissem quaisquer dificuldades.

Parto

O trabalho de parto deve prosseguir homogeneamente, como contrações fortes, mas não excessivamente dolorosas. Quando o processo é homogêneo, acontece que o útero, ao se contrair empurrando o feto para baixo, não vai de encontro a uma parede fixa mas, antes, o feto empurra o colo uterino, que cede com a pressão e, a cada contração, o parto vai progredindo. A dor só acontece quando o útero contrai empurrando um feto que não se entrega às contrações por causa de retenções no segmento. Diz-se que, em muitos primitivos, o trabalho de parto é curto em termos de duração e encarado não como um desafio. Isto também pode ocorrer em nossa sociedade.

Quando eu tinha dezoito anos e lecionava no interior, fui acordado numa noite — era fevereiro e fazia frio —, pelo dono da casa onde eu morava. Disse que sua mulher estava em trabalho de parto e pediu-me para ir a cavalo telefonar no posto mais próximo, a mais ou menos três quilômetros, para chamar o médico. Antes que eu chegasse lá, o marido tornou a me encontrar para dizer-me que já estava tudo bem e que não era preciso incomodar o doutor. Na manhã seguinte, a mulher estava de pé, fazendo meu café da manhã, como de costume.

Presenciei, na qualidade de médico orgonomista, um parto natural em casa, semelhante a este. A mãe, ex-paciente minha, estava bem preparada. Minha tarefa era garantir que a mãe não tivesse qualquer contração mais aguda que pudesse interferir no parto e que se mantivesse em contato a nível dos olhos. Muito honestamente falando, a única coisa que me cabia fazer era lembrá-la de não segurar a respiração quando ficasse muito interessada no que estava acontecendo. Tive uma conversa bastante agradável com ela que, em si, pôde ter cooperado no processo, impedindo o desenvolvimento de algum tipo de ansiedade.

É verdade que, em ambos os casos, não se tratava de parto de primíparas, mas o parto deve, em geral, transcorrer da mesma forma. Deve-se esperar que dure um pouco mais em primíparas mas, afora isso, o processo não deve ser muito diferente.

As dificuldades que surgem nesses casos são devidas exclusivamente a uma abertura pélvica anormalmente pequena ou quando o feto está em posição anormal. Estes fatores devem ser conhecidos antes do início do trabalho de parto, para poderem ser efetivamente enfrentados.

Quando a cerviz está completamente dilatada e o trabalho de parto entra no segundo estágio, as mães sem couraça relatam uma sensação de regozijo e poder sem qualquer outro desconforto. São sensações de bem-estar e força que podem durar horas. Às vezes, são acompanhadas por uma sensação de flutuar e de entrar num leve êxtase.

Surgem problemas verdadeiros quando a mãe chega perto do parto presa de grande ansiedade. Poderá ter vivido um desconforto considerável durante a gestação, tal como vômitos persistentes, dores nas costas, freqüência urinária, constipação e uma quantidade enorme de outras queixas, até começar a se ressentir de toda a estória, chegando, inclusive, a culpar o marido por tudo. Talvez tenha ouvido estórias de sofrimento de parto e de perigos à sua própria vida. As estórias sempre acentuam o aspecto extenuante do processo. Suas preocupações incluem também a possibilidade de dar à luz uma criança malformada ou retardada. Jamais lhe contaram coisa alguma a respeito da alegria de esperar por um novo nascimento, de seu próprio filho. Talvez não tenha passado, no processo inicial do trabalho de parto, tão mal quanto se sentirá ao chegar ao hospital.[1] No ambiente desconhecido do hospital, dentro de um quarto praticamente vazio pegado à sala de parto, a gestante ouve os gemidos e gritos de outras mulheres. As enfermeiras são eficientes, práticas e antipáticas, muito ocupadas para se incomodarem com seus temores, e seu médico não está ali para confortá-la. Poderão, inclusive, dizer-lhe que ainda não têm condições de lhe telefonar. Poderá ver médicos saindo da sala de parto, com aventais cobertos de sangue; às vezes chega a escutar rumores de uma tragédia da sala de parto ocorrida com a mãe ou com o bebê.

É compreensível que ela entre em pânico e que todo o seu organismo se contraia severamente. Dentro de suas dores, o sofrimento cresce a ponto de que ela tem de gritar a despeito de si mesma. As enfermeiras advertem-na de que deve mostrar-se corajosa e suportar a coisa; a mulher se sente envergonhada e se contrai ainda mais. Enrijece o queixo, recolhe os ombros, cerra os punhos e segura a respiração. Aperta suas pernas uma contra a outra, retrai sua pelve e contrai o soalho pélvico. As dores continuam a aumentar porque o útero está se contraindo contra um objeto imóvel; faz-se, assim, um progresso pequeno no sentido de expelir a criança que se mantém alta no útero, não tendo condições de descer. Este estágio pode perdurar por dois ou mesmo três dias até que, profundamente esgotada e desencorajada, a mãe acha que não tem condições de agüentar mais nenhum momento. Todas as coisas terríveis que ouviu a respeito do parto são certamente corretas.

No ínterim, o feto está sendo espremido sem compaixão e sua taxa de batimentos cardíacos poderá elevar-se a níveis alarmantes. As enfermeiras, que estão controlando a taxa de batimentos cardíacos fetais, poderão ficar preocupadas e ansiosas, o que só faz acrescentar preocupações à tensão da mãe. Administram, então, narcóticos à parturiente para que a exausta e perturbada mãe consiga descansar um pouco. O estado precário do bebê só pode piorar com estas medidas. Quando a mãe acorda, dão-lhe drogas para retomar as contrações e todo o quadro começa a funcionar de novo. Finalmente a cerviz se dilata completamente e ou o parto ocorre espontaneamente ou então é preciso usar fórceps ou rotação manual. Evidentemente a mãe recebe um anestésico para relaxar os músculos, mas certamente a cerviz e o períneo irão se romper. O que é ainda mais importante é

---

[1] A descrição que segue não é típica dos melhores hospitais de hoje em dia, mas representa ainda uma quantidade excessiva deles.

que o bebê estará também anestesiado, entrando no mundo pálido, semimorto, ou semi-asfixiado pelas drogas, pela anestesia, com um cordão apertado em volta do seu pescoço ou devido às contrações da mãe que talvez tenham cortado a circulação no cordão umbilical. O acontecimento deveria proporcionar alegria à mãe, da mesma forma que o filho poderia dar alegria em resposta a ela. Todos estes fatos pouco importam para o homem dentro de sua couraça. Dá-se oxigênio para o bebê ou põem-no dentro de uma incubadeira, tira-se o muco mecanicamente de suas narinas e depois ele é apressadamente enviado para o berçário com uma eficiência de negociantes. Não há a menor compreensão, o menor calor, nenhum contato emocional, tudo é realizado com uma rotina mecânica. A mãe, doente de anestesias e drogas, é rapidamente devolvida para o quarto, a fim de se recobrar de sua experiência e exprime toda a sua solidão. Não recebe qualquer demonstração de simpatia por parte do meio ambiente depois da maior experiência emocional de sua vida. Devido a tudo isso, a mãe não consegue produzir leite nos seios por um ou dois dias e, às vezes, jamais o fará. O bebê está exageradamente drogado e meio asfixiado para que consiga mamar nas primeiras doze, vinte e quatro ou mesmo quarenta e oito horas. Isto é tão comum que ninguém hoje em dia acreditará que um bebê realmente sadio mame nas primeiras duas horas depois do parto, e nem que a mãe já tenha leite nesse intervalo.

Que é que um médico orgonomista pode fazer num caso destes? Compreende o estado emocional e as contrações da mãe. Esta compreensão pode ser rapidamente passada à gestante, dando-lhe segurança. Explica, antes de mais nada, a situação que está impedindo o progresso do trabalho de parto e que só resulta de sua própria ansiedade, de seus temores. Explica, em seguida, o que é que ambos devem fazer a esse respeito para aliviar o caos em que se encontra. Estas explicações podem ser altamente benéficas em si mesmas. Pelo menos, o orgonomista espera obter a cooperação da mãe. Esta passa a aliviar a contração e as retenções. Um ponto de importância capital é o queixo contraído. Ela deve ser estimulada a deixar seu maxilar solto como se estivesse dormindo e a respirar pela boca. Se não conseguir fazê-lo sozinha, sua boca deverá ser aberta manualmente. Isto elimina uma parcela das retenções e conduz a uma melhor respiração. Seus ombros são descontraídos a seguir, além de empurrados para baixo e o peito é mobilizado, pressionando-se o esterno ou seus flancos, na expiração. Ela é estimulada a gritar ou soltar a voz, principalmente quando doer, ou então a suspirar bastante alto. Às vezes, chega a se soltar e soluça se alguém segura sua mão ou diz alguma coisa confortadora como "não se reprima, está tudo certo". Isto induz um certo relaxamento. Posteriormente, é encorajada a soltar as pernas e a trazer a pelve à frente, que deverá "ir" junto com a dor, ao invés de tentar controlá-la. Isto é mais fácil se a mãe ficar de lado e, na realidade, o parto é mais fácil se realizado nesta posição, embora seja raramente usada. Aumentarão as contrações uterinas, mas a dor diminuirá e ela se sentirá tonta ou poderá inclusive interessar-se pelo processo do trabalho de parto propriamente dito, ao invés de lutar contra ele. Durante esta fase deve-se tomar cuidado principalmente com os olhos da mãe para impedir-se perda de contato e, se isto acontecer, ela deve ser induzida a retomá-lo. Deve-se insistir muito neste ponto e é em geral bastante difícil trazer a mulher de volta à sua possibilidade de conscientização. Se a mãe estiver relaxada, a situação do bebê, que é precária, poderá ser melhorada e seu pulso ficará mais lento, ou talvez chegue mesmo a níveis normais.

Tudo que dissemos acima fica ilustrado de modo muito claro nos dois casos seguintes, segundo relato do Dr. Chester M. Raphael. Diz ele[2]:

"No primeiro dos dois casos sobre os quais escrevo presentemente, o trabalho de parto foi anormalmente demorado. Já no segundo, parecia estar acelerado. A ajuda prestada a ambas as gestantes foi estimulada pela consideração espontânea dada ao processo de encouraçamento que, nestes casos, representava uma couraça aguda em resposta ao medo e à dor; obtive essa consideração da orgonomia e do tratamento biopsiquiátrico dos estados cronicamente portadores de couraça.

"O primeiro caso tem por paciente uma primípara de 27 anos de idade, que não conseguia engravidar há quatro anos. Os estudos feitos para determinar a razão de sua esterilidade incluíram insuflação, análise de sêmen, exame de material vaginal e biópsia do endométrio, todos com resultados negativos, com exceção de uma secreção endocervical presente na endocervicite crônica. Este fato foi considerado como suficientemente grave para bloquear a migração ascendente do esperma pela cavidade do endométrio. Por este motivo, tentou-se a inseminação intra-uterina do sêmen do marido e esta tentativa também fracassou. O médico que a examinou disse que a mulher estava 'tensa e ansiosa demais para a situação imediata'.

"Finalmente, engravidou. Numa carta endereçada a mim, escreveu: 'Depois de muitas tentativas de inseminação artificial, decidimos deixar de lado os médicos, os termômetros, as tabelas de temperatura diária, os testes de Rubim, as relações cheias de preceitos. Resultado: engravidei.'

"Os amigos e parentes tornaram-se excessivamente solícitos porque havia sido tão difícil ela engravidar. Ela se mostrava muito tensa e instável nos primeiros meses da gestação. Teve alguns

---

[2] O texto faz parte de um artigo intitulado "Orgone Treatment during Labor", reimpresso de *Orgone Energy Bulletin*, abril de 1951, com permissão.

poucos ataques fortes de vômito mas, depois disto, sua gestação prosseguiu sem mais acontecimentos. Não havia um registro sequer de doenças sérias anteriores à gestação e tinha a reputação de ser uma pessoa bastante resistente ao sofrimento.

"Passou o dia esperado para o nascimento. Falou-se de interferir no processo, apesar de a gestante sentir que não haveria necessidade disso. Não obstante, quando consultou o obstetra, este recomendou a indução do trabalho de parto. Não se anteciparam quaisquer dificuldades. Sua pelve era ampla, engordara excessivamente e parecia em bom estado de saúde. Foram prescritos uma dose de óleo de rícino e um enema. Várias horas depois de ter ingerido o óleo de rícino, teve umas poucas contrações e foi imediatamente conduzida ao hospital. Pessoalmente, objetou que parecia muito cedo.

"Alguns dos comentários feitos pela paciente sobre sua experiência no hospital elucidam certos fatores que contribuem tão freqüentemente para o medo do parto.

Até me internar no hospital, estava num excelente estado de espírito. Não estava com tanto medo assim. Sabia que ia sentir um pouco de dor, mas tinha certeza de que não iria achá-la insuportável. Quando me levaram para a sala de parto, porém, minha atitude mudou tão repentinamente que me assustei. Fui recebida por gritos e súplicas de fazer o sangue gelar nas veias, pedindo ajuda que, não obstante, eram friamente ignorados. Enquanto conversava com as enfermeiras da recepção, no saguão de entrada, havia dois trabalhos de parto em andamento, tendo eu escutado seu desenrolar nos mínimos detalhes. Depois, quando ainda estava lá, vi dois médicos saindo das salas de parto com seus aventais cobertos de sangue. O quarto em que me colocaram era destituído de toda ornamentação, tinha duas camas, uma cadeira e uma janela fechada por uma tela de arame colocada por entre as folhas de vidro, dando a impressão de uma cela nua. Fui sentindo pouco a pouco que estava numa cela de torturas da Idade Média'.

"Durante as cinco primeiras horas, continuou a ter contrações e então aplicaram-lhe uma injeção intramuscular de demerol. Adormeceu. Quando acordou algumas horas mais tarde, as contrações haviam praticamente desaparecido. Foi examinada por um residente e notificaram a seu obstetra que a cerviz não estava dilatando. Nessa mesma tarde, ainda se sentia bem, apesar de um pouco combalida pelos gritos de terror que vinham de todos os lados à sua volta. As contrações voltaram naquela noite e foi-lhe sugerido que não parasse de se movimentar para ajudar no processo de dilatação. Disse a paciente: 'Naquela noite devo ter andado quase vinte quilômetros.' No início da manhã de seu segundo dia de internação, após uma outra noite de insônia, as contrações ficaram bastante fortes. Não se lhe aplicou nenhuma medicação por medo de que novamente pudesse causar uma interrupção no trabalho de parto. Volto às suas próprias palavras para descrever o que lhe sucedeu:

271

'Não imaginava que conseguisse gritar tão alto. Quando vinha uma dor, eu procurava alguma coisa para empurrar para baixo com todas as forças, até que a dor passasse; podia ser um aquecedor se estivesse por perto, uma mesa no corredor, tudo que pudesse me suportar apertando para baixo com toda a minha força. Tinha vergonha de mim, gritando tão alto, e, quando sentia que vinha uma dor, corria para o banheiro, onde podia berrar à vontade. Lembro-me de ficar me desculpando com a moça que estava no mesmo quarto que eu por gritar daquele modo. Falando nisto, meu quarto ficava exatamente em frente de uma espécie de almoxarifado e laboratório, perto também da sala de parto, de modo que eu podia ouvir tudo que se passava. No decorrer da noite — talvez tenha sido sábado de manhã — uma mulher deu à luz um bebê morto e eu vi as enfermeiras carregando um pacote que, presumo, era a criança para uma sala do outro lado do corredor. Todas as enfermeiras se reuniram ali e falavam em vozes abafadas. Fiquei muito perturbada com isso. Lembro-me de dizer ao meu obstetra que estava ficando louca aos poucos, que eu não estava mais agüentando e que tinha sabido de um parto de natimorto durante a noite.'

"Recebeu outro enema nesta altura dos acontecimentos e as contrações continuaram cada vez mais intensas e dolorosas. Recebeu, então, três injeções de pituitrina obstétrica. A dor tornou-se insuportável. Em seu afã de apressar o andamento do processo, o obstetra furou a bolsa; havia mecônio no fluido amniótico e as enfermeiras foram avisadas a se manterem por perto, acompanhando detidamente a taxa de batimentos cardíacos do feto.

"Fui chamado nesse instante e soube que as coisas estavam indo mal. A taxa de batimentos cardíacos do feto estava em 164 e seu pulso muito fraco. Quando cheguei ao hospital, a paciente já se encontrava em trabalho de parto há mais de quarenta horas. Seu estado era desesperador. Encontrei-a sentada a uma cadeira, segurando-se com os braços rigidamente de encontro às laterais da cama, a face cinzenta, os lábios cianóticos, o pulso fraquíssimo. as mãos frias e úmidas, os ombros erguidos para cima em forma de ângulo. A cada contração, de cinco em cinco minutos, berrava que não conseguia agüentar mais aquilo e queria morrer. Entre as contrações, os seus olhos rolavam para dentro das órbitas e, com as contrações, seu desconserto atingia os limites do possível. Retinha a respiração e o corpo se enrijecia. O quadro que apresentava era o de uma aguda contração de todo o organismo.

"Deu um trabalho considerável conseguir com que ela abaixasse os ombros. Depois disso, pedi-lhe que respirasse mais profundamente para prolongar sua expiração. Em menos de dois minutos, o corpo começou a tremer, apareceram movimentos clônicos nas extremidades inferiores que se alastravam até o maxilar inferior e dentes; estes começaram a bater uns nos outros, de modo incontrolável. Ela cerrou o queixo, mas eu a dissuadi deste movimento imediatamente e ela foi auxiliada a deixá-lo solto. Foi gradualmente superado o espasmo que abrangia seus ombros e músculos intercostais (estranhamente macios). Melhorou a respiração. A seguir, ela mesma se queixou de um bloqueio na região do diafragma. Apareceram fibrilações em suas coxas e fortes sensações de corrente elétrica despontaram nas mãos e dedos. Desaparecia nitidamente a severidade da dor de suas contrações uterinas.

"Seu rosto voltou a colorir-se, a pulsação ficou mais vigorosa e lenta, os movimentos respiratórios aconteciam, então, de modo involuntário. Começou a arrotar, em seguida, e, deste modo, o incômodo na região do diafragma cedeu. Foi se aquietando e lentamente sorriu. Em poucos instantes, as contrações vinham de dois em dois minutos. O desconforto produzido por elas parecia ser relativamente pequeno e a paciente conseguia descansar entre uma e outra. Apesar de estar em trabalho de parto há mais de quarenta horas, a maior parte do qual passado numa dolorosa agonia, a mulher começou a dar a impressão de estar confortável e sentindo-se bem. Uma qualidade importante de sua reação à dor era a fuga muito nítida a nível dos olhos. Quando fazia isso, a paciente dava a impressão de perder todo o contato. Não me escutava, parecia confusa e era difícil trazê-la de volta.

'Quando você chegou (disse-me mais tarde) lembro-me de lhe ter dito que não podia mais continuar e que simplesmente eu não iria agüentar muito mais. Você disse que dobrasse as pernas e, enquanto apertava meu peito para baixo, dizia-me que respirasse regularmente, expirando todo o ar. Você estabeleceu um ritmo respiratório enquanto pressionava meu peito para baixo e eu tentava acompanhar, mas as dores eram fortes e novamente eu gritei que não ia mais suportar a situação. Mas você perseverou em seu intento, eu me esforcei desesperadamente, até que, por mim, parecia estarmos conseguindo alguma melhora. Minhas extremidades começaram a formigar e a parecer pesadas. Uma tontura mole começou lentamente a me envolver, minhas pernas pareciam pesadas, não consegui fixar meu olhar. Só quando você me chamou de volta é que eu consegui focalizar de novo, num esforço muito determinado de fazê-lo. Era tão fácil desligar que creio ter sido chamada de volta várias vezes. Nesse momento eu estava formigando pelo corpo todo, comecei a sentir calor e descontraí, enquanto antes estava gelada e tensa. Naquele instante em que você saiu do quarto, a enfermeira, que a tudo assistia, comentou que, na opinião dela, você havia me hipnotizado. Certamente agora eu conseguia suportar as dores. Você disse que elas estavam mais próximas uma da outra, apesar de não me parecer assim, já que conseguia descansar no intervalo entre uma e outra. Não entendo muito bem a coisa toda. Só sinto que me ajudou tremendamente'.

"Por esse tempo, eu já estava com ela há duas horas. A taxa fetal ainda se mantinha em 170 e era evidente haver algo errado. Chamaram o obstetra. Ele chegou uns poucos minutos depois, examinou-a e verificou que a cerviz estava completamente dilatada, ao passo que a cabeça ainda estava no alto. Descobriu que o feto estava na posição de cabeça torcida. Pelo fato de a criança estar nesta forma de apresentação e devido ao fato de estar já em sofrimento fetal, o obstetra decidiu-se imediatamente pelo uso do fórceps. Trabalhou rapidamente, enquanto a mãe estava dominada pelos efeitos de uma anestesia. O médico rodou a cabeça do bebê e, em seguida, trouxe-o para fora, quando viu que tinha três voltas de cordão umbilical à volta do seu pescoço. Estava flácido e pálido; aspiraram imediatamente sua garganta, aplicaram-lhe a respiração artificial e depois lhe deram oxigênio. O bebê respondeu rapidamente e foi imediatamente introduzido numa incubadeira. Disse a mãe: 'Quando finalmente percebi que tinha acabado, tive uma sensação de euforia e exuberância, recuperei-me em pouco tempo, senti-me bem já nos primeiros instantes e não tive nenhuma crise de desânimo depois, apesar de terem-me dito que era coisa de se esperar.'

"O segundo caso era o de uma primípara de 23 anos que havia sido examinada, em sua gestação, pelo *Orgonomic Infant Research Center* da *Wilhelm Reich Foundation*. Sua gravidez ocorrera completamente destituída de qualquer manifestação digna de nota e, em geral, a gestante parecia preencher os critérios para um funcionamento relativamente saudável. Seu obstetra concordara em não empregar os medicamentos de praxe, nem a anestesia, nem fazer a clássica episiotemia; aceitaria inclusive deixar de lado o tapa dado no bebê, com o qual normalmente se saúda sua entrada no mundo exterior. Foram feitos planos para que mãe e criança entrassem imediatamente em contato após o parto. Toda a situação hospitalar era favorável na medida do possível, de modo a se reduzir ao máximo a atmosfera patológica e o contágio emocional da sala de parto.

"A paciente sentiu as primeiras contrações aproximadamente às oito horas da manhã, continuando a percebê-las com um intervalo de vinte minutos. Chegou ao hospital às 10:30 horas. Imediatamente após, as contrações praticamente pararam e tinha dúvidas de que fossem continuar. As contrações, que vinham ocasionalmente, pareciam-se mais com cólicas menstruais. Seu obstetra calculou que antes da meia-noite não haveria parto.

"Cheguei ao hospital às 4:45 da tarde. As contrações eram suaves, de curta duração e ocorriam aproximadamente de sete em sete minutos. A parturiente estava calma, com uma atitude levemente exagerada de despreocupação. Queixou-se de algum desconforto na parte inferior das costas, o rosto estava sereno, os maxilares soltos. Não obstante, os ombros e o terço superior do peito apresentavam-se contidos, ao mesmo tempo em que sua respiração estava moderadamente restrita. Queixou-se de um pouco de dor na virilha esquerda. Os adutores das coxas estavam moderadamente espásticos e, apesar de as coxas estarem inicialmente tensas, estes conseguiam mexer-se com facilidade. Passei a trabalhar no sentido de ela recordar sua respiração completa. O efeito quase imediato foi induzir um estado de sonolência. Encorajei-a a descansar. Decorreram mais ou menos quinze minutos quando sentiu uma contração muito forte e bastante prolongada. Reagiu a ela inibindo a respiração momentaneamente, fazendo uma careta, contraindo os músculos abdominais e das coxas. Estimulei-a e ajudei-a a recuperar a respiração completa. Novamente relaxou todo o seu organismo. Dentro de poucos minutos, aconteceu outra contração, tendo o organismo retraído da mesma forma, em resposta à dor. Daí em diante, as contrações sucediam-se com intervalos de dois a três minutos, bastante intensas. O que mais se evidenciava a cada contração era a reação de fuga, particularmente notória a nível dos olhos. Este aspecto foi o que mais deu trabalho até o momento do parto. Não se sentia disposta a respirar profundamente, queixando-se de que isto aumentava a dor. De início, com as contrações poderosas, ela se sentia tonta e parecia inquieta, além de ligeiramente confusa. Até certo ponto, conseguiu-se mitigar este incômodo, insistindo com ela para que 'ligasse de novo' todas as vezes que mostrasse qualquer indício de estar se afastando. A princípio, relutou em fazê-lo mas, à medida em que o tempo foi passado, ela começou a perceber os benefícios desta medida. A dor era menos intensa quando conseguia proceder desse modo, prosseguindo de maneira mais ordenada e eficaz. Apareceram sensações de corrente na parte superior do corpo e também nas extremidades inferiores, até certo ponto.

"No local onde antes se queixara de dor, na virilha esquerda, consegui palmar um cordão duro, flexível, situado longitudinalmente. Apesar de meu esforço, não consegui desmanchar esse cordão. Só depois que a cerviz havia dilatado completamente e que a cabeça do feto já havia passado pelo canal de parto até o soalho pélvico, é que este ponto dolorosamente flexível cedeu. A parturiente começou a sentir as correntes em seu abdome e pelve. Deu alguns arrotos e então sentiu-se muito mais confortável. Começaram a intensificar-se as sensações de pressão no reto, ficando a mulher mais apreensiva e inquieta, além de ligeiramente confusa.

"Sentia vontade de aliviar os intestinos e queria andar até o banheiro, mas depois desistiu disso. Seu rosto ficou corado e ela se queixou de uma sensação de calor pelo corpo todo. Depois veio o frio, um suor melado e uma acentuada secura da boca. Ficou menos cooperativa. Os maxilares e as pernas enrijeceram e tive de dar muito mais de mim para superar esse obstáculo. Tive de comportar-me muito mais energicamente para que ela 'voltasse com os olhos'. Eram então muito intensas as sensações vegetativas. Quando começaram a arrefecer um pouco, instalou-se um ritmo de esforço voluntário alternando com repouso e sonolência esporádica, no intervalo das contrações. Todo o processo assumiu uma característica muito mais rítmica. Sua respiração ampliou-se nitidamente e ela conseguiu voltar por si mesma; houve vezes em que conseguiu realmente evitar esse afastamento.

"Às 6:30 hs. observou-se a formação de uma nítida protuberância. Apareceram no *introituis vaginalis* as membranas que passaram sem se romper. Chamaram o obstetra e a paciente foi enviada para a sala de parto. À 7:15 começou a sair a cabeça do bebê. Depois veio uma contração aguda e mais marcante do que qualquer outra até então. Só consegui apartar seus maxilares às custas de toda minha força e sua respiração exigiu de mim uma atenção considerável. Começou a tremer e exclamou, numa expressão de terror, que aquilo parecia que uma coisa terrível ia acontecer. Disse mais tarde que tinha sentido vontade de empurrar mas, se o fizesse, poderia estourar. O bebê acabou de nascer às 7:20 hs. Ele estava um pouco cianótico, mas respondeu de imediato, chorou com vigor e logo ficou saudavelmente rosado. O trabalho de parto relativamente mais ativo aconteceu durante duas horas e quinze minutos. Ocorrera uma laceração de primeiro grau, moderada, do períneo, que depois foi convenientemente suturada sob anestesia."

Conclui o Dr. Raphael:

"Com base nos dois casos, tenho a impressão de que estabelecer uma respiração completa, dissolver a couraça aguda, prevenir e superar a tendência à fuga e a contração aguda de todo o corpo tornam o processo de parto e o momento de dar à luz um acontecimento muito mais rápido. O conhecimento do reflexo do orgasmo e da disposição segmentada da couraça, conforme as descrições de Reich, comandam uma consideração pronta do problema e da técnica que deve ser empregada quando se presta algum auxílio ao parto. Destituído deste conhecimento, o médico terá de enfrentá-lo com estupefação, desarmado e desanimado. Recorre apenas às drogas, pondo igualmente em risco as vidas da mãe e de seu filho; quando não as emprega, faz tentativas mais ou menos ineficazes de persuadi-la a relaxar; trata-a com a indiferença de quem já viu coisa pior, ou se serve de algum outro paliativo como, por exemplo, o assim chamado fórceps profilático, a episiomia de rotina, etc. Aquilo que Reich disse, com respeito à atitude corporal do organismo preso dentro da couraça e à dissolução desta atitude, tem uma aplicação imediata em organismos agudamente contraídos. É preciso uma assistência ativa para a desarticulação dessa 'contenção'. Esta expressa-se automaticamente e a pessoa não tem condições de compreender nem de corresponder às exortações de 'relaxe' ou congêneres. O processo de retração manifesta-se tão agudamente que o obstetra não pode impedir-se, ocasionalmente, de sugerir instintivamente à paciente que pare de segurar o fôlego, ou então que inspire profundamente; em geral, está incapacitado para ajudá-la de modo eficiente. Na melhor das hipóteses, sua assistência é abortiva. Não tem condições de proceder sistemática ou consistentemente. Sem o conhecimento da função da pulsação e do processo de encouraçamento, o médico é incapaz de estruturar sua tarefa terapêutica. Já está implícito aí que a quantidade de ajuda exigida pelo trabalho de parto depende do estado anterior do organismo. A prevenção ou a dissolução eficaz da couraça crônica — anterior à gestação ou ao parto — auxiliariam todo o processo do nascimento. No caso de primípara, face à novidade do parto que ela enfrenta cheia de superstições e de tremores, o choque dessa experiência pode ser atenuado até certo ponto por uma educação adequada dos acontecimentos relativos ao mecanismo do parto. Como se evidenciou no primeiro caso, o local representa um fator significativo.

"A partir deste estudo preliminar, portanto, temos a impressão de que há medidas muito práticas para a prevenção de problemas, além de medidas terapêuticas que, sendo aplicadas, muito aliviariam o desconforto do parto, além de funcionarem como salvaguardas de alguns de seus perigos. O resultado mais importante de um trabalho de parto mais fácil é a redução do perigo de lesar a criança a um nível mínimo. Este é o dado de interesse nesta pesquisa, que estimula sua continuidade."

Gostaria ainda de acrescentar, às conclusões do Dr. Raphael: o parto deve acontecer em casa, num ambiente conhecido, com os seres queridos por perto. Poucos obstetras de hoje, infelizmente, consentem nisso. Argumentam que, em caso de emergência, o hospital está muito mais equipado para o atendimento, tendo, além disso, de haver uma preparação muito maior em casa, pois o lar não está sempre em condições de atender a um parto, como o hospital. Por outro lado, é mais conveniente para o obstetra. Este conta com a enfermeira para acompanhar o progresso do trabalho de parto, sendo chamado apenas no último instante. Tudo isto pode ser perfeitamente verdade mas, se nos preocuparmos exclusivamente com o bem-estar tanto da mãe quanto do bebê, ambos estarão extraordinariamente melhor em casa, exceto no caso de alguma complicação; estas, porém, são em geral previsíveis muito tempo antes, durante a gestação. Além disso, estando no hospital, ambos estão muito mais sujeitos a sofrerem alguma infecção, risco que em casa é mínimo.

O bebê deve permanecer com a mãe depois de nascer para que ambos descansem um ao outro. Permite-se ao bebê que mame assim que mostrar desejo de fazê-lo, com movimentos de sucção dos lábios. Nestas circunstâncias, tanto a mãe quanto a criança reagem prontamente ao extraordinário evento pelo qual passaram. Dificilmente deixa-se de acreditar na diferença entre um bebê nascido deste modo e um outro, dado à luz em hospital, nas circunstâncias usuais. As gotas flamejantes que já pingam nos olhos da criança, as roupas apertadas, a separação da mãe, refeições atrasadas até vinte e quatro horas, às vezes, não são fatores que promovam o desenvolvimento da criança. Poderão, isto sim, contribuir para muitas das dificuldades que o bebê venha a sofrer nos seus primeiros meses de vida extra-uterina, ou mesmo pelo resto de sua vida.

18. Bebês

Não se pode verdadeiramente compreender o conceito energético de funcionamento, a menos que se tenha trabalhado e observado cuidadosamente os bebês, pois é nestes que tanto o movimento unitário quanto o entrecortado são mais nitidamente patenteados. Nunca cessamos de nos admirar e indagar como pode a natureza, em nove meses, produzir de um espermatozóide e de um óvulo um organismo tão complexo e maravilhosamente funcional como o de um bebê humano. Quando este organismo pode se desenvolver dentro de um útero descontraído de mãe amorosa e quando nasce de modo natural, torna-se imediatamente uma unidade independente e eficiente, do ponto de vista funcional. Começa a respirar sem mais delongas, sendo capaz de observar o mundo e de entrar em contato com ele também imediatamente.

Participei de um parto natural em casa. Eu e o pai da criança, um médico orgonomista amigo, observamos cuidadosamente a filhinha recém-nascida. Poucos minutos depois do parto, ela ergueu os olhos para um de nós e depois para o outro, acompanhando-nos com o olhar, enquanto deliberadamente andávamos pelo quarto. Ela girava a cabeça para não nos perder de vista. Seus olhos estavam abertos e limpos. Imaginávamos qual teria sido sua impressão ao olhar o mundo do lado de fora pela primeira vez. Nesse momento, deitaram-na no abdome de sua mãe, aquecendo-se ambas, e intensificando as contrações do útero materno através desse contato. Mamou vigorosamente uma hora depois e, pela sua expressão, foi uma experiência deliciosa. Todo seu organismo respondia a qualquer movimento, pois lá, na segurança de sua mãe, podia soltar-se sem medo.

É inconcebível que médicos, enfermeiras, mesmo mães e pais ainda pensem em aceitar a noção de separar mãe e filho no momento do nascimento. É evidente que muitas objetam a esta prática, mas respondem a elas com as regras inflexíveis dos hospitais, estes voltados exclusivamente para a eficiência, conveniências e idéias médicas errôneas transformadas em dogmas; jamais se preocupam com as necessidades emocionais da criança.

Esta atitude arbitrária é, às vezes, exagerada a níveis absurdos. Um conhecido meu consultou-me a respeito de uma situação que o preocupava. Sua filha de seis anos tinha de se submeter à extração cirúrgica de um pequeno cisto subcutâneo no braço. O cirurgião recusara-se a operá-la em seu consultório, com uma anestesia local e disse que a coisa deveria ser realizada num hospital com sódio pentatol. O hospital insistia que a menina teria de pernoitar lá antes da operação para ser observada. A mãe não poderia ficar com ela. A garotinha nunca dormira fora de casa e o pai se preocupava com que tantas e tão elaboradas preparações fossem assustar a filha mais do que a intervenção propriamente dita. No início de minha carreira eu fizera muitas operações de pequena monta com anestesia local em crianças pequenas e sempre as considerara ótimas pacientes, quando se lhes explica adequada e honestamente o que lhes irá acontecer.

Assim, concordei com as preocupações do meu conhecido e, do fundo do meu coração, insisti para que tentasse dissuadir o médico de tanto aparato, operando em seu consultório mesmo; caso ele não concordasse que, pelo menos, a menina fosse levada ao hospital pela manhã, no dia da operação. Um número muito grande de médicos e de pais, na esperança de acalmar as crianças, minimizam tudo, o que tem por resultado a descoberta inevitável, pelas crianças, de que foram ludibriadas. Isto faz com que desconfiem de todos os adultos. Descobri que a criança normal pode aceitar as coisas tanto quanto um adulto, às vezes até mais, se lhe for feito um quadro real do que deverá enfrentar.

Não obstante, o cirurgião recusou-se a tratá-la em seu consultório e o pai procurou fazer com que a filha não tivesse de dar entrada ao hospital senão pela manhã. Também com respeito a este aspecto, o cirurgião não cedeu. A menininha foi levada ao hospital de noite, deixada totalmente só num lugar desconhecido e repressor, na expectativa de uma prova tremenda e desconhecida. Ficou acordada a maior parte da noite, soluçando, foi para a operação cansada, assustada e extremamente magoada. Muitos meses depois ainda tinha medo de ser deixada sozinha ou de ver seus pais saírem. Falava continuamente sobre os detalhes de sua experiência até chegar ao ponto de dizer: "Agora é a hora que eu voltei do hospital?"

Quando não sofrem as restrições espantosas descritas, os bebês se desenvolvem muito depressa quanto à realização de movimentos e quanto à aquisição de controle.[1] A respiração num bebê desbloqueado afeta todo o seu organismo. O impulso pode ser acompanhado em seu trajeto até a pelve, terminando por um suave inclinar-se à frente, de todo este segmento. A pele é quente e rosada, o corpo macio e plástico, sistema energético que com seus próprios recursos fará contato com seu meio ambiente, começando a moldá-lo segundo suas necessidades. Os olhos são abertos, francos e sérios. A boca é um órgão funcionante, verdadeiramente bem desenvolvido. Impressiona e agrada ver a força com que realiza seus movimentos de sucção. Se se deixa o bebê sugar um dedo, logo se descobrirá o reflexo forte e rítmico que rapidamente dá início a vibrações dos dedos às quais vão, gradualmente, subindo pelo braço todo. É fácil compreender o efeito destes movimentos no seio da mãe: a amamentação transmite vibrações de energia através do corpo direto para a pelve. Quando a mãe responde ao seu filho, é vivenciado um profundo amor, acompanhado de sensações genitais. Se a mãe interpreta-as como incestuosas afastar-se-á horrorizada e ansiosa, perdendo o contato com seu filho.

No final da mamada é comum notar-se um tremor nos lábios do bebê. Estes tremores difundem-se pela face, acabando depois em delicados movimentos convulsivos da cabeça e garganta, às vezes até do corpo todo. Os olhos reviram-se para dentro das pálpebras e o bebê se entrega completamente a esta rendição de prazer (orgasmo oral).

Nos casos em que a mãe desenvolve alguma ansiedade e perde o contato, o bebê também se contrai, tendo início sua descida infernal para a vida de miséria que o aguarda. Contrai-se, antes de tudo, a nível do diafragma e do peito, reduzindo as sensações e cindindo as metades superior e inferior de seu corpo. Isto é fácil de se observar na respiração, mas logo se apresentam outros sinais e sintomas. Os pés e nádegas tornam-se frios e azuis ou empalidecidos; os olhos perdem o brilho, o rosto não mais apresenta a expressão aberta e contente. As costas se curvam e todo o corpo poderá tornar-se rígido. Fica inquieto, irritadiço e seu choro — ao invés de comunicar um pedido confiante — assume

---

1 É comum os obstetras aconselharem deitar os bebês de barriga para baixo, em suas camas. A razão apresentada é que, caso a criança regurgite o leite, não se afogará pela inalação do líqüido nos pulmões. Na realidade, principalmente bebês fracos e doentios tendem mais a regurgitar e a se engasgar sozinhos nesta posição, quando não os fazem arrotar adequadamente. Além disso, deitados desse modo, são forçados a retrair suas pelves e a curvarem as costas, assumindo a postura clássica da contenção. Os bebês vigorosos superam este problema recolhendo os joelhos sob a barriga. Dever-se-ia permitir que deitassem de costas ou de lado; estas são posturas mais naturais e dão maior margem de movimento. Talvez seja ainda mais importante o fato de estas posturas darem mais liberdade de seguir com os olhos os objetos móveis, o que facilita o desenvolvimento destes órgãos.

uma tonalidade de queixosa lamúria. Ficam perturbados o ritmo de alimentação e do sono, além do funcionamento intestinal que também se altera; o bebê acaba por perder peso, chegando a se resfriar, ter febre ou outras doenças.

A mãe, alarmada e incapaz de entender o que acontece, bem como sem condições de contornar o problema, torna-se progressivamente mais ansiosa. Por fim, acaba brigando com o marido, culpado pela presença da criança antes de tudo, e está criada a situação caótica de um círculo vicioso. É geralmente nesta altura dos acontecimentos que vão consultar-se com um médico orgonomista.

Examinando bebês

História

Esta deve constar necessariamente de cinco itens: 1) as queixas que esclareçam por que o bebê teve de ir ao médico; 2) circunstâncias gerais da gestação e parto, incluindo as eventuais dificuldades havidas e se aquele filho foi ou não desejado; 3) as circunstâncias do parto: os medicamentos usados, a presença ou ausência de problemas para fazer o bebê respirar e mamar; 4) deve-se pesquisar um pouco o comportamento da criança desde o nascimento, a amamentação, sono, defecação e quanto a engatinhar[2] e assim por diante. Deve investigar se o choro da criança é a plenos pulmões ou se consiste em gemidos; se, em geral, a criança se mantém de bom humor ou zangada; se é muito gorda ou magra; se consegue se aninhar no colo de alguém. A incapacidade de se aninhar no colo é séria e indica um bebê autista. Por último, o terapeuta deve tomar conhecimento de, no caso de a criança ser do sexo masculino, ter havido ou não circuncisão.

O quinto elemento da história tem a ver com a atitude da mãe. O terapeuta deve ficar conhecendo seus sentimentos pela criança desde sua vinda ao mundo, se a situação está caótica, se a mãe desenvolveu ou não sua ansiedade genital.

Exame

Os seis pontos seguintes cobrem os quesitos gerais que o terapeuta deve indagar a si próprio, enquanto examina a criança:

---

[2] Robert J. Doman e colaboradores, *The Doman Delacato Institute for the Achievement of Human Potential*, Philadelphia. Estes investigadores demonstraram a importância de rastejar, engatinhar, andar e outros movimentos para o desenvolvimento adequado da coordenação e da integração. Mesmo problemas de leitura foram beneficiados quando seus portadores foram submetidos ao processo de rastejar e engatinhar que, ao longo de seu desenvolvimento, não tinham atravessado. Os movimentos da cabeça de um lado para o outro, ao rastejar e engatinhar, parecem ser muito importantes para o desenvolvimento do segmento ocular.

1) aparência geral: o bebê está chorando, está feliz, está lutando? agarra-se ao colo da mãe? como esta o segura? o bebê parece assustado, zangado, triste?

2) olhos: estão abertos, diretos, sérios, amistosos e capazes de observar ou estão desconfiados, tristes, amedrontados e parcialmente fechados?

3) pele: está rosada e tépida ou fria e azul, principalmente na região das pernas e nádegas?

4) posição: as costas estão arqueadas com a pelve contida ou o bebê consegue incliná-la naturalmente para a frente? Se seguro pelos pés e mãos mantém-se tenso e contraído ou se solta, na parte anterior?

5) garganta e maxilares: estão abertos ou contraídos? Isto se verifica com mais facilidade pela intensidade do choro. Quando a boca do bebê se mantém aberta e ele chora, consegue zangar-se e mostrar-se realmente irritado?

6) pelve: está solta ou tensa? Isto se verifica logo erguendo-se os dois pés do bebê.

É muito fácil liberar bloqueios em bebês. São muito frágeis, no entanto, e deve-se trabalhar com eles usando-se o máximo de delicadeza. Mesmo se o bebê for machucado durante o tratamento, o terapeuta será recompensado por um sorriso de admiração e de amizade se for bem sucedido.

Ataques convulsivos num bebê

O caso a seguir é uma das mais claras ilustrações das possibilidades deste tipo de terapia. O paciente era um menino bem desenvolvido e formoso de 17 meses.

Segundo seus pais, desde a idade de três meses o bebê apresentava períodos de desligamento que seu pediatra havia diagnosticado como pequeno mal. Aos nove meses, estes momentos de desligamento transformaram-se em ataques tipo grande mal que ocorriam várias vezes por mês. Estes ataques continuavam inclusive na época em que veio para a consulta. Quando o vi pela primeira vez, vinha tomando remédios específicos (Fenobarbital e Dilantin) por cinco semanas, mas ainda tinha ataques ocasionalmente. Cada um deles começava como um acesso de birra, no decorrer do qual segurava a respiração, ia ficando azul e, por fim, entrava numa crise epiléptica. Afora estes ataques, sempre fora um bebê incrivelmente dócil. Quase nunca chorava nem ficava zangado, era sossegado e bem comportado, evidenciava uma inteligência acima da média e tudo isso apesar do fato de que só conseguia dizer duas ou três palavras e todas elas muito indistintamente. Aos dez meses e meio começou a andar, levando os pais até aquilo que desejava e indicando-lhes o que é que estes deveriam fazer a respeito. O pai disse que a criança se comportava melhor com ele do que com a mãe; os ataques de birra aconteciam com a criança na companhia da mãe.

Depois do início dos ataques, fora examinado por vários médicos e, finalmente, internaram-no num imenso instituto neuropsiquiátrico para exames mais minuciosos. O exame físico geral acusou resultados normais. Os exames de sangue, incluindo estimativas de cálcio e fósforo, também foram normais. Um especialista pensou que estava havendo um início de atrofia da retina no olho esquerdo, mas outros dois especialistas disseram que seu fundo de olho era normal. Os eletroencefalogramas deram traçados anormais nas ondas, havendo a suspeita, portanto, de epilepsia e de início de tumor cerebral. Recomendaram a renovação dos exames quando tivesse dezoito meses. O diagnóstico presuntivo foi "instabilidade cortical". Foi submetido a um tratamento com Fenobarbital e Dilantin na confiança de que, depois de quatro ou cinco anos, os remédios deveriam ser suprimidos, já que as crises não deveriam mais voltar.

Havia sido uma criança desejada, o primeiro, e até o momento de vir ver-me continuava sendo o único. Nasceu normalmente depois de um trabalho de parto de cerca de nove horas, não tendo havido a intervenção de instrumentos. A mãe sofrera de hiperemese (*hyperemesis gravidarum*) e, durante as seis primeiras semanas depois do parto, a amamentação era muito problemática porque a criança exigia ser amamentada a cada hora e meia, duas horas. Ou ela não estava se satisfazendo com a quantidade ou queria mamar por causa do frio e de falta de contato com a mãe. Não obstante, mamou vigorosamente e, aos dez meses e meio, desmamou-se voluntariamente, aceitando uma mamadeira (começou a andar na mesma época). Não pude obter qualquer informação mais detalhada dos pais a esse respeito, no sentido de explicar porque tinha sido assim.

O pai parecia calmo, permissivo e delicado; estava num bom relacionamento com o filho, aparentemente. A nível observável, a relação da mãe com a criança não era tão boa, mas ela parecia genuinamente interessada no bem-estar do filho. Tentara ser uma boa mãe e procurava seguir religiosamente um livro sobre cuidados infantis. É evidente que o fato de procurar orientação num livro indicava sua incapacidade de seguir ou confiar em seus instintos maternos naturais. Tinha muito de ausência de contato e uma enorme quantidade de hostilidade encerrada em seu íntimo. Sexualmente era frígida. O pai disse que, antes do casamento e nos três primeiros meses de vida em comum e antes da gestação, tinha sido muito livre sexualmente e tinham-se ajustado bem. Mas, desde então, havia se afastado gradualmente da atividade sexual e, quando vi o casal, ela já não apresentava o menor interesse pela coisa. Este desinteresse era acentuado por uma infecção vaginal. Podia-se suspeitar de que, ao amamentar, os bicos de seus seios estivessem frios, não relatando prazer no ato.

Para a primeira entrevista, os pais vieram junto com o bebê e ficaram na sala enquanto eu o examinava. O pai encarregou-se do bebê, despindo-o e colocando-o no divã. O bebê reclamou um pouco e eu conversei com ele, tentando estabelecer contato. De repente, ele ficou de pé, correu para mim, jogou seus braços ao redor de meu pescoço, apertando-me com força. Abracei-o e continuei falando com ele e explicando que eu queria examiná-lo, para ver se podia ajudá-lo a sentir-se menos mal. Deitei-o no divã, em seguida. Era uma criança linda, mas nunca havia visto ninguém tão lesado biofisicamente, para a sua idade. Seus maxilares estavam rigidamente contraídos e a garganta tão tensa que engasgava ao inspirar, a cabeça sacudia por tremores toda vez que inspirava. O peito não se movimentava na respiração e os músculos espinais pareciam tiras de ferro. Os músculos occipitais estavam extremamente contraídos e a pelve se mantinha rígida. Os olhos estavam apenas parcialmente abertos e sua expressão era a de uma contenção determinada. A área submental estava rígida e contraída para trás pela pressão da língua; isto denotava a contenção do choro. Não era difícil ver que estava retendo duas emoções, pelo menos: raiva e choro.

O tempo todo que levei examinando-o, o bebê cooperou bastante; expliquei a retração para seus pais e demonstrei-a, deixando que o pai sentisse os músculos rígidos. Disse-lhes que havia a necessidade de a criança soltar a raiva e de chorar e que, caso isso fosse bem-sucedido, as pressões e tensões seriam aliviadas tanto quanto os sintomas, possivelmente. O que eu faria para aliviar o espasmo muscular seria desagradável e até mesmo doloroso para a criança, mas, na minha opinião, valeria a pena. Por seu turno, os pais teriam de aprender a aceitar a agressividade da criança.

Nessa primeira sessão, trabalhei os músculos esternocleidomastóideos, soltando-os um pouco e depois fui para os masseteres. Estes mostravam-se tremendamente rígidos e cederam muito pouco; de minha parte, não ousei fazer muita pressão. Voltei-o de barriga para baixo e trabalhei nos músculos espinais, soltando o lado direito com relativa facilidade, mas sem obter o mesmo com o esquerdo, duro como uma pedra. Contudo, os músculos occipitais soltaram-se com relativa facilidade e o segmento ocular foi aliviado; eu esperava que os ataques epilépticos cessassem assim que a área occipital pudesse ser mantida móvel e, portanto, os olhos ficassem livres. Virei-o de costas, depois de soltar o occipital e abri manualmente seus olhos enquanto tentava abrir sua boca. Até este ponto, o bebê pouco tinha resistido e senti que ele havia compreendido minha intenção de ajudá-lo. Não obstante, resistiu com todas as suas forças a meus esforços de abrir sua boca; quando eu conseguia manter afastados os maxilares, segurava os lábios firmemente juntos. Na medida do possível segurei sua boca aberta e fiz pressão no soalho da boca, esperando que pudesse respirar e chorar com mais liberdade. Ele se contorceu e ficou muito zangado, acabando por soltar uns poucos gritos. Continuei segurando sua boca aberta com uma das mãos e, com a outra, pressionei seu peito e acabei conseguindo que, mais ou menos a cada três respirações, ele soltasse um grito razoavelmente alto. Verifiquei satisfeito quanta raiva mostrava tanto no rosto quanto em suas tentativas de se desvencilhar de mim.

Nesse ponto, disse-lhe que estava bem por hoje, tanto por não querer que a criança se excedesse quanto por não querer submetê-la a uma experiência desagradável por tempo muito prolongado. Saltou, correu para o lado do pai e, para minha grande satisfação, olhou para trás com os grandes olhos bem abertos e sorriu. Depois saiu pela sala, explorando-a; ambos os pais comentaram que ele parecia mais solto e aberto.

Disse-lhes que na ausência de um diagnóstico preciso, não podíamos saber o que eu seria capaz de fazer. Expliquei-lhes que, do meu ponto de vista, seu tensionamento extremo seria o responsável pelos sintomas; aconselhei-os a repensarem se queriam mesmo que eu tratasse do filho. Eu só podia garantir-lhes o melhor de meus esforços; se quisessem meu tratamento realmente, então a primeira coisa que eu iria fazer seria cortar os remédios de tal modo que, em três semanas, ele estaria sem qualquer medicação. Sugeri-lhes que me telefonassem dentro de uma semana.

Quando o pai me telefonou, disse que seu filho havia passado por uma grande modificação, notada não só por ele e pela sua esposa, como também pelos vizinhos. A criança estava usando muitas outras palavras novas, tinha começado a bater na mãe, pegava sujeira do chão e atirava nas outras crianças (principalmente em crianças louras). Nunca tinham conseguido antes exprimir este tipo de agressão e seu pai parecia estar entendendo a importância de fazê-lo. Às vezes, o bebê chorava completamente solto e tinha tido um ataque de birra que não havia acabado em convulsão. Voluntariamente, os pais haviam suspendido a medicação pela metade, depois de nossa entrevista, e queriam que eu continuasse trabalhando com seu filho. Concordei em ver a criança uma vez por semana.

A mãe trouxe a criança sozinha e permaneceu com ela, em todas as sessões. Na segunda, eu estava usando uma bandagem para cobrir um olho infeccionado e, ao vê-la, a criança ficou assustada e começou a chorar sem constrangimento. Falei com o garoto, expliquei-lhe o que era aquilo e novamente o menino correu para mim, lançando seus braços à minha volta. Abracei-o um pouco e depois coloquei-o no divã. Novamente fiquei surpreso com a presteza com que os bebês reagem à terapia:

seus olhos permaneceram abertos e ele chorou solto, engasgando e só ocasionalmente apresentava sinais de tremores na cabeça, enquanto respirava. Os músculos occipitais tinham-se mantido descontraídos e sua boca não se opunha tanto mais a ser aberta quanto antes. Depois de dez minutos, parei de trabalhar e devolvi-o à mãe. Disse-lhe que interrompesse o uso de Dilantin. Os músculos espinais do lado esquerdo ainda estavam tensos.

Na terceira sessão, a mãe comentou que seu filho tinha batido nela com uma freqüência razoável, e também em outras crianças. Queria saber como proceder, caso ele batesse em criancinhas muito pequenas. Sugeri-lhe que ela deveria dizer ao filho para não fazer isso e para bater nela, ao invés disso. O bebê tinha tido também um ataque de birra, durante o qual chorara sem segurar a respiração nem ficar azul. Chorou muito, lutou e ficou muito zangado comigo nesta sessão, quando, finalmente, exibiu movimentos de sucção com os lábios. Quando lhe apresentei uma mamadeira, segurou-a e sorriu para mim. Devolvi-o outra vez para a mãe e disse-lhe que deveria interromper toda a medicação. Fui informado de que isso já estava praticamente acontecendo, pois a criança recusava-se a tomar qualquer coisa.

Quando o menino chegou para a quarta sessão, tinha ficado sem um remédio sequer durante toda a semana. Tinha tido um ataque de birra e tinha segurado a respiração dessa vez, ficando cianótico, mas sem ter o ataque. Mantinham-se a agressividade e a beligerância. Tinha batido, lutado e inclusive afrontado crianças de três e quatro anos. Estava mesmo brigando por seu lugar na vida. A mãe falou que ele não havia atacado criança alguma menor do que ele, quando ficava com elas. Mas estava fazendo a ela um novo tipo de exigência: sempre havia usado um carrinho para passeios mais compridos como coisa rotineira, mas agora ele se recusava a entrar e sentar: ele queria colo. Estava em busca de contato.

A criança detestou completamente esta sessão; deu chutes e mordeu vigorosamente, chorou com muita raiva o tempo todo. Pela primeira vez os músculos espinais relaxaram devidamente e os maxilares, a garganta e o peito estavam muito melhores. Só ocasionalmente sua garganta se enrijecia e a cabeça tremia enquanto respirava; sua cor manteve-se boa. Logo que a sessão terminou, ele se aquietou, sorriu e abanou a mãozinha para dar tchau, quando saiu.

Na quinta sessão, disse-me a mãe que ele continuava a brigar com outras crianças, mas que, durante o fim de semana, tinha se acalmado e ficado muito bonzinho, de modo que se preocupava com o fato de ele ter regredido. Tinham ido visitar o avô materno e sua outra mulher nesse mesmo fim de semana. A mãe não gostava deles e achava que o bebê sentia o mesmo. Na verdade, a criança tinha regredido; os olhos estavam duros, distantes, meio fechados o tempo todo, os músculos occipitais e espinais espásticos e a garganta tensa. Quando respirava, ficava azul e engolia a língua. Depois de eu ter descontraído seus músculos espinais e occipitais, ele abriu os olhos bem arregalados e começou a chorar. Segurei sua boca aberta, pressionei o soalho de sua boca até ele começar a chorar mais livremente e depois dei-o à mãe, novamente. A salvo em seu colo, ele olhou para trás com os olhos bem abertos e brilhantes, sorrindo.

Depois desta sessão, o pai contou que seu filho havia-lhe dado uma mordida leve e tinha até tirado sangue da mão com outra mordida. Tinha começado a procurar a mãe e o pai notara que ela estava afastando-se inconscientemente da criança, embora, em plena consciência, estivesse tentando ao máximo aceitar o filho e ajudá-lo a exprimir-se. O pai achava também que, recentemente, estava se distanciando um pouco da criança. Aparentemente, os pais preferiam o filho quieto e desejavam vê-lo livre dos ataques, mas não desejavam outras transformações. Expliquei que este seu desejo era irrealizável. O bebê tinha convulsões porque era daquele jeito e só poderia deixar de lado os ataques na medida em que dispensasse aquele modo de comportar-se. Com todo o tato, apontei aos pais o fato de que a maioria dos adultos molda os filhos segundo suas necessidades, que eventualmente conflita com as necessidades da própria criança. O pai levantou a questão de se eles dois não deveriam também submeter-se a tratamento e, na minha opinião, seria de bom alvitre, principalmente para a mãe, caso pensassem em beneficiar seu filho de modo permanente. No decorrer daquela semana, a criança teve alguns dias bons; houve um ataque de birra, nenhuma convulsão e o choro continuava livre e desimpedido.

Na sexta sessão, o bebê chorou muito, tentou ir para a mãe e mostrou um muito evidente *arc du cercle**. Os músculos espinais estavam muito espásticos, mas soltaram-se com facilidade. A garganta estava tensa e ele engolia a língua, o que interferia em sua respiração. Esta condição foi aliviada quando exerci pressão na região submental. Os músculos occipitais também mostravam-se espásticos e tiveram de ser aliviados antes que os olhos conseguissem perder sua dureza. Chutou e lutou, parecia muito bravo e chorou amargamente. Quando deixei-o ir, correu rapidamente para a mãe e apertou-se a ela; depois olhou para mim com grandes e brilhantes olhos e sorriu, abanando a mão. De modo totalmente espontâneo, a mãe perguntou-me a respeito de um tratamento terapêutico para ela mesma. Estava imersa em culpa a respeito de seu desempenho como mãe, acrescentando que estava novamente grávida e que não queria cometer os mesmos erros

---

* Em francês, no original. Significa arco de círculo: curvatura pronunciada nas costas, formando um arco, da cabeça às nádegas. (N.T.)

com outro filho. Disse-lhe que, em minha opinião, era aconselhável terapia para ela e encaminhei-a a outro orgonomista.

Na sétima sessão, a mãe relatou que o garoto não tinha segurado sua respiração durante toda a semana, embora continuasse a lutar, mordê-la e a brigar com crianças de três a quatro anos que pareciam incapazes de fazer frente a ele. Tinha havido dois dias durante os quais ele se mostrara muito bom e amoroso. Seus olhos estavam brilhantes e muito abertos e, no decorrer da sessão, chutou, lutou e chorou bem alto. Sua garganta se fechou só por um instante e ele engoliu sua língua. Sua couraça estava já bem reduzida, mas ele ainda contraía as costas num *arc du cercle*, ao invés de ceder na parte anterior. Tão logo terminou a sessão, correu para a mãe e pediu uma mamadeira, não esquecendo de me sorrir para mostrar que não guardava rancor.

Disse a mãe, na oitava sessão, que ele tinha retido a respiração uma vez e ficado azul ou mesmo cinzento, que parecia mais aquietado, chegando inclusive a dormir na sala de visitas. Agarrava-se tenazmente à mãe. Durante esta sessão, seus olhos estavam duros, embora chorasse bem livre, parecendo menos vigoroso em seus movimentos. Perto do fim da sessão, engoliu a língua e sufocou-se um bocado. Consegui melhorar a situação de seus olhos trabalhando nos músculos occipitais, mas sua atitude corporal continuou a ser de contração. A impressão era de um retraimento geral; não entendi muito bem por qual motivo ele se mostrava assim, nada podendo dar de concreto para a mãe.

Na nona sessão, a mãe falou que ele tinha se comportado de maneira mais calma, embora parecesse mais alegre e cooperativo. Ainda estava muito agarrado a ela e, tão logo eu o peguei, ficou como "morto" e sem vitalidade. Os músculos estavam bastante descontraídos, lutou muito pouco e não chorou de modo vigoroso. Uma vez que eu não entendia suas reações, não trabalhei, limitando-me simplesmente a observá-lo. Assim que disse que a sessão terminara, correu e se lançou no colo da mãe, bastante aliviado e animado de imediato. Lembrou-me da brincadeira de fingir que está morto.

Na décima sessão, disse a mãe que ele tinha estado muito bem. Não havia segurado sua respiração em momento algum, tendo muito pouco a dizer. Quando me viu, chorou e se agarrou à mãe; logo que o peguei, novamente ficou como "morto". Não se opôs à terapia de modo algum; os olhos estavam brilhantes e claros, mas os endureceu um pouco durante a sessão. No total estava relaxado e parecia estar brincando de dormir. Quando eu disse "acabou", ele saltou de pé, cheio de vida novamente, e correu para a mãe, sorrindo para mim e dizendo-me adeus com a mão.

Na décima-primeira sessão, o que a mãe comentou foi a agressividade da criança, lutando com os amigos e mordendo os pais durante a semana toda. Tinha começado a recusar a mamadeira, não queria ir para a cama de noite e parecia sentir medo. Num dia, na refeição matinal, parecia ter se "desligado" por uns segundos. No divã, manteve-se muito quieto e parado, segurando a respiração. Não lutou absolutamente contra o que eu estava fazendo. Seu pescoço e os músculos espinais ficaram espásticos, apesar de a pelve ter-se tornado mais móvel, espontaneamente.

Deixei-o aos cuidados de uma aluna, por um mês, pois precisei viajar. A encarregada sempre tinha muito bom contato com crianças e havia assistido as sessões que eu tivera com aquela criança. O menino continuou se mostrando agressivo, chutando e mordendo os pais. Houve três ataques de birra durante esse mês; num deles tinha ficado todo duro e, noutros dois, tinha ficado azul, mas não tivera convulsões.

Quando o vi para a décima-segunda sessão, os olhos estavam bem abertos e ele parecia estar muito animado. No entanto, logo que se viu no divã, fechou os olhos e deixou de opor qualquer resistência. Os músculos espinais estavam tensos e ele chorou quando trabalhei neles; afora isso, ficou quieto. Mais uma vez ficou todo animado quando dei por findo o trabalho do dia. O menino estava me vencendo na esperteza: fugia do contato assim que se via no divã.

Continuava agressivo e briguento. No dia seguinte à sessão, estava saltando na cama quando caiu e bateu a cabeça no rosto da mãe; esta gritou e o assustou. Depois de a mãe tê-lo acalmado, ele quis que ela se sentasse numa cadeirinha que havia ganho de Natal. Ela disse que iria continuar onde estava e sugeriu a ele que se sentasse lá; ele reagiu fazendo uma cena de birra. Segurou a respiração, torcendo um braço e a perna oposta. Não houve outras conseqüências deste ataque. Quando perguntei à mãe por que ela havia recusado o pedido dele, disse-me que não tinha entendido a oferta da cadeira.

Outra vez mostrou-se passivamente cooperativo na décima-terceira sessão. Os músculos espinais estava muito espásticos e a criança chorou quando os descontraí. Estava ainda se recusando a ir cedo para a cama, mas acordava tarde todo dia, para compensar. Tornou-se claro que o dia imediato à sessão, sempre, tinha-se tornado o seu ponto mais baixo em toda semana, sendo *também* o pior dia da mãe. Todas as sessões suscitavam a culpa da mãe e ela reconheceu o fato de ter ficado muito brava com o filho, sentindo-se muito culpado por seus problemas. Era evidente que a mãe estava tendo dificuldade em tolerar as mudanças que ocorriam na criança, tentando inconscientemente sabotar a terapia; pelo menos em parte, sua culpa vinha disso.

A criança ignorou-me completamente na décima-quarta sessão. Estava inteiramente passiva e apresentava uma expressão de desprazer no rosto. Não obstante, logo recobrou seu ânimo quando a soltei.

Na décima-quinta sessão, a mãe comentou que a criança tinha tido um ataque de birra poucas horas antes da sessão, tendo ficado tensa, mas sem entrar em convulsão. Disse que o pai não conseguiu tolerar as agressões da criança. Na sessão, o menino chorou com mais intensidade, mas ainda dentro de uma atitude passiva. Houve alguns indícios de fechamento da garganta.

Estava se tornando um problema sua passividade no divã; em adultos, estas atitudes são comuns, mas nunca tinha-as presenciado de modo tão acentuado ou consistente em uma criança tão nova. Ataca-se este problema da passividade em adultos, da falta de contato, revertendo à análise de caráter, indicando o que está acontecendo, imitando o comportamento do paciente, fazendo-o descrever suas sensações ou inclusive sua falta de sensações. Às vezes, esta falta de contato pode ser rompida através de uma demonstração da emoção de maneira exageradamente intensa. Com um bebê era impossível a aplicação de qualquer um destes métodos. Sabíamos que sua ausência de contato funcionava como defesa contra sentimentos e sensações fortes e, dado que ele parecia estar tendo pouca dificuldade em demonstrar raiva nessa altura dos acontecimentos, e menos problema ainda em chorar, a impressão é que não tinha tido amor, nem tampouco a oportunidade de demonstrá-lo. Sua mãe era incapaz de dar-lhe esse amor. Portanto, achei que seu problema naquele período era exatamente esse, e eu brinquei e falei com ele um pouco; não obstante, o paciente permaneceu como sempre.

Minha aluna tinha passado a gostar muito da criança e discuti com ela a possibilidade de ela tratá-lo, e simplesmente gostar dele e brincarem juntos. Ela adorou a idéia. No entanto, eu estava preocupado com o hábito que a criança tinha de segurar a respiração quando tinha seus ataques de birra e meu desejo era eliminar esse traço, se possível, antes de enviá-lo para o tratamento com minha aluna.

Na décima-sexta sessão, a mãe falou que o filho tinha tido três ataques de birra. Tinha retido o fôlego, mas não ocorreram contrações nem convulsões. Novamente espásticos estavam os músculos espinais e a garganta. Continuava a se manter passivo. Descontraí os espasmos e fiz com que chorasse livremente.

Na décima-sétima sessão, disse-me a mãe que a criança passara por um acesso de birra, e, durante o mesmo, chorara e respirara livremente. Contudo, tinha se tornado passiva frente aos amiguinhos. Parecia muito claro que estava se retraindo porque os pais não podiam tolerá-la de outro modo; e ela havia aprendido a se conter de modo muito satisfatório, mas não tinha aprendido como viver nem como se exprimir. No divã, continuava passiva e avessa ao contato, mas completamente livre de couraça muscular. Achei que ela estava no ponto de ser encaminhada para minha aluna e a mãe pareceu gostar da idéia.

Depois desta sessão, o menino chorou sem constrangimento e sem tendências a segurar a respiração e foi tratado, daí por diante, por minha aluna. Ela relatou uma timidez da criança, na primeira sessão, tendo o paciente se agarrado à mãe. Sua tentativa, portanto, se limitara a estabelecer contato com a criança, segurando-a nos braços, falando com ela, afagando-a em seu rosto. Quando minha aluna encostou o seu rosto no da criança, esta começou a soluçar de dar pena e se afastou, como se não conseguisse agüentar seus sentimentos. Não conteve a respiração e sua ausência de contato estava se dissolvendo. Na segunda sessão, estava mais ativa, brincou um pouco e chegou até a ficar rude, batendo e chutando, mas ainda assim capaz de aceitar carinhos. Aos poucos, foi reagindo cada vez melhor, começando, por fim, a apreciar seu relacionamento e mostrando-se muito amorosa. Não teve mais acessos de birra.

Quatro meses depois, a criança continuava sob observação e tratamento (época em que estou escrevendo este livro), mas acho que ela já progrediu o suficiente para dizer com boa margem de certeza que foi salva de levar uma vida de epiléptico. Não teve mais crises convulsivas depois da primeira sessão, mesmo depois de sua medicação ter sido interrompida. Não teve mais acessos de birra já há algum tempo e, há mais tempo ainda, deixou de reter a respiração e de demonstrar qualquer tipo de dificuldade com sua respiração.

A mãe está fazendo terapia, tentando resolver alguns de seus problemas e o pai, pelo menos, tem um certo entendimento do trauma que ambos provocaram. Não sabemos, evidentemente, qual será a reação da criança ao novo irmão, mas creio que serão promissoras as perspectivas para a nova criança[3].

Se o processo de terapia for considerado muito bruto para uma criança tão nova, devemos nos lembrar de que estava sofrendo muito mais antes do tratamento e que teria continuado a sofrer todas as dificuldades da vida de um epiléptico. A mãe comentou que, diversas vezes, seu filho tinha pedido para ir à terapia, e nunca mostrou qualquer indício de estar confundido a dor momentânea inflingida pelo tratamento com sadismo, de minha parte. Sempre se mostrou amistoso e confiante, enquanto ficava no divã, apesar de toda a ansiedade que tivesse para sair dali. Ele sabia que eu o estava ajudando, do mesmo modo que a gente sabe estar sendo auxiliado quando nos colocam no lugar um osso fraturado ou quando nos extraem um abcesso, lancetando-o.

---

[3] Três anos depois, este menino continuou se desenvolvendo de modo saudável, cheio de vida, destituído de todos os seus sintomas anteriores. Aceitou muito bem sua nova irmãzinha.

19. Cuidados Infantis

Entre dez dias e duas semanas após o parto, podem surgir dificuldades para a mãe quanto aos seus cuidados dispensados ao bebê e ao seu relacionamento com ele, pois ela desenvolve a ansiedade genital. Esta ansiedade vem do aumento de energia e da excitação comuns à gravidez e à amamentação, bem como da abertura da pelve por um processo de descontração, ao longo da gestação, e de seu total alargamento no momento do parto.

Reich demonstrou como é vital para um desenvolvimento sadio da criança o contato mãe-bebê[1]. A perda do contato cria ansiedade (uma contração) no bebê, principalmente a nível do diafragma, o que resulta num bloqueio respiratório. Pode-se esperar que este estado persista e se desenvolva na extensão de uma couraça tanto para cima quanto para baixo, que assentará as bases para biopatias futuras.

No caso que descreveremos a seguir, encontram-se alguns dos problemas defrontados por uma perda de contato, produzida por ansiedade genital na mãe.

O bebê deste caso havia sido planejado com a idéia de que "apenas os interesses da criança determinariam o curso dos acontecimentos e nada mais, se possível". Muitos aspectos do ambiente eram favoráveis para um projeto deste teor. A mãe, de 29 anos de idade, havia findado uma terapia psiquiátrica orgônica e o pai, um ano mais velho do que ela, era paciente, compreensivo e delicado. Ele resolvera a maioria de seus problemas por meio de um tratamento semelhante. A avó, a quem os pais eram intimamente vin-

---

[1] Além de Reich, Anna Freud, René Spitz e outros pesquisadores demonstraram a importância, para a criança, do contato com a mãe. Harry B. Harlow, da Universidade de Michigan, trabalhando com filhotes de macacos demonstrou claramente esse processo.

culados, estava em terapia; e uma irmã da mãe e outra do pai haviam também estado sob tratamento terapêutico. Eram todas pessoas inteligentes, bem educadas, haviam lido extensivamente a literatura orgonômica, estando bem informadas a respeito dos princípios da auto-regulação da economia sexual, concordando completamente com seus princípios. Eram todas pessoas calorosas e afetivas.

Havia uma criança já, de sexo masculino e com quatro anos de idade, nascida anteriormente à familiarização dos pais com a orgonomia mas que, apesar disso, era praticamente saudável e com uma boa manifestação sexual e evidências não mais do que passageiras de um ocasional processo de encouraçamento. Atendi-o poucas vezes devido a problemas sem importância. Havia sido circuncidado com um mês de idade e seu parto transcorrera de modo fácil e sem complicações.

Embora a mãe estivesse livre de sua couraça, e tivesse sido estabelecido o reflexo do orgasmo, ela continuava sendo ansiosa até certo ponto, irrequieta e falava sobre banalidades de maneira repetida, fazendo perguntas intermináveis e ansiosas. Nunca fora capaz de aceitar de modo consistente seus sentimentos e sensações genitais e, quando estes eram peculiarmente intensos, controlava sua intensidade, contendo a respiração. Apreciava a relação sexual, sentia um verdadeiro prazer, mas nunca pudera efetivamente entregar-se de maneira total. No momento de atingir o clímax, segurava a respiração em geral e, ou ficava deitada imobilizada, eu retraía a pelve, sentindo conscientemente a ansiedade. Tinha uma perfeita noção da ansiedade genital que não conseguia resolver e ia levando sua vida avante por meio de sessões terapêuticas ocasionais. Fazia já algum tempo que vinha alimentando o forte desejo de ficar grávida. Em vista, porém, de sua ansiedade não ceder, eu a aconselhara diversas vezes a esperar até que tivesse oportunidade de atingir a potência genital. Ela estava tão decidida que finalmente levou seu projeto a termo, apesar de minhas objeções.

Atendi-a durante a gravidez, com consultas quinzenais. Sua gestação não apresentou problemas, estando a mulher livre de náuseas e outros sintomas, exceto por sua ininterrupta ansiedade. Toda vez que as sensações genitais se tornavam muito intensas, ela se retraía a nível do terço superior do peito. Mas sempre era muito fácil fazer com que saísse dessa imobilidade e respirasse profundamente, em poucos minutos.

A paciente estava disposta e ávida para ser aceita na qualidade de projeto de pesquisa, estando decidida a dar à luz segundo o conceito da auto-regulação da economia sexual. Foram feitos todos os arranjos necessários com um obstetra e uma enfermeira adeptos da orgonomia, estando tudo pronto para que a criança ficasse com a mãe no quarto, enquanto permanecessem no hospital.

Até os quatro meses, ela pouco sentia a criança em seu útero e depois disso os movimentos do bebê eram sempre vigorosos e ativos, mas nunca violentos. Três semanas antes da data esperada para o parto, ela acordou às duas horas da manhã com um pouco de cólica e com uma descarga sanguinolenta que anunciava a proximidade do parto; as dores aumentaram rapidamente de severidade e freqüência e ela se dirigiu ao hospital. Às três e meia da manhã, deu à luz uma menina de quase 2.500 g, sem anestesia. O trabalho de parto foi isento de qualquer anormalidade ou complicação, tendo a parturiente respirado livre e profundamente durante todo o tempo. No momento de dar realmente à luz, ficou com medo, mas então se lembrou de não segurar o ar e gritou a fim de respirar.

O bebê nasceu com o cordão enrolado no pescoço e seu rosto estava azul, mas logo ficou rosado depois de poucos segundos de removido o cordão. Foram desnecessários quaisquer recursos de respiração artificial ou para ressuscitar a criança. Não administraram nem nitrato de prata nem qualquer outra solução aos olhos da menina e não havia muco em sua garganta. Uma vez que seu peso era menor do que o limite de 2.500 g, colocaram-na numa incubadeira. Esta era uma regra do hospital. Não obstante, este hospital (que nunca tivera nenhuma mãe com a criança no quarto, logo depois do parto) permitiu que a incubadeira fosse colocada no quarto onde estava a mãe e a enfermeira especial. Toda vez que quisesse, a mãe podia ficar com a criança. Não houve a menor interferência por parte do hospital.

Imediatamente depois do nascimento, o bebê foi levado ao peito, assim que se observaram movimentos de sucção nos lábios. A menina sugava vigorosamente, mas a mãe não acreditava que houvesse leite de modo algum. Vi a criança à uma hora da tarde, quando estava na segunda mamada. Nessa ocasião, tanto a mãe quanto a criança pareciam muito bem.

A mãe disse que havia sentido umas vibrações de prazer através do corpo e das coxas durante o trabalho de parto, mas que ficara consideravelmente ansiosa no momento de dar à luz. Até o momento da segunda mamada ela não observara quaisquer vibrações em seus seios; estas surgiram logo depois, acompanhadas por um fluxo poderoso de leite que esguichava pelos seios. Ela sentiu as vibrações no útero, na pelve e nas coxas. O útero estava bem contraído, mas não tão rígido nem espástico quanto é hábito verificar-se nas alas obstétricas dos hospitais.

O bebê tinha um tom rosado pela pele de todo o corpo, estava uniformemente quente e sua respiração completamente desimpedida evidenciava o reflexo. Quando faminto, seu choro era forte e zangado. Seus movimentos de sucção e de estalar os lábios eram fortes e ele mamava vigorosamente. Observei um orgasmo oral nesta mamada. A camisa do hospital que a criança estava usando tinha os punhos das mangas costurados de modo a impedir que ela se arranhasse no rosto. Uma vez que isto estava atrapalhando os movimentos das mãos da menina, eu pedi que fossem cortadas e a enfermeira acedeu. A criança era espertinha, alerta, vivaz, reagindo aos toques. Sentia-se que focalizava momentaneamente quando olhava para as pessoas. Por ocasião da minha segunda visita, tive certeza de que focalizava os olhos. Não havia indícios nem da cianose nem do trauma provocado pela presença do cordão enrolado no pescoço. Este era macio, o peito estava livremente móvel, a respiração era completa, o abdome continuava descontraído e cálido, mãos e pés quentinhos. A menina conseguia mexer-se sem dificuldade, virando-se de um lado para o outro e, no terceiro dia, conseguia virar-se de barriga para baixo.

Dois dias depois, vi-as novamente, acompanhado de um outro orgonomista treinado para pesquisa infantil. A mãe estava em pé e fazendo já as coisas, como desde as primeiras vinte e quatro horas. Sentia vibrações nos seios e útero quando dava de mamar, sentindo um pouco de dor quando as sensações eram muito intensas. O fluxo de leite era notável.

A criança, ainda na incubadeira, pesava agora 2.428 g, ou seja, apenas 8 gramas menos do que o peso de nascimento, um contraste acentuado com as notórias perdas de peso normalmente observadas. É provável que, em circunstâncias ideais, não haja perda alguma de peso, talvez mesmo um ganho progressivo. A criança continuava quente em todo seu corpo, mamava vigorosamente e chorava a plenos pulmões quando tinha fome. Apesar disso, chorava raramente, e espantava as enfermeiras como sendo a única menininha do berçário que nunca parecia chorar. Havia tempo que ela já focalizava claramente os olhos acompanhando as pessoas à sua volta. Conseguia virar-se de barriga para baixo sem problema. Notamos outro orgasmo oral nessa mamada e a mãe comentou que já havia presenciado outros. O outro orgonomista sugeriu serem removidas as tensões do pescoço da criança, tendo em vista principalmente que ela havia nascido com o cordão enrolado ali. Ele também notou um ponto ligeiramente contraído na região da garganta, mas o impulso respiratório ia direto até à pelve, com reflexo. A mãe e a criança voltaram para casa no quinto dia.

Nossa assistente social orgonomista visitou as duas no quinto e no sétimo dias. Relatou que a criança apresentava uma distensão abdominal e uma certa contração, em ambas as visitas. O bebê tinha regurgitado um pouco e parecia desconfortável. As fezes eram moles e a criança se esforçava para eliminá-las. Depois de pouco tempo, a criança vomitou e pareceu aliviada.

Vi a menininha novamente oito dias depois de seu nascimento, junto com o outro orgonomista. Não se verificou qualquer sinal de distensão abdominal nessa visita. As fezes eram moles, mas em sua maior parte com boa forma. Continuavam acontecendo seus orgasmos orais. A menina estava quentinha, respirava bem e não se evidenciavam quaisquer bloqueios. Estava dormindo placidamente quando a vi pela primeira vez, acordou aos poucos e de bom humor, tendo mamado. Era muito viva e atraía as pessoas espontaneamente. Conseguia sustentar a cabeça em pé sem dificuldades.

Neste momento, examinei a mãe que não mostrava a menor couraça e se sentia bem. O útero não era sensível à palpação abdominal. Disse que tinha tido vários sonhos sexuais excitantes.

Não creio que a criança tenha sofrido qualquer experiência profundamente traumática durante seus primeiros dez dias de vida.

Continuei mantendo contato telefônico com a mãe, que disse não haver absolutamente nada errado com a filha. Contudo, no vigésimo-segundo dia, quando eu estava fora, o bebê apresentou fortes regurgitações e diarréia; suas fezes estavam esverdeadas, ocorrendo de doze a quatorze vezes ao dia. A mãe ficou muito preocupada, tentou me localizar e, por fim, procurou o outro orgonomista. Ela continuou sob seus cuidados até minha volta. Vi a criança quando estava com vinte e cinco dias de idade. Continuava irrequieta, chorava praticamente sem parar, dormia pouquíssimo à noite e só se aliviava momentaneamente depois de mamar. Seu peito não estava se movendo, sua respiração era abdominal e o choro deixara de ser cheio. Quando interroguei a mãe, esta me afirmou ter ficado muito ansiosa pouco antes dos problemas da filha se intensificarem, por causa de fortes sensações genitais que ela não conseguia nem suportar nem satisfazer. Tinha-se visto afastando-se da criança, não podia tolerar a presença da menina, segurava-a rigidamente no colo, chegando mesmo a sentir hostilidade pelo filho mais velho. Estava zangada consigo mesma por estas atitudes. Achava que esse comportamento não era aceitável do ponto de vista de "mãe saudável" e estava sentindo uma culpa considerável. Gastei muito tempo explicando-lhe o mecanismo de seus sentimentos, derivados da ansiedade genital e ajudei o bebê a se livrar de seus bloqueios.

O bebê parecia angustiado, miserável, pálido. Movimentei seu peito e ele começou a chorar, um choro zangado, apesar de ainda inibido a nível da garganta. Depois de tê-lo feito engasgar e de ter estimulado os músculos da nuca, ouvi que sua voz estava ficando mais solta. Seu rosto corou, parecia zangado, chorando a plenos pulmões e cheio de raiva. Imediatamente depois, foi dormir e descansou pacificamente com o peito móvel.

A seguir, vi a criança com 29 dias. A mãe disse que a menina tinha permanecido ótima por dois dias depois do último atendimento; dormira bem de noite e parecia satisfeita depois de comer, embora a mãe mesma continuasse ansiosa, culpada e fora de sintonia com a criança. Quando a examinei, seu peito estava pálido, o abdome e as pernas azulados e havia um pouco de lacrimejo no olho esquerdo e uma certa falta de contato nos olhos. Seu peito havia ficado imóvel, novamente. Ainda apresentava diarréia, mais atenuada, porém. Mobilizei o peito do bebê outra vez, que chorou muito raivosamente. Seu corpo assumiu então um tom fortemente rosado até o meio de seu abdome. Depois disto, parecia mais vivo e sossegado. Examinei também a mãe que apresentava uma certa estase. Consegui mobilizar sua energia, discuti alguns detalhes de seu ressentimento pela falta de satisfação sexual, seu ressentimento pelo bebê, por causa desse problema e a falta de contato decorrente.

Aos trinta e dois dias, o bebê estava francamente melhor; o choro estava forte e o peito se movimentava, embora não de todo, tendo sido verificada uma tendência generalizada à retração. Estavam bastante espásticos os músculos espinais e da nuca. O abdome e as pernas mantinham ainda a tonalidade azulada. Continuava a chorar e a mãe havia desenvolvido o hábito de dar-lhe mais e mais mamadas, com o fito de aquietá-lo. Expliquei-lhe que sua filha aceitava tantas mamadas por causa de sua ansiedade e não por causa de fome; a sua ansiedade decorria da falta de contato com a mãe e, se esta achava impossível suprir a filha com o contato de que esta necessitava, então ela deveria deixar que a avó ou o pai tentassem fazê-lo. Ela já havia percebido que a criança ficava muito melhor quando um dos dois cuidava dela. Descontraí novamente sua musculatura tão espástica e a criança pareceu muito melhor. A diarréia havia praticamente desaparecido.

Cinco dias depois, a cor da menininha continuava boa, todo o azul de seu corpo havia sumido. Estava quente, o peito se movimentava — apesar de não completamente — mas novamente enrijeceram os músculos espinais. Seu abdome continuava bastante tenso e havia vinte e quatro horas que não evacuava. Novamente soltei seu peito.

Vi outra vez o bebê no 46.º dia. A mãe falou que sua filha tinha chorado praticamente sem parar, não dormia à noite, exigia ser amamentada a cada hora e meia e seus movimentos intestinais estavam irregulares. Durante os primeiros dias das duas últimas semanas, a mãe havia tido prazer com a união sexual, mas o prazer inicial e intenso resultava em ansiedade, perto do clímax. Depois destes dias, ela havia desenvolvido "uma ansiedade terrível, perdendo o interesse pela sexualidade". Era notoriamente óbvio que ela fugia da genitalidade para assumir os entendiantes cuidados que a atenção constante ao bebê exigia.

Quando examinei a criança, esta apresentava um quadro surpreendentemente saudável. O peito se mexia, ela estava quentinha, não chorava, o corpo estava macio. Decidi entender que as dificuldades agora não estavam mais no bebê, mas sim na mãe. Expliquei-lhe que ela havia se proposto viver um ideal irrealisticamente elevado de seu papel materno, tendo se mostrado incapaz de fazê-lo e, daquele momento em diante, ela passaria a ser apenas uma mãe comum. Expliquei-lhe também que deveria pôr sua filha dentro de um horário de alimentação, segundo o qual não deveria alimentá-la mais do que a cada duas ou três horas; que não deveria ficar mais com a filha no colo a noite inteira para todos os lados a fim de acalmá-la e que, depois de visto e investigado que não havia motivo para o choro, e a criança insistindo no ato, ela deveria deixá-la chorar. Fiz estas sugestões para aliviar a mãe da carga que ela havia imposto à sua filha, na esperança de que, por meio destas medidas, ela pudesse novamente entrar em contato com a criança.

Dois dias depois, a mãe me telefonou para dizer que, embora a filha tivesse chorado bastante na primeira noite, no segundo dia tinha-se contentado em mamar a cada duas horas e dormira a maior parte da noite. A mãe sentia-se tremendamente aliviada.

Quando as vi novamente, a criança estava com cinqüenta e três dias. Disse-me a mãe que sua filha tinha se comportado bem a maior parte da semana, mas que, nos últimos dois dias, tinha perdido o contato com o bebê novamente e não sabia mais o que a criança queria quando chorava e que esta recomeçara com seu choro. No entanto, ao examiná-la, verifiquei que seu corpo, inclusive o abdome, estava solto, ela sorria e o peito mexia-se mais livremente; nada descobri que merecesse ser visto como digno de uma intervenção profissional.

Por mais três semanas tudo correu bem; dizia a mãe que sua filha tinha estado feliz, acordava sorrindo, comia regularmente a cada quatro horas e dormia à noite. A mãe também se sentia descontraída e feliz.

Decorreu, então, um mês, durante o qual mantive-me em contato apenas telefônico com a mãe, não tendo visto nem a ela nem a filha. Neste intervalo, a família comprou uma casa nova, tendo se mudado para lá. No período de reajustamento, a mãe ficou novamente muito ansiosa e passou a sentir medo de ficar sozinha em casa com as crianças. O bebê reagiu igualmente com ansiedade, choro e alguns distúrbios de sono e de alimentação.

Quando fui vê-las, a mãe falou que, apesar de a filha não ficar chorando o tempo todo, só dormia por curtos intervalos, sugava o polegar acentuadamente quando acordava de noite e não havia aumentado de peso até que acabaram por dar-lhe uma mamadeira, que ela aceitou avidamente. Evacuava duas a três vezes ao dia, não sofria de constipação, mas tinha uma tendência a reter as fezes. Sua cor estava boa e ela parecia bem alimentada; estava com o corpo quente, mas apresentava um quadro bastante chocante de uma contenção praticamente total e muito típica. O peito sustentava-se no alto, só se movia um pouco, retinha os braços e o único movimento passível de ser notado era o espernear vigoroso. Os ombros estavam repuxados para trás e os músculos espinais, bem como as coxas, estavam espásticos. Foi difícil mobilizar a criança e não consegui sair-me muito bem quanto aos ombros. O choro, até então acentuadamente contrito, tinha se tornado cheio, mas se notava, não obstante, um bloqueio em sua garganta. Planejei vê-la de novo na semana seguinte, mas adoeceu de algo que seu pediatra diagnosticou como febre rosada. Teve febre alta por dois dias e depois irromperam manchas vermelhas por todo seu corpo. A temperatura cedeu, mas ela se mostrava acentuadamente irritada. Decorreram duas semanas antes que eu a visse novamente.

Quando então a vi de novo, a mãe tinha a me dizer o seguinte: no decorrer da última semana ela tinha tido de desmamar a criança porque não conseguia suportar as sensações em seus seios e sentia vontade de chorar. Não obstante, as sensações haviam continuado apesar do desmame. Tinha evitado a relação sexual de modo consistente, afastando-se do marido e do filho, tendo desenvolvido "um amor pela filha de intensidade tal que era mais do que podia agüentar"[2].

O bebê aceitara a mamadeira muito bem, mamava vigorosamente, parecendo ter uma forte necessidade oral. Agarrava qualquer coisa que estivesse por perto e a levava à boca avidamente. Raramente chorava, mas continuava a acordar diversas vezes por noite, e sugava o polegar. Não havia evidências de atividades lúdicas genitais. Gostava imensamente de tomar banho e adorava ser erguida e depois jogada no ar, para cair nos braços da mãe, mas esta sentia freqüentemente uma ansiedade forte demais para permitir-se entrar nesta brincadeira. A mãe notara que as evacuações da filha dependiam quase inteiramente de sua ansiedade.

Esta sensação era uma constante na mãe, havendo curtos e ocasionais intervalos em que se sentia bem e cheia de vida. Normalmente, sua ansiedade desaparecia quando ela estava com a criança no colo, mas, às vezes, aumentava e ela dizia: "porque tinha medo de meu amor, era forte demais". Esperava ver na criança a situação que mais ou menos a caracterizava quando de minha última visita. Mas o que vi devo dizer que me impressionou profundamente. A criança parecia muito bem, sorria e, apesar de portar uma pequena saliência na garganta, tinha movimentos de peito bastante soltos, podendo o impulso respiratório atingir a pelve. No final da expiração, denunciava uma pequena inclinação anterior da pelve. Não havia o menor sinal da conten-

---

[2] Era uma formação reativa. Na verdade, ela odiava a criança pelo transtorno causado à sua vida.

ção vista na última consulta. A criança estava muito animada e feliz, pesando 6.800 g.

De algum modo, a mãe conseguira entrar em contato com a filha, apesar de sua ansiedade mas, acrescentemos, às custas de uma quase completa rejeição de sua genitalidade (depois desta visita, voltaram as sensações genitais da mãe e ela aceitou a relação sexual, embora continuasse a reagir com ansiedade ao momento do orgasmo).

Durante o período em que observei este bebê, achei preciso tratar também do marido e do filho mais velho, depois que ambos pediram. O marido tinha criado uma estase considerável, havia quase perdido sua proverbial paciência e tinha ficado profundamente desapontado e desiludido com a situação, relativamente à esposa. A criança mais velha tinha se tornado um problema. Tornara-se um menino mesquinho, destrutivo, reclamando constantemente, lutando até às últimas fibras de seu coraçãozinho para recuperar um pouco de sua situação antiga.

A mãe estava inteiramente ciente desta tragédia, mas atenuava as mágoas com sua devoção à causa de se tornar a mãe ideal, em resultado de ter atribuído uma conotação mística ao fato de ter sido escolhida para participar do projeto de pesquisa.

Este caso fundamenta os dados de Reich e ilustra os efeitos desastrosos que o bebê sofre quando é perdido o contato com a mãe. Mostra igualmente a capacidade do bebê, sua extraordinária habilidade para recuperar-se antes que a couraça crônica se instale de modo definitivo, uma vez que consiga recuperar o contato com a mãe. Penso que, em certa medida, a febre rosada representava uma irrupção emocional com um alívio acentuado para a criança.

Durante as duas semanas depois do nascimento da criança, a mãe tinha aparentemente sido capaz de tolerar as vibrações em seus seios melhor do que depois desta fase. De início, havia sido o centro das atenções, ao princípio de uma experiência nova e excitante. Quando a relação sexual fora impraticável por força de seu estado, ela culpara o bebê por sua falta de manifestação sexual; depois que isto deixou de ser uma razão lógica, ela afastou-se simplesmente da sexualidade. Verificamos, deste modo, a importância do papel desempenhado pela sexualidade genital na produção da perda do contato entre a mãe e a criança, bem como seus efeitos sobre toda a família.

Até certo ponto, sou responsável pelo fracasso deste caso, na medida em que muitos dos efeitos da ansiedade poderiam ter sido prevenidos por um trabalho mais vigoroso e consistente na mãe, desde o início. Tenho-me perguntado, no entanto, se desde os tempos em que fizera terapia, ela seria mesmo capaz de aceitar a genitalidade completa.

301

Este projeto está apenas um pouco mais adiantado do que em seu início. Teremos ainda de trabalhar, ao menos, por mais dez ou doze anos antes que possamos dizer se este ou aquele bebê pode ou não ser salvo dos efeitos infelizes de uma couraça crônica e se estes podem ser evitados, a nível da família como um todo.

20. Conclusões

O melhor que pudemos fazer até os dias de hoje foi remover os bloqueios depois de estes terem se desenvolvido[1]. Ninguém escapa de bloqueios esporádicos mas, na medida em que prevenimos a formação da couraça nas crianças atingidas pelo projeto descrito no último capítulo, capacitamo-las a crescerem com uma independência considerável, com autoconfiança e aptas a sentirem prazer em viver. Com a idade de três anos, a menina descrita no capítulo anterior já estava dizendo à mãe quando queria ir ver-me, entrava sozinha no consultório e se preparava para a sessão, vestindo-se e despindo-se sem ajuda. Aos cinco, já me dizia o que fazer com ela. O olhar brejeiro de animalzinho jovem e saudável era completamente encantador. Há muitas esperanças com este pequeno experimento, mas as crianças têm de enfrentar grandes obstáculos perante a sociedade e a resposta final ainda não foi encontrada. As pessoas podem sobreviver e funcionar; não sabemos se as massas conseguirão livrar-se da couraça. Mesmo estas crianças teriam criado suas couraças não fosse por uma supervisão constante. Têm ainda de ser observadas durante sua adolescência para ver com que grau de êxito é que conseguem enfrentá-la.

Nos últimos vinte anos, desde quando me familiarizei com o funcionamento biofísico, tive oportunidade de examinar um adulto que considero saudável, sem hesitações. A paciente provinha de um lar que se consideraria contrário à saúde, com pais neuróticos, um dos quais era alcoólatra, e com uma irmã neurótica. Não conseguia dizer-me como havia sobrevivido, exceto que os

---

[1] Estamos presentemente acompanhando um bebê (com mais de 3 anos de idade no momento) que, até hoje, não precisou de qualquer intervenção terapêutica, tendo ficado sempre isento de bloqueios.

ensinamentos de seus pais entravam por um ouvido e saíam pelo outro. Pelos pais rígidos e ditatoriais, era vista como a ovelha negra da família. Tinha saído de casa aos 16 anos e, nesta época, havia tido sua primeira experiência heterossexual com um menino de quem gostava muito. Depois disso, continuou tendo suas manifestações sexuais. Tinha uma atitude positiva quanto a sexo, mas era seletiva e tinha sentido vibrações nos genitais sempre. Adorava crianças, tendo-se casado aos vinte e um anos. Quando a conheci, possuía aquele invejável charme da saúde, da auto-segurança, da elegância natural e era maravilhosa de corpo, de caráter e de expressões. Embora nunca tivesse lido nem mesmo ouvido falar de Reich, as idéias da moça poderiam ter sido copiadas de seus textos. Se soubéssemos exatamente como foi que ela conseguiu manter-se saudável, muito teríamos a acrescentar à solução de nossa tarefa. Suspeito de uma inclinação para a saúde ou então a predileção pelos vários tipos de caráter. Espero que as pessoas saudáveis não sejam tão raras quanto indica minha experiência. Devemos lembrar-nos de que não é comum uma pessoa saudável entrar porta adentro de um consultório psiquiátrico e pedir uma consulta, da mesma forma como se dirigem para o médico da família para um "check-up", que é exatamente o que fez esta moça.

O caráter genital não tem defesas contra o indivíduo encouraçado, a menos que aprenda como enfrentá-lo. Esta mulher ficou feliz ao saber que suas idéias, sentimentos e sensações eram naturais porque a sociedade fazia com que ela se sentisse diferente. Era evidente que fosse diferente, mas por ser saudável. O pedaço mais incrível da história é ela ter-se mantido saudável e obedecido a seus sentimentos e sensações sem saber que era quem estava com a razão, sabendo apenas que era uma pessoa decente e sem ódio. Estas pessoas normalmente são esmagadas pela sociedade, quando chegam na adolescência.

Os adolescentes sentem necessidade de serem reconfortados em seus sentimentos e urgências, que são naturais, sendo também preciso conhecimento e orientação para enfrentar a atitude anti-sexual da sociedade. Os adultos tornaram-se temerosos dos sentimentos e sensações naturais, por meio de sua própria necessidade de formarem uma couraça, e olham para esse funcionamento natural como algo que deve ser controlado. Além disso, não conseguem distinguir entre impulsos primários e secundários, tentando reprimir ambos. Os secundários são anti-sociais e precisam ser manipulados, mas os impulsos primários devem ser vistos com confiança, na sua qualidade de caminho para o julgamento equilibrado e para a supressão de dificuldades. É verdade que o adolescente saudável exije seus direitos sexuais, mas da mesma forma se retrairá frente ao sexo destituído de amor, como também da promiscuidade, do estupro, da perversão e da brutalidade. Não haveria prostituição. Os sentimentos e sensações naturais são mais morais do que os da sociedade encouraçada, mas evidenciam algumas importantes diferenças. Por exemplo, é impensável o casamento onde acabou o amor. No entanto, a sociedade encouraçada recusa este motivo "apenas" como razão suficiente para o divórcio.

Um indivíduo que funcione naturalmente não espera que a missa absolva seus pecados da semana; os que funcionam normalmente tampouco perseguem os que não são adeptos de suas crenças. Nossa sociedade é construída com base no terror encouraçado. Suas leis são erigidas e defendidas por esse mesmo terror. E são as leis da sociedade que devemos seguir, não importando quão irracionais elas sejam e, assim, continuaremos a abafar nossos filhos e a esmagar nossos adolescentes para destruir neles todos sua natureza "animal" e então podermos "civilizá-los". Tudo que nossa civilização pôde aprender foi a repressão e o amortecimento das revoltas. Ela não consegue nem entender nem dar apoio à vida. Há alguns milhares de anos vem o homem tentando libertar-se dessa armadilha, caindo sempre de volta no mesmo começo, pois não sabe o que foi que o levou a entrar nesse labirinto nem como o conseguiu. Sabemos hoje em dia que está preso dentro dessas malhas da própria couraça muscular que dá ensejo à ansiedade orgástica e inibe um funcionamento natural e liberto.

Conseguirá o homem utilizar-se cada vez mais destes conhecimentos para se salvar, antes que consiga efetivar sua própria destruição? Era esta a crença de Reich, que trabalhou toda sua vida para alcançar tal fim.

Glossário

Anorgonia — Condição orgânica de diminuição da carga energética ou de sua falta total.

Ansiedade — Percepção emocional do organismo quando é limitado por uma contração oposta à expansão. Sensação desagradável de opressão ou preocupação vaga e informe.

Ansiedade de prazer — Medo da excitação de prazer que significa expansão, basicamente medo da expansão e do movimento.

Ansiedade orgástica — Ansiedade produzida pela entrega final e completa ao organismo, abandonando-se à sua convulsão involuntária. Verifica-se nos últimos estágios da terapia. Na parte final da análise, a ansiedade orgástica jaz escondida atrás de todas as manifestações da couraça.

Anzol (fisgar, fisgado) — Bloqueio que, por uma ou outra razão em seu desenvolvimento ou em seu significado particular para o indivíduo, é especialmente difícil, quando não impossível de ser desfeito.

Armadura de caráter — Soma total de atitudes de caráter que uma pessoa desenvolve como defesa contra a ansiedade, tendo como resultado a rigidez caracterológica, a falta de contato, a "insensibilidade" (*deadness*). É funcionalmente idêntica à couraça muscular.

Arrepios de prazer — Percepção de movimentos de prazer em ondas, no corpo, semelhante a uma brisa suave que o acaricie. Confere uma percepção tridimensional do corpo.

Bioenergia — Energia do organismo vivo que o provê da capacidade de funcionar.

Biofísico — Status da carga energética e de seu movimento no corpo.

Biopsiquiatria — A psiquiatria segundo o ponto de vista energético.

Bloqueio — Contração no organismo que impede o fluxo desimpedido da energia ou então sua excitação.

Carga de energia, carga energética — Estimativa quantitativa da energia presente.

Caráter genital — Caráter não neurótico que não sofre de estase sexual e que, portanto, é capaz de auto-regulação.

Caráter neurótico — Caráter que, devido a uma estase sexual crônica, opera segundo o princípio da regulação moral compulsiva.

Carga de orgone, orgonótica — O mesmo que carga energética, de energia.

Centro, ponto central — Sistema nervoso vegetativo a partir do qual surgem os estímulos involuntários que mantêm o organismo em funcionamento.

307

Contato — Percepção da sensação produzida pelo movimento da energia acima de um certo nível mínimo mais a sua excitação.

— *Ausência de contato*

Contato substituto — Tentativa de entrar em contato, na falta de um encontro verdadeiro. É, portanto, artificial e afetado.

Contato vegetativo — Contato natural, vide *contato*.

Couraça — Soma total das atitudes musculares (espasmos musculares crônicos) que a pessoa desenvolve como defesa contra a avalanche de emoções e de sensações vegetativas, especialmente da ansiedade, da raiva e da excitação sexual. É funcionalmente idêntica à armadura do caráter.

Despersonalização — Perda da autopercepção, a qual depende do contato entre a excitação e a sensação ou sentimento subjetivo dessa excitação.

Desviado — Impedido de se manifestar.

Economia sexual — Conjunto de conhecimentos que lida com a economia da energia biológica no organismo, com sua distribuição.

Energia DOR — Estado resultante da reação da energia orgone primordial com outra energia oriunda da matéria, principalmente a radioatividade. É negra, baça, imóvel, carente de água e de oxigênio, além de tóxica. Reich acreditava ser um estágio normal do processo de metabolização do corpo e que, quando este não consegue processá-la adequadamente, adoece.

Energia orgone, orgone — Energia cósmica primordial, presente universalmente; demonstrada visível, térmica, eletroscopicamente e pelo contador Geiger-Muller. É a energia biológica nos seres vivos.

Erógeno — Capaz de sensações intensas de prazer sentidas geralmente como excitação sexual.

Estase — Aprisionamento da energia sexual dentro do organismo, constituindo, então, a mesma fonte das neuroses.

Fixação — Interrupção do desenvolvimento emocional ou de algum desejo emocional, especialmente do desejo sexual, numa pessoa ou objeto.

Funcionamento vegetativo — Funcionamento natural sem bloqueios.

Impotência orgástica — Ausência da potência orgástica. Pelo encerramento e obstrução da energia biológica dentro do corpo, cria-se a fonte energética para toda sorte de sintomas somáticos e psíquicos.

Impulso primário — Expressões naturais do corpo que ocorrem quando não há inibições impostas de fora.

Impulsos secundários — Expressões do corpo que devem passar pela couraça e que são, portanto, impetuosas e destrutivas.

Libido — Energia sexual. Energia no organismo que, depois de um certo nível, é vivenciada como excitação sexual.

Orgonomia — Ciência natural da energia orgone e de suas funções.

Parassimpático — Parte do sistema vegetativo onde a excitação provoca a expansão do organismo.

Parestesia — Sensação distorcida decorrente do bloqueio do fluxo energético por algum segmento do corpo. Surge como ferroadas, comichões ou arrepios.

Potência orgástica — Capacidade de total abandono às contrações involuntárias do corpo e à descarga completa da excitação sexual, no auge do ato sexual. Nunca se manifesta em indivíduos neuróticos.

Pré-genital — Desenvolvimento que ocorre antes que seja alcançada a primazia genital, aos cinco anos de idade aproximadamente.

Pulsação orgonótica — Pulsação da energia no corpo, passível de ser determinada por um oscilógrafo.

Redução plasmática — Estado de gradual diminuição do nível de energia por força de depressão ou de doença tal como câncer.

Reflexo orgástico ou *do orgasmo* — Contração e expansão involuntárias e totais do organismo por inteiro, verificadas quando este se encontra em repouso e o fluxo livre da energia não está bloqueado. Verificado também no ponto culminante do ato sexual, suprimido na maioria dos seres humanos.

Sentimentos ou *sensações cósmicas* — Sensação de fazer parte da natureza e do universo, de pertencer e não de ser uma entidade isolada.

Simpaticatonia — Estado de contínua excitação do simpático, devido a uma ansiedade ininterrupta.

Bibliografia Selecionada

Livros de Wilhelm Reich

Os seguintes livros de Reich estão relacionados em ordem cronológica, estando entre parênteses as traduções inglesas das obras publicadas originalmente em alemão.

1927 — *Die Funktion des Orgasmus,* Viena (Int. Psychonal Verlag). *The Function of the Orgasm,* Nova York (Orgone Institute Press), 1942.

1933 — *Character Analysis,* Sexpolverlag. Tradução, Nova York (Orgone Institute Press), 1949.

1936 — *The Sexual Revolution,* Sexpolverlag. Tradução, Nova York (Orgone Institute Press), 1945.

1938 — *Die Bione,* Sexpolverlag.

1939 — *Bion Experiments on the Cancer Problem,* Sexpolverlag.

1941 — *The Emotional Plague of Mankind,* Sexpolverlag. Traduzido em dois volumes: *The Murder of Christ* e *People in Trouble,* Nova York (Orgone Institute Press), 1953.

1948 — *The Cancer Biopathy,* Nova York (Orgone Institute Press).

1948 — *Listen, Little Man,* Nova York (Orgone Institute Press).

1951 — *Ether God and Devil,* Nova York (Orgone Institute Press).

1951 — *Cosmic Superimposition,* Nova York (Orgone Institute Press).

1951 — *The Oranur Experiment,* Nova York (Orgone Institute Press).

1951 — *The Orgone Energy Accumulator: Its Scientific and Medical Use,* Nova York (Orgone Institute Press).

1957 — *Contact with Space,* Nova York (Core Pilot Press).

1960 — *Selected Writings of Wilhelm Reich,* Nova York (Farrar, Strauss, and Cudahy).

Periódicos de orgonomia

International Journal of Sex Economy and Orgone Research, Nova York (Orgone Institute Press), 1942-45.

Annals of the Orgone Institute, Nova York (Orgone Institute Press), 1942-49.

Orgone Energy Bulletin, Nova York (Orgone Institute Press), 1949-53.

Core, Nova York (Core Pilot Press), 1954-55.

Orgonomic Medicine, Nova York (Tenney Press), 1955-56.

Artigos

Dentre as milhares de referências e de artigos publicados, relaciono abaixo apenas os mais importantes para os objetivos deste livro. A primeira seção contém os artigos originais de Reich; na segunda, aparecem artigos *em inglês* de seus colaboradores. Os periódicos são identificados pelas iniciais, como se segue:

Zeitschrift fur Sexualwissenschraft (Journal for Sexology) *ZSW.*
Zeitschrift fur Psychoanalyse Pedagogik (Journal for Psychoanalytic Pedogogy) *ZPP.*
Internationale Zeitschrift fur Psychoanalyse (International Journal of Psychoanalysis) *IZP.*
Zeitschrift fur Aerzticke Psychotherapie (Journal for Medical Psychotherapy) *ZAP.*
Zeitschrift fur Politische und Sexualoekonomie (Journal for Political Psychology and Sex-Economy) *ZPS.*
International Journal for Sex Economy and Orgone Research IJSO.
Orgone Energy Bulletin OEB.
Annals of the Orgone Institute AOI.
Orgonomic Medicine OM.

Artigos originais sobre orgonomia, de Wilheim Reich

"Ueber einen Fall von Durchbruch der Inzestschranke," *ZSW*, VII, 1920.
"Triebegriffe von Forel bis Jung," *ZSW*, 1921.
"Der Koitus und die Geschlechten," *ZSW*, 1921.
"Ueber Spezifitact Der Onanieformen," *IZP*, VIII, 1922.
"Zur Triebenergetik," *ZSW*, 1923.
"Kindliche Tagtraeume einer spaeteren Zwanganeurose," *IZP*, 1923.
"Ueber Genitalitaet," *IZP*, IX, 1923.
"Der Tic als Onanieequivalent," *ZSW*, 1924.
"Die Therapeutische Badeutung der Genitallibido," *IZP*, X, 1924.
"Die Rolle der Genitalitaet in der Neurosentherapie," *ZAP*, 1925.
"Weitere Bemurkungen Ueber die Therapeutische Bedeutung der Genitallibido," *IZP*, XII, 1926.
"The Sources of Neurotic Anxiety, *IZP* (Londres), VII, 1926.
"Ueber die chronische hypochrondische Neurasthenie mit Genitalen Asthenie," *IZP*, XII, 1926.
"Eltern als Erzieher," *ZPP*, fascículo 3, 1926.
"Eltern als Erzieher," continuação, *ZPP*, fascículos 7, 8, 9, 1927.
"Hysterical Psychoses in Statu Nascendi," *IZP*, (Londres), págs. 159-173, VIII, 1927.
"Ueber den epileptischen Anfall," *IZP*, XVII, 1931.
"Der Orgasmus als elektrophysiologische Entladung," *ZPS*, págs. 29-43, I, 1934.
"Der Urgegensatz des vegetativen Lebens," *ZPS*, págs. 125-142 e 207-225, I, 1934.
"Zur Anwendung der Psychoanalyse in der Geschicktsforschung," *ZPS*, págs. 4-16, I, 1934.
"Ein Widerspruch der Freud schen verdraengungslehre," *ZPS*, págs. 115-125, I, 1934.
Roheim's "Psychoanalyse primitiven Kulturen," *ZPS*, págs. 169-195, I, 1934.
"Was is Klassenbewusstsein," *ZPS*, págs. 16-29, 90-107, e 226-255, I, 1934.
"Ueberblick ueber das Forschungagebeit der Sexualoekonomie," *ZPS*, págs. 5-13, II, 1935.
"Zur massenpsychologischen Wirkung des Kriegsfilmo," *ZPS*, págs. 26-31, II, 1935.
"Die Funktion der Objektiven Wertwelt," *ZPS*, págs. 32-43, II, 1935.
"Fortpflanzung-eine Funktion der Sexualitaet," *ZPS*, págs. 24-31, III, 1936.
"Einige aktualle Fragen der Zweiter Front," *ZPS*, págs. 1-12, IV, 1937.
"Character and Society," *IJSO*, I, 1942.
"Biophysical Functionalism and Mechanistic Natural Science," *IJSO*, I, 1942.

"Orgone Biophysics, Mechanistic Science, and 'Atomic Energy,'" *IJSO*, IV, 1945
"About Genital Self-Gratification in Children," *OEB*, II, 2, 1950.
"Orgonomic Functionalism," 2.ª parte, *OEB*, II, I, 1950; continuação, *OEB*, II, 2, 1950; continuação, *OEB*, II, 3, 1950.
"Orgonomic and Chemical Cancer Research," *OEB*, II, 3, 1950.
"Orgonomy,". 1935-50, *OEB*, II, 3, 1950.
"Children of the Future," *OEB*, II, 4, 1950.
"Cancer Cells in Experiment XX," *OEB*, III, 1, 1951.
"The Leukemia Problem; Approach," *OEB*, III, 2, 1951.
"Armoring in a Newborn Infant," *OEB*, III, 3, 1951.
"Wilhelm Reich on the Road to Biogenesis (1935-39)," *OEB*, III, 3, 1951.
"Orgonomic Thinking in Medicine," *OEB*, IV, I, 1952.
"Orgonomic Functionalism," continuação da 2.ª parte, *OEB*, IV, 4, 1952.
"Early Diagnosis of Uterine Cancer," *Core*, VII, 1-2, 1955.
"The Medical Dor-Buster," *Core*, VII, 3-4, 1955.
"The Energetics of Drives," *OM*, I, I, 1955.
"The Source of the Human 'No,'" *OM*, I, 2, 1955.
"Re-Emergence of Freud's 'Death Instinct' as 'DOR' Energy," *OM*, II, 1, April 1956.
"Orgonomic Therapy of the Ocular Segment," *OM*, II, 1, 1956.

Artigos sobre orgonomia, pelos colaboradores de Reich, em ordem cronológica

Raknes, Ola, Ph.D. (Carl Arnold), "The Treatment of a Depression," *IJSO*, I, 1942.
Havrewold, Odd, M.D. (Walter Frank), "Vegetotherapy," *IJSO*, I, 1942.
Philipson, Tage, M.D. (Paul Martin), "Sex-Economic 'Upbringing,'" *IJSO*, I, 1942.
Wolfe, Theodore P., M.D., "The Sex-Economic Concept of Psychosomatic Identity and Antithesis," *IJSO*, I, 1942.
"A Sex-Economic Note on Academic Sexology," *IJSO*, I, 1942.
"Misconceptions of Sex-Economy as Evidenced in Book Reviews," *IJSO*, II, 1943.
Raknes, Ola, Ph.D., "Sex-Economy: A Theory of Living Functioning," *IJSO*, III, 1944.
Wolfe, Theodore P., M.D., "The Stumbling Block in Medicine and Psychiatry," *IJSO*, III, 1944.
Neill, A. S., "Coeducation and Sex," *IJSO*, IV, 1945.
Hoppe, Walter, M.D., "Sex-Economy and Orgone Research in Palestine," *AOI*, I, 1947.
Ollendorff, Ilse, "About Self-Regulation in a Healthy Child," *AOI*, I, 1947.
Baker, Elsworth F., M.D., "The Concept of Self-Regulation," *OEB*, I, 4, 1949.
Raknes, Ola, Ph.D., "A Short Treatment with Orgone Therapy," *OEB*, II, 1, 1950.
Sobey, Victor, M.D., "Six Clinical Cases," *OEB*, II, 1, 1950.
Anderston, William, A., M.D., "Orgone Therapy in Rheumatic Fever," *OEB*, II, 2, 1950.
Oller, Charles, I., M.D., "Orgone Therapy of Frigidity; A Case History," *OEB*, II, 4, 1950.
Levine, Emanuel, M.D., "Treatment of a Hypertensive Biopathy with the Orgone Energy Accumulator," *OEB*, III, 1, 1951.
Raknes, Ola, Ph.D., "Orgonomic Work in Scandinavia," *OEB*, III, 1, 1951.
Raphael, Chester M., M.D., "Orgone Treatment During Labor," *OEB*, III, 2, 1951.
Wevrick, N., M.D., "Physical Orgone Treatment in Diabetes," *OEB*, III, 2, 1951.
Cott, A. Allan, M.D., "Orgonomic Treatment of Ichthyosis," *OEB*, III, 3, 1951.
Gold, Philip, M.D., "Orgonotic Functions in a Manic-Depressive Case," *OEB*, 3, 1951.
Raknes, Ola, Ph.D., "From Libido Theory to Orgonomy," *OEB*, IV, 1, 1952.

Baker, Elsworth F., M.D., "Genital Anxiety in Nursing Mothers," *OEB*, IV, 1, 1952.

Levine, Emanuel, M.D., "Observations on a Case of Coronary Occlusion," *OEB*, IV, 1, 1952.

Baker, Elsworth F., M.D., "A Grave Therapeutic Problem," *OEB*, vols. 1 e 2, 1953.

Raphael, Chester M., M.D., "Dor Sickness, A Review of Reich's Findings," *Core*, VII, 1 e 2, 1955.

Willie, James A., M.D., "The Schizophrenic Biopathy" (1.ª Parte), *OM*, I, 1, 1955.

Silvert, Michael, M.D., "Orgonomic Practices in Obstetrics," *OM*, I, 1, 1955.

"Adolescent Genital Misery from High School Classrooms in New York and Maine," *OM*, I, 1, 1955.

Raknes, Ola, Ph.D., "The Orgonomic Concept of Health and Its Social Consequences," *OM*, I, 2, 1955.

Sobey, Victor M., M.D., "Treatment of Pulmonary Tuberculosis with Orgone Energy," *OM*, I, 2, 1955.

Hoppe, Walter, M.D., "Orgone versus Radium Therapy in Skin Cancer," *OM*, I, 2, 1955.

Sandel, Francine, "Adolescents and Babies in Trouble," *OM*, II, 1, 1956.

Sobey, Victor M., M.D., "A Case of Rheumatoid Arthritis Treated with Orgone Energy," *OM*, II, 1, 1956.

Índice Remissivo

Abstinência (sexual), dos
  adolescentes, 116-117
Adiposidade, 87
Adler, Alfred, 68
Adolescência, 113-119
  abstinência sexual, 116-117
  gravidez, 115
  masturbação, 117-118
  relação sexual, 118-119
Agressão, 125
  incapacidade para tolerar, 89
  tipos fálicos de caráter, 135
Agricultura, 58
Alcoólatras, 146
Alergias, 182-183
Amamentação
  importância da, 48
  orgasmo oral e, 38
  peito encouraçado e, 81
Amebas, 31-34
American Cancer Society, 184
**American Handbook of
Psychiatry**, 142, 167
Amor
  aspecto genital do, 101-102
  como contato total, 92

Angina pectoris, 180
Anorgonia, 36, 69, 88-89
  definição, 307
Ansiedade, 35, 87
  castração, 97
  como base da repressão, 71
  contração na, 36-37
  definição, 307
  genital, 98
  gordura excessiva na, 87

genital, 98
  orgástica, 98
  pré-orgástica, 98
genitalidade com, 128-133
orgasmo, 98, 205-206
pré-orgástica, 98
Ansiedade genital, 98
  orgasmo, 98
  pré-orgástica, 98
Ansiedade orgástica, 98, 205-206
  definição, 307
Ansiedade de prazer, definição, 307
Ansiedade pré-orgástica, 98
Ânus
  como zona erógena, 43-44
  espasmos do, 110
Anzóis, 123
  definição, 307
  depressão crônica com, 243-261
  pré-genital, 43-44
Anzóis pré-genitais, 43-44
Arieti, Silvano, 142, 167
Arrogância, 73
Arterioesclerose, 180
Artrite, 179
Ascetismo dos tipos genitais de
  caráter, 126-127
Asma, 80, 180
  histeria com, 213-220
Aspectos legais da terapia, 200
Ataques convulsivos (bebês), 283-292
Atos preparatórios, 104-105, 110
Audição, 46
Ausência de contato, 93-96
  definição, 308

Bebês, 279-302

ataques convulsivos, 283-292
cuidados dos, 293-302
desenvolvimento neurótico, 39-41
desenvolvimento psico-sexual, 37-39
estágio anal, 43-44, 48-50
estágio fálico, 43-44, 50
estágio genital, 43-44, 50-51
estágio ocular, 44-47
estágio oral, 43-44, 47-48
estrutura emocional ao
  nascimento, 85
exame de, 282-283
masturbação, 38, 41, 100-101
tipo de orgasmo, 100
Bíblia, 56-57
Bioenergia, definição, 307
Biopatias somáticas, 177-186
definição, 177
vide também Nomes de doenças
Biopsiquiatria, definição, 307
Bloqueio anal, histérico com, 132
Bloqueios, 123-124
definição, 307
tipos de, 124
vide também Nomes dos bloqueios
Bloqueios oculares, 71-76
histéricos com, 131-132
com liberação muscular, 170-173
com pânico e cisões, 165-170
vingança genital distorcida por, 140-141
Bloqueios orais, 76-77
histéricos com, 131
vingança genital, 137, 142-146
Blumberg, 184
Boca, 76-77
enquanto zona erógena, 43-44
Braços, 79-82
Bradicardia, 231-243
Brill, Abraham Arden, 265
Busca externa, 81

Caixa torácica, 79-82
Campo energético, 34
Câncer, 88, 183-184
Caráter compulsivo, 147-150
Caráter histérico, 128-133
intelectual, 132-133
tipos comuns de, 131-132
Caráter narcisista, 135-140
Caráter neurótico, definição, 307
Caráter passivo-feminino, 150-153
Carga energética
definição, 307
estimativa, 80
Carga orgonótica, definição, 307
Carícias, 114
Castração

ansiedade, 97
caráter masoquista e, 153-159
Centro, definição, 307
Choque, ausência de contato, 93
Choro, 77, 78
peito encouraçado e, 81
riso e, 81
tipos genitais de caráter, 123-125
Cisões, 165-170
Cistos ovarianos, 84, 182
Clitóris, estimulação do, 100, 104-105
Colite espástica, 181
Colméia, 178
Comportamento hipócrita, 96
Conflito edípico, 44, 51, 125
formação caracterológica do
  adulto, 61-62
tipos genitais de caráter e, 128-130
Constipação, 49, 84, 182
Contato, 91-97
ansiedade de castração, 97
ansiedade genital, 98
ansiedade pré-orgástica, 98
ausência de contato, 93-96
consigo mesmo, 91
com o cosmos, 92-93
definição, 308
à distância, 71-76
com o meio ambiente, 91-92
orgasmo, 98
substituto, 96-97
  definição, 308
vegetativo, 308
Contato substituto, 96-97
definição, 308
Contato vegetativo, definição, 308
Contração (respiração durante a), 37
nos estados ansiosos, 37
Contração cerebral, 72
Contracepção, 109, 118
Coquetismo, 96
Coração, 79-82
Cortejar, 104
Cosmos
contato com, 92-93
integração com o, 60-61
Costas, músculos das, 80
Costelas, 82
Couraça
de caráter, 61
definição, 308
disposição em camadas, 84-88
identificação da, 68
mais difícil de superar, 65
Couraça de caráter, 61
definição, 308
Crianças autistas, 45

Cuidados pré-natais, 265-278
  parto, 266-278
  preparação para, 266
Culpa, 87-88
  couraça decorrente da, 41
  decorrente da masturbação, 117

Delinqüência juvenil, 205
Delírio dos tipos genitais de caráter, 130
Depressão, 36, 68, 88
  crônica, 137, 142-144
    com anzóis, 243-261
  maníaca, 137, 145-146
  tipos orais de caráter, 162
Depressão crônica, 137, 142-144
  com anzóis, 243-261
Depressão maníaca, 137, 145-146
Dermatite, 178
Descompressão, 154
Desenvolvimento emocional, 43-51
  estágio anal, 43-44, 48-50
    características principais, 125
    insatisfeito, 49
    reprimido, 49
    treino ao banheiro, 48-49
  estágio fálico, 43-44, 50
    características principais, 43-44
    como fase inicial da
      genitalidade, 43-44
    insatisfeito, 50
    reprimido, 50
  estágio genital, 43-44, 50-51
    características principais, 125
    insatisfeito, 51
    reprimido, 51
  estágio ocular, 43-47
    características principais, 47
    insatisfeito, 47
    reprimido, 47
  estágio oral, 43-44, 47-48
    características principais, 125
    insatisfeito, 48
    reprimido, 48
Desenvolvimento neurótico, 39-41
Desenvolvimento psico-sexual, 37-39
Despersonalização, 94
  definição, 308
Desprezo, 60
Desviado(a), definição, 308
Deutsch, Felix, 68
Diabetes, 83, 181
Distúrbio cardíaco das
  coronárias, 79, 179-180
Distúrbio da vesícula biliar, 82, 181
Dittrich, R. J., 183-184
Divã, uso do, 194
Doença de Raynaud, 81

Doman, Robert J., 75, 282
Dores de cabeça como sintoma, 72
Dort, Dr. Jan H., 34
Duodeno, 82

Economia sexual, definição, 308
Eczema, 178
Ego, 52, 126
Ego ideal, 52-53
Ejaculação prematura, 111
Emoções
  básicas, 35
  contidas no tórax, 81
  fluxo de energia enquanto, 35
  impressões do ambiente, 92
  no nascimento, 85
  subsidiárias, 35
Energia
  acúmulo, 36
  descarga, 36-37
Energia biofísica, definição,
  V. Biofísico, 307
Energia DOR, definição, 308
Energia orgone, definição, 308
Enfisema, 180
Enfisema pulmonar, 180
Enurese, 101
Epigástrio, 82
Epilepsia, 170-173
  couraça muscular na, 69
  infantil, 38
Eritrofobia, 136
Escápula, 79-82
Esnobismo como defesa, 95-96
Espasmo cardíaco, 181
Espasmo do piloto, 181
Esporte, 116
Esquizofrenia, 165-170
  ataques epileptiformes, 170
  ausência de contato, 93-94
  catatônica, 166-170
  couraça muscular, 68-69
  expressão vazia, 72
  paranóide, 167
  reflexo pélvico, 42
  simples, 166-170
  tipos de, 166
  visão binocular, 47
Esquizofrenia catatônica, 166-170
Esquizofrenia hebefrênica, 166-170
Esquizofrenia paranóide, 166-170
Esquizofrenia simples, 166-170
Estágio anal, 43-44, 48-50
  características principais, 125
  educação ao banheiro, 48-49
  insatisfeito, 49
  reprimido, 49

317

Estágio fálico, 43-44, 50
  características principais, 125
  fase inicial da genitalidade, 43-44
  insatisfeito, 50
  reprimido, 50
Estágio genital, 43-44, 50-51
  características principais, 51
  insatisfeito, 51
  reprimido, 51
Estágio ocular, 44-47
  características principais, 125
  insatisfeito, 47
  reprimido, 47
Estágio oral, 43-44, 47-48
  características principais, 125
  insatisfeito, 48
  reprimido, 48
Estase, 83
  definição, 308
  tipos genitais de caráter, 128
Esterno, 82
Esternocleido mastóideos, 78-79
Estômago, 83
Estrutura psíquica, 52-53
  ego, 52
  ego ideal, 52-53
  id, 53
  superego, 53, 126
Estupro, fantasias de, 110
Exame
  de bebês, 282-283
  de pacientes, 189-196
    obtenção do histórico, 189-193
Excitação plasmática, 89
Exibicionismo
  agressivo, 146
  disfarçado, 154
  fálico, 146
  abandono em favor de
    comportamento masoquista, 153-159
Exibicionismo agressivo, 146
Exibicionismo fálico, 146
  abandono em favor de
    comportamento masoquista, 153-159
Expansão (expiração), 36-37
Fachada do paciente, 194
Fala, afetação da, 97
Fantasias, 110
  compulsivas, 150
  na masturbação, 101
  pênis, 136
Febre do feno, 182
Felação, 146, 151
Fibrosidades, 182
Fio vermelho, 86
Fixação, definição, 308
Flancos, 83

Fluxo energético, 35
Formação reativa, 85
Fórmula do orgasmo, 37, 107-108
Freud, Anna, 293
Freud, Sigmund, 37, 39, 52
Funcionamento vegetativo, definição, 308

Gagos, 77
Galáxias, estrutura das, 34
Garganta, 77-78
  espasmos da, 110
Gengerelli, J. A., 184
Genitalidade, 99-112
  distúrbios biopáticos, 109-112
  distúrbios sociais, 108-109
  estabelecimento, 38
  estágio fálico como fase inicial, 43-44
Getmen, G. N., 75
Glândulas lacrimais, 72
Goldenberg, Dra. Barbara, 73-75
Goldfarb, William, 75, 165
Gravidez
  adolescência, 115
  medo da, 109
Greene, Wilhelm A., 184
Gritos, 79, 81

Harlow, Harry B., 293
Hemorróidas, 182
Hepatite, 82
Hiperinsulinismo, 181
Hipertensão cardiovascular, 179
Hipertireoidismo, 179
Hipocondria nos tipos fálicos de
  caráter, 140
Histeria, 128
  com asma, 213-220
  ataque de feição epiléptica, 170
  com bloqueio anal, 132
  com bloqueio ocular, 131
  com bloqueio oral, 131
  homossexuais, 130
  intelectuais, 132-133
  pura, 131
Hodes, 183, 184
Homossexualidade
  de alcoólatras, 146
  caráter passivo-feminino, 150-151
  causas da, 111
  em compulsivos, 150
  fantasias de, 110
  em histéricos, 130
  tipos fálicos de caráter, 135-136
Homens
  caráter passivo-feminino, 150-153
  ereção, 104
  histéricos, 129

pulsação orgonótica, 102
tipos fálicos de caráter, 135-137
voyeurismo, 173-175

Id, 53
Iluminação, 31-32
Impotência, 110-112, 177
Impotência orgástica, definição, 308
Impulsos primários, definição, 308
Insatisfação
  estágio anal, 49
  estágio fálico, 50
  estágio genital, 51
  estágio ocular, 47
  estágio oral, 48
  histérico com, 131
  produzido por trauma, 44
Infância, **vide** Bebês
Inspiração, atitude crônica de, 82
Intelectuais
  histéricos, 132-133
International Astronomical Union, 34
Intolerância da vitalidade, 220-231
Introitus vaginalis, 105

**Journal of the American Medical
Association**, 183

Kegel, Arnold H., 105
Kirkner, F.J., 184

Lábios, 78
Lábios vaginais, 104, 105
Lendas, 55-58
Lesbianismo, tipos fálicos de
  caráter, 136
Leucemia, 183, 185
Libido, definição, 308
Língua, 78
Lumbago, 84, 179

Mãos, 79-82
Mágoa, 81
Masoquistas, 101, 153-159
  ameaça de castração, 156, 158-159
  masturbação, 156
  traço principal, 156
Masturbação, 99-101, 109, 110
  adolescentes, 117-118
  adultos, 101
  aparência de profunda reflexão e, 73
  culpa decorrente da, 117
  excessiva, 101
  fantasias na, 100
  masoquistas, 156
  meninice, 38, 41, 99-101
  mútua, 114

enquanto pré-requisito necessário, 99
  pré-genital, 100
Masturbação pré-genital, 100
Matriarcado, 57-60
Medo, cortejar e, 104
Meio ambiente, contato com, 91-92
Memória, 62-65
Menstruação, descarga de energia e, 36
Miopia, 72, 178
Monogamia do tipo genital de
  caráter, 126
Mulheres
  ereção, 104
  fantasias de estupro, 110
  histéricas, 128-129
  peito encouraçado, 81
  pulsações orgonóticas, 102
  sensações genitais da
    amamentação, 38
  tipos fálicos de caráter, 136-137
  voyeurismo, 174
Músculo abdominal transverso, 83
Músculo do reto, 83
Músculos deltóides, 79-82
Músculos espinais, 79-82
Músculos intercostais, 79-82
Músculos lombares, 83
Músculos peitorais, 79-82

Náusea, 83
Ninfomania dos tipos genitais
  de caráter, 125
Noyes, Arthur, 172

Obtenção de histórico, 189-190
  de bebês, 282-283
Occipital, 72, 73, 77
Olfato, ausência de contato, 93-94
Olhos, 71-76
  ausência de contato, 93-94
  desenvolvimento, 44-47
  mobilização, 73-76
  como zona erógena, 73-76
  vide também Visão
Orgasmo, 104-108
  anal, 156
  ausência de clímax, 100
  clitórico, 105
  contato com o cosmos, 92-93
  ejaculação prematura, 111
  função do, 36
  impotência, 110-112
  oral, 38, 47, 100
    contato com o cosmos e, 92-93
Orgasmo anal, 156
Orgasmo oral, 38, 47, 100
  contato com o cosmos e, 92-93

319

Orgonomia, definição, 308
Orgonomic Infant Research Center, 274
Oster, Gerald, 75
Ouvidos
    ausência de contato, 93-94
    vide também Audição

Pálpebras, 72, 73
Pâncreas, 82
Pânico, 165-170
Paralisia nos tipos genitais de
    caráter, 130
Paranóia, 140-141
Parestesia, 94
    definição, 308
Parto, 266-278
    descarga de energia, 36, 37
    preparação para, 266
Pascal, Blaise, 55
Patriarcado, 56-59
Pelve, 83-84
Pênis
    anestesia, 84
    ereção, 104
    fantasiado, 136
Pensées (Pascal), 55
Percepção, visão binocular, 46
Período de latência, 39
Período pré-genital, definição, 308
Pescoço, 78-79
Pescoço duro, 78
Plexo solar, 82
Pneumonia, peito encouraçado e, 81
Poliomielite, 183-185
Potência orgástica, definição, 308
Prazer, 36
    anorgonia, 88
Pressão sangüínea alta, 179
Princípios terapêuticos, 197-207
    aspectos legais, 200
    compreensão dos pacientes, 199-200
    escolha de pacientes, 199
    objetivos, 197-198
    pré-requisitos para o terapeuta, 197
    problemas da fase terminal, 205-207
    sonhos, 201-204
Processo de encouraçamento, 54-89
    agricultura, 58
    anorgonia, 69, 88-89
    aspecto automantenedor, 60-61
    camadas, 84-88
    definição, 36
    desenvolvimento, 62
    desprezo e, 60
    integração com o cosmos e, 59-61
    lendas sobre, 55-57
    memória e, 62-65

origem do, 54-55
no papel de aspecto somático da
    repressão, 62
princípios terapêuticos, 69
reversibilidade do, 41-42
segmento abdominal, 83
segmento cervical, 78-79
segmento diafragmático, 82-83
segmento ocular, 71-76
segmento oral, 76-78
segmento pélvico, 83-84
segmento torácico, 79-82
superego, funcionamento idêntico, 53
Promiscuidade, 96
    tipos genitais de caráter e, 126-127
Puberdade, 37-39
    problemas terapêuticos, 207
Pulmões, 79-82
Pulsação orgonótica, 102
    definição, 308
Punição, medo da, 41

Queixo, 77-78

Raiva, 35
    culpa e, 87-88
    importância da, 71
    das inibições, 39
Raphael, Dr. Chester M., 270-278
Reações de campo, 71
Reflexo do orgasmo, definição, 309
Relação sexual anal, 150-151
Reich, Wilhelm, 38, 41, 42, 53, 55,
    61-62, 128, 209, 210, 265, 305
    sobre adolescentes, 113, 114
    sobre alcoólatras, 146
    sobre asmáticos, 80
    sobre biopatias, 177, 184-186
    sobre contato mãe-criança, 293
    sobre couraça, 54-56
    sobre ejaculação prematura, 111
    sobre epilepsia, 170
    sobre esquizofrenia, 165
    sobre formação de caráter, 61-62
    sobre histéricos intelectuais, 132-133
    sobre masoquismo, 153-154
    sobre masturbação, 100-101
    sobre orgasmo em bebês, 100
Religião
    base de todas elas, 92
Repressão
    ansiedade na base das, 71
    couraça como aspecto somático da, 62
    estágio anal, 49
    estágio fálico, 50
    estágio genital, 51
    estágio ocular, 47

com liberação muscular, 170-173
com pânico e cisões, 165-170
vingança genital distorcida
por, 140-141
estágio oral, 48
histéricos com, 131
vingança genital bloqueada por, 137
produto de trauma, 44
Respiração para superar retenções
pequenas, 70
Reto, excrescências no, 84
Reumatismo muscular, 178-179
Rins, 82, 84
Riso, 81
choro e, 81
tipos genitais de caráter, 130

Sadismo, 104
anal, 49
fálico, 136
abandonado por submissão
anal, 150-153
contido por cautela anal, 147-150
fantasias de, 110
origem do, 41
praticado em crianças, 41
Sadismo anal, 49
Sadismo fálico, 136
abandonado em favor de
submissão anal, 150-153
contido por cautela anal, 147-150
Sanger, Margaret, 265
Segmento abdominal, 83
Segmento cervical, 78-79
Segmento diafragmático, 82-83
Segmento pélvico, 83-84
Segmento torácico, 79-82
Seios
insensíveis, 81
vide também Amamentação
Sensação cósmica, definição, 309
Si-mesmo, contato com o, 91
Simpaticatonia, 177, 179-180
definição, 309
Sistema nervoso
parassimpático, 34-35
simpático, 34-35
Sistema nervoso parassimpático, 34-35
definição, 308
Sistema nervoso simpático, 34-35
Soluços, 81
Som, 76
Sonhos, 192, 201-204
Sono, ausência de contato, 93
Spitz, René, 293
Stechler, Dr. Gerald, 74
Superego, 53, 126

Superposição, 38, 107

Taquicardia, 179
Taquicardia paroxística, 180
Testa, 72
Teoria orgástica, 35-37
Terapeutas, pré-requisito, 197
Terapia
aspectos legais da, 200
biopsiquiatria orgonômica, 209-261
objeto da, 197-198
Terapia biopsiquiátrica
orgonômica, 209-261
Tétano, 70
Tipos anais de caráter, 147-159
compulsivo, 147-150
masoquista, 153-159
passivo-feminino, 150-153
Tipos fálicos de caráter, 135-146
alcoólatras, 146
condições paranóides, 136, 140-141
depressivo crônico, 137, 142-144
depressivo maníaco, 137, 145-146
narcisista, 135-140
Tipos oculares de caráter, 165-175
epilepsia essencial, 170-173
esquizofrenia, 165-170
voyeurismo, 173-175
Tipos orais de caráter, 161-163
Tipos genitais de caráter, 123-133
características principais, 125
estase, 128
histéricos, 128-133
com bloqueio anal, 132
com bloqueio ocular, 131
com bloqueio oral, 131
intelectual, 132-133
puros, 131
tipos comuns de, 131-132
Tiques nos tipos genitais de caráter, 130
Toque, ausência de contato, 94
Tontura enquanto sintoma, 73
Trauma emocional, 44
Treino ao banheiro, 41, 48-49
tipos anais de caráter, 148-149
Tristeza, 36
Trueta, 183, 184
Tuberculose, peito encouraçado e, 81
Tumores, 84

Úlcera péptica, 83, 180-181
União genital, 104-108
funções básicas, 107-108
Uretra, 84
Útero, polipos, 84

Vagina, 100-101- 105-106

321

anestesia, 84
Vaginismo, 84, 182
Vértebras torácicas, 82
Vício de drogas dos tipos fálicos de
caráter, 136, 137
Vingança genital, 135-140
  distorcida por bloqueios
    oculares, 140-141
  mascarada por impulsos
    orais, 137, 142-144
Visão
  binocular, 44-47
  de profundidade, 44-47

tridimensional, 44-47
  vide também Olhos
Visão binocular, 44-47
Visão em profundidade, 44-47
Visão tridimensional, 44-47
Vitalidade, intolerância da, 220-231
Vômitos, 83
Von Rad, Gerhard, 57
Voyeurismo, 47, 173-175

Zona genital, 43-44
Zonas erógenas, 43-44
  definição, 308

NOVAS BUSCAS EM PSICOTERAPIA
VOLUMES PUBLICADOS

1 — *Tornar-se presente* — John O. Stevens. Mais de uma centena de experimentos de crescimento pessoal; baseados em Gestalt-terapia, a serem realizados individualmente ou em grupos com a participação de um coordenador.

2 — *Gestalt-terapia explicada* — Frederick S. Perls. Palestras e sessões de Gestalt-terapia, dirigidas por Perls, constituem a melhor maneira de entrar em contato com a força e a originalidade de sua criação. Transcrições literais de uma linguagem falada, cheia de vigor e de expressões coloquiais.

3 — *Isto é Gestalt* — Coletânea de artigos que representam a expressão mais autêntica do desenvolvimento atual da Gestalt-terapia. "Cada um de nós tem áreas de experiência humana onde vemos claramente e movimentamo-nos mais facilmente, e outras onde ainda estamos confusos."

4 — *O corpo em terapia* — Alexander Lowen. O autor expõe os fundamentos da bioenergética. Discípulo de Reich, retoma e expande as formas pelas quais o desenvolvimento do homem é tolhido pela estruturação errônea de hábitos mentais e motores. Pontilhado de exemplos clínicos, esclarece a teoria formulada pela abordagem bioenergética.

5 — *Consciência pelo movimento* — Moshe Feldenkrais. Feldenkrais, com pouca teoria, fundamenta como se forma, como se desenvolve e como se pode melhorar a percepção de si e a estrutura motora da imagem corporal.

6 — *Não apresse o rio (Ele corre sozinho)* — Barry Stevens. Um relato a respeito do uso que a autora faz da Gestalt-terapia e dos caminhos do zen, Krishnamurti e índios americanos para aprofundar e expandir a experiência pessoal e o trabalho através das dificuldades.

7 — *Escarafunchando Fritz — Dentro e fora da lata de lixo* — Frederick S. Perls. Parte em forma poética, muitas vezes divertido, às vezes teórico, o livro é um mosaico multifacetado de memórias e reflexões sobre a sua vida e sobre as origens e evolução da Gestalt-terapia.

8 — *Caso Nora* — Moshe Feldenkrais. Relato de como o autor conseguiu a recuperação de Nora, paciente com mais de 60 anos, e que, devido a um derrame, ficou incapacitada de ler, de escrever etc. A teoria da consciência corporal aqui se manifesta em sua plenitude, com seus êxitos e tropeços.

9 — *Na noite passada eu sonhei...* — Medard Boss. Após o estudo de inúmeros sonhos, Boss mostra que não existe ruptura entre o modo de ser no sonhar e o modo de ser na vigília. Boss aponta em que medida a compreensão dos sonhos pode trazer benefícios terapêuticos.

10 — *Expansão e recolhimento* — Al Chung-liang Huang. A essência do t'ai chi, entendido como o princípio mais sutil do taoísmo, isto é, wu-wei, a "não ação". É a aprendizagem do mover-se com o vento e a água, sem violência, não só nos exercícios, mas também no cotidiano.

11 — *O corpo traído* — Alexander Lowen. Através de uma minuciosa análise, o consagrado autor aborda o complexo problema da esquizofrenia, das realidades e necessidades de nosso próprio corpo, mostrando como chegamos a uma plena e gratificante união corpo-mente.

12 — *Descobrindo crianças* — Violet Oaklander. A abordagem gestáltica com crianças e adolescentes. A autora desenvolve um estudo sério sobre o crescimento infantil, empregando métodos altamente originais e flexíveis.

13 — *O labirinto humano* — Elsworth F. Baker. O livro apresenta a teoria reichiana segundo a qual o caráter humano está baseado no movimento e na interrupção do movimento da energia sexual. Discípulo de Reich, o autor analisa profundamente as causas e os efeitos de tais bloqueios emocionais.

14 — *O psicodrama* — Dalmiro M. Bustos. Livro que permite aprender aspectos técnicos de grande utilidade para o psicodramatista, além de dar uma visão global das diferentes aplicações das técnicas dramáticas.

15 — *Bioenergética* — Alexander Lowen — Através de estudos baseados nas teorias de Reich sobre os variados processos de formação da couraça muscular, o autor analisa diversos tipos de comportamento e propõe exercícios que buscam alcançar a harmonia com o Universo através de movimentos corporais.

16 — *Os sonhos e o desenvolvimento da personalidade* — Ernest Lawrence Rossi. Este livro apresenta os sonhos e a imaginação como processos criativos que conduzem a novas dimensões de consciência, personalidade e comportamento. Através da análise dos sonhos, o autor mostra como podemos ascender a níveis superiores de consciência, amor e individualidade.

17 — *Sapos em príncipes* — *Programação neurolingüística* — Richard Bandler e John Grinder. A programação neurolingüística é um novo modelo de comunicação humana e comportamento. Trata-se de uma técnica minuciosa, que torna possíveis mudanças muito rápidas e suaves de comportamento e sentimentos, em qualquer contexto.

18 — *As psicoterapias hoje* — Org. Ieda Porchat. Um grupo de autores nacionais aborda com clareza e atualidade algumas das técnicas psicoterapêuticas empregadas correntemente, situando-as no contexto geral das terapias.

19 — *O corpo em depressão* — Alexander Lowen. A perda da fé, a dissociação entre o corpo e o espírito, entre o homem e a natureza, a agitação da vida moderna, estão entre as principais razões para a depressão que tantas vezes nos oprime. Neste livro Lowen aponta o caminho para a redescoberta de nosso equilíbrio.

20 — *Fundamentos do psicodrama* — J. Moreno. Mediante um amplo debate com famosos psicoterapeutas, Moreno expõe sua teoria e aborda a transferência, tele, psicoterapia de grupo, espontaneidade e outros temas vitais.

21 — *Atravessando* — *Passagens em psicoterapia* — Richard Bandler e John Grinder. Neste livro de programação neurolingüística, enfatiza-se principalmente a formação dos estados de transe e a rica fenomenologia da hipnose. Livro rico em técnicas fortemente ativas e utilizáveis por terapeutas de linhas diversas.

22 — *Gestalt e grupos* — Therese A. Tellegen — Esta é a primeira exposição histórico-crítica, entre nós, da Gestalt-terapia. O livro, além dos gestalt-terapeutas, é útil para terapeutas de outras abordagens e demais interessados em grupos, desejosos de confrontar sua experiência com uma reflexão a nível teórico-prático.

23 — *A formação profissional do psicoterapeuta* — Elenir Rosa Golin Cardoso. Este livro mostra como se forma o psicoterapeuta, enfocando em especial sua figura idealizada. Através do *Sceno Test*, apresenta uma nova técnica de supervisão.

24 — *Gestalt-terapia: refazendo um caminho* — Jorge Ponciano Ribeiro. Uma tentativa teórica de explicar a Gestalt-terapia a partir das teorias que a fundamentam. De modo diferente e original, o autor une teoria e técnicas à prática da vivência em Gestalt-terapia.

25 — *Jung* — Elie G. Humbert. Livro de grande importância como análise da trajetória intelectual e humana do grande psicanalista, enriquecido por uma detalhada cronologia e bibliografia.

26 — *Ser terapeuta* — *Depoimentos* — Org. Ieda Porchat e Paulo Barros — Mediante entrevistas com psicoterapeutas, os organizadores trazem para os profissionais e estudantes um depoimento vivo e rico sobre a atividade do terapeuta.

27 — *Resignificando* — Richard Bandler e John Grinder. Mudando o significado de um evento, de um comportamento, mudamos as respostas e o comportamento das pessoas. Este livro completa a proposta da Programação Neurolingüística.

28 — *Ida Rolf fala sobre rolfing e a realidade física* — Org. Rosemary Feitis. Um instigante e esclarecedor encontro com a teoria do rolfing e os pensamentos da Dra. Ida Rolf, sua fundadora.

29 — *Terapia familiar breve* — Steve de Shazer. O autor descreve a teoria e a prática de um modo de atuar que desafia pressupostos básicos na terapia familiar, enfatizando a teoria da mudança.

30 — *Corpo virtual — Reflexões sobre a clínica psicoterápica* — Carlos R. Briganti. Este texto possibilita o despertar de novos conhecimentos e novas questões a respeito da complexidade humana associada ao corpo, com toda a sua potencialidade de transformação e de mudança.

31 — *Terapia familiar e de casal — Introdução às abordagens sistêmica e psicanalítica* — Vera L. Lamanno Calil. A riqueza de conceitos e de conhecimentos teóricos e práticos associados à terapia familiar e de casal, levou a autora a sistematizar nesta obra conceitos fundamentais.

32 — *Usando sua mente — As coisas que você não sabe que não sabe* — Richard Bandler. Este livro amplia o conhecimento sobre a Programação Neurolingüística, mostrando-nos como funciona esse método.

33 — *Wilhelm Reich e a orgonomia* — Ola Raknes. Neste livro, Ola Raknes trata do envolvimento gradual de Reich com a orgonomia através do desenvolvimento lógico de suas descobertas.

34 — *Tocar — O significado humano da pele* — Ashley Montagu. Este livro diz respeito à pele como órgão tátil, extensamente envolvido no crescimento e no desenvolvimento do organismo.

35 — *Vida e movimento* — Moshe Feldenkrais. Indispensável para aqueles que desejam aprofundar seu conhecimento com o trabalho de Feldenkrais, este livro propõe uma série de exercícios para ampliar a consciência pelo movimento.

36 — *O corpo revela — Um guia para a leitura corporal* — Ron Kurtz e Hector Prestera. Renomados terapeutas corporais, os autores escreveram um livro que possibilita a leitura da estrutura de nosso corpo, postura e psique. Um texto importante para nosso autoconhecimento e desenvolvimento.

37 — *Corpo sofrido e mal-amado — As experiências da mulher com o próprio corpo* — Lucy Penna. Uma reflexão sobre o corpo feminino na atualidade, em termos históricos e físico-psíquicos, sociais e terapêuticos, tomando como modelo de pesquisa diversos grupos de estudantes universitárias.

38 — *Sol da terra* — Álvaro de Pinheiro Gouvêa. Um livro pioneiro sobre o uso do barro em psicoterapia. O autor expõe os fundamentos teóricos e relata sua experiência com pacientes.

39 — *O corpo onírico — O papel do corpo no revelar do si-mesmo* — Arnold Mindell. O autor expõe o significado oculto nas sensações físicas e experiências corporais, pois o inconsciente nos fala, nos sonhos, por meio de imagens e símbolos.

40 — *A terapia mais breve possível — Avanços em práticas psicanalíticas* — Sophia Rozzanna Caracushansky. Um verdadeiro manual para os psicoterapeutas, uma visão global das mais importantes contribuições teóricas da psicologia: Freud, Jung, M. Klein, Winnicolt, Mahler, Spit.

41 — *Trabalhando com o corpo onírico* — Arnold Mindell. A aplicação da teoria já elaborada em O *corpo onírico*. Relatos de casos clínicos onde os fenômenos físicos estão relacionados às imagens e símbolos dos sonhos.

42 — *Terapia de vida passada* — Livio Tulio Pincherle (org.). Primeiro resultado de uma produção nacional desta terapia regressiva com bases espiritualistas. O que está em discussão são as teorias cartesianas e a necessidade de abrirem-se perspectivas para um universo polidimensional.

43 — *O caminho do rio — A ciência do processo do corpo onírico* — Arnold Mindell. A partir de conceitos da física moderna e da teoria da comunicação, Mindell expõe os princípios filosóficos de suas obras sobre o corpo onírico.

44 — *Terapia não-convencional — As técnicas psiquiátricas de Milton H. Erickson* — Jay Haley. Um clássico da denominada terapia estratégica. O primeiro livro a introduzir a genialidade de Erickson entre o público em geral e o mundo profissional.

45 — *O fio das palavras — Um estudo de psicoterapia existencial* — Luiz A. G. Cancello. Através da análise de um caso modelo, o autor desvenda a complexa relação entre um psicólogo e seu paciente com uma linguagem clara e precisa, em que as questões teóricas vão se colocando em meio ao processo terapêutico. Um dos poucos livros nacionais centrados na terapia existencial.

46 — *O corpo onírico nos relacionamentos* — Arnold Mindell. Aprofundando o que expôs em suas obras anteriores, o autor descreve como a descoberta de que os sinais corporais refletem sonhos pode ser usada para explicar a natureza dos problemas de comunicação.

47 — *Padrões de distresse — Agressões emocionais e forma humana* — Stanley Keleman. Uma análise das reações humanas aos desafios e agressões e a forma como esses sentimentos e experiências dolorosas são incorporados e alteram a estrutura das pessoas.

48 — *Imagens do Self — O processo terapêutico na caixa-de-areia* — Estelle L. Weinrib. Um revolucionário método que alia as técnicas junguianas de interpretação dos sonhos a uma forma não-verbal e não-racional de terapia, a caixa-de-areia.

49 — *Um e um são três — O casal se auto-revela* — Philippe Caillé. Um trabalho inovador no campo da terapia familiar: a necessidade de analisar o casal sem cair na banalidade, devolvendo a ele sua criatividade original.

50 — *Narciso, a bruxa, o terapeuta elefante e outras histórias psi* — Paulo Barros. Através de histórias que permeiam seu trabalho e suas próprias vivências, o autor nos desvenda, entre reflexões teóricas e poéticas, os caminhos de seu pensar e fazer terapêutico.

51 — *O Dilema da Psicologia — O olhar de um psicólogo sobre sua complicada profissão* — Lawrence LeShan. Um alerta contra os rumos que a psicologia tem tomado nos últimos anos e uma análise das causas que a fizeram desviar-se de seu caminho original.

Impresso na
**press grafic
editora e gráfica ltda.**
Rua Barra do Tibagi, 444 - Bom Retiro
Cep 01128 - Telefone: 221-8317